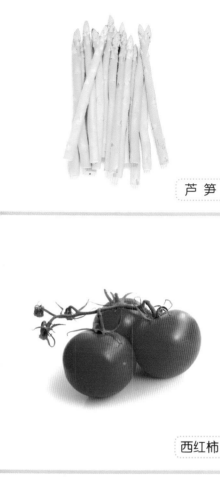

芦笋

紫甘蓝

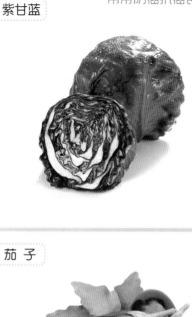

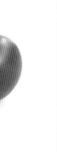

西红柿

茄 子

U0198187

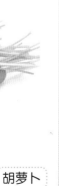

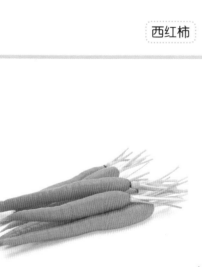

胡萝卜

花 菜

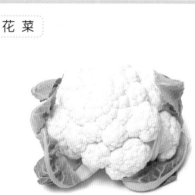

常用防癌抗癌食物

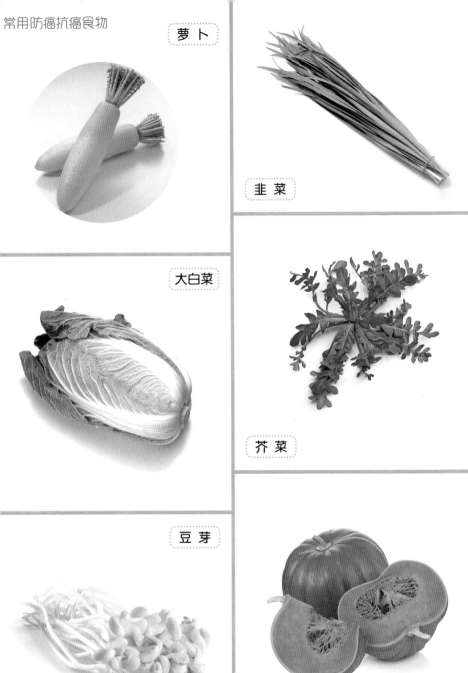

萝卜

韭菜

大白菜

芥菜

豆芽

南瓜

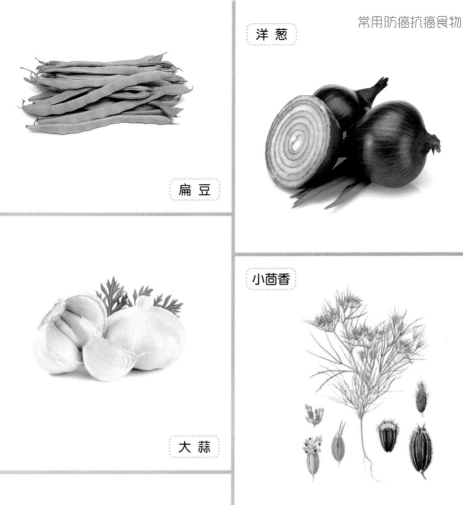

洋 葱

扁 豆

大 蒜

小茴香

辣 椒

菠 菜

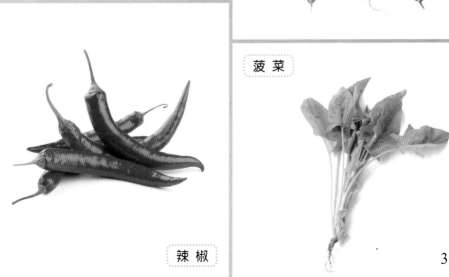

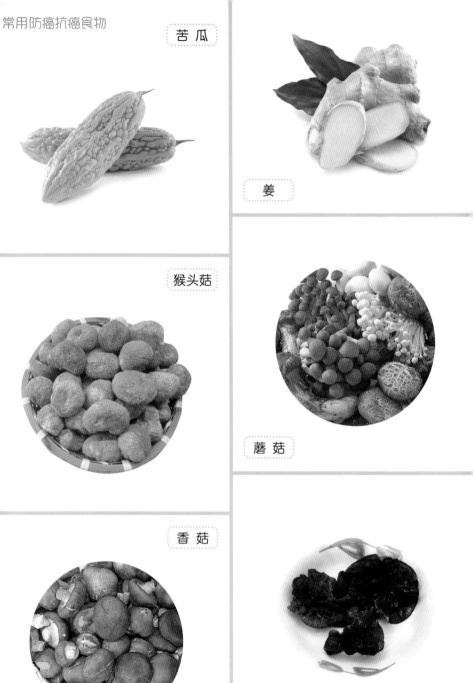

苦 瓜

姜

猴头菇

蘑 菇

香 菇

黑木耳

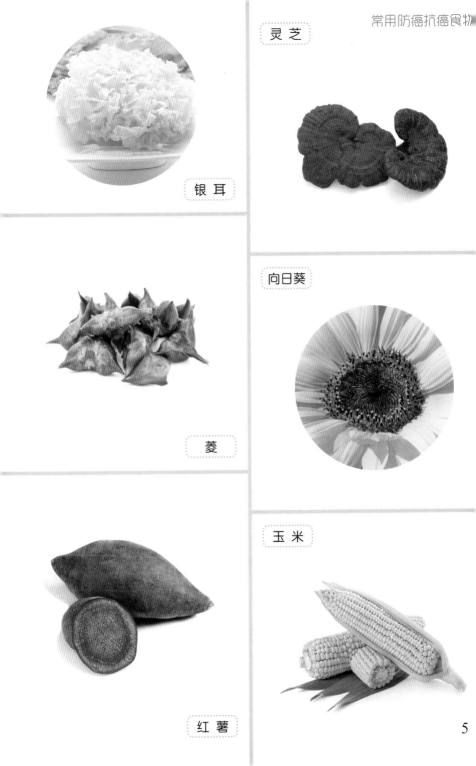

灵 芝

银 耳

菱

向日葵

红 薯

玉 米

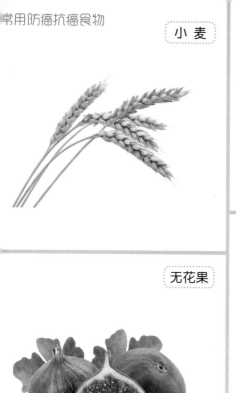

常用防癌抗癌食物

小 麦

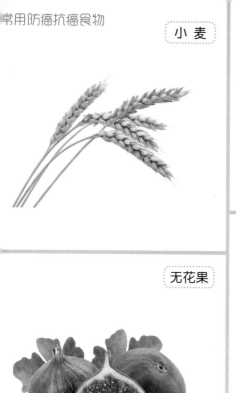

狝猴桃

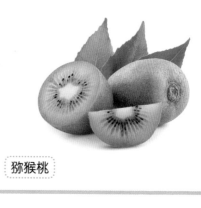

无花果

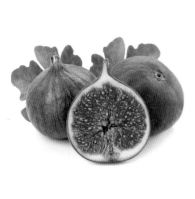

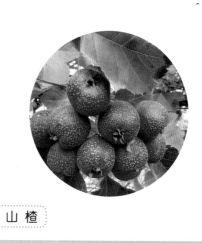

山 楂

草 莓

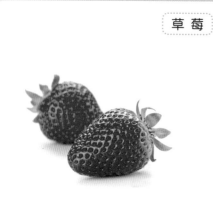

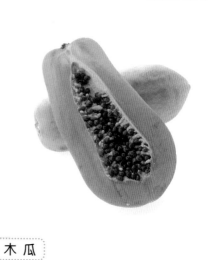

木 瓜

6

罗汉果

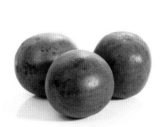

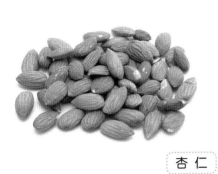

杏仁

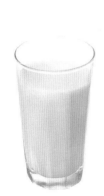

牛奶

酸奶

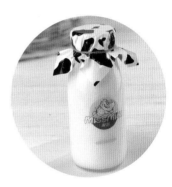

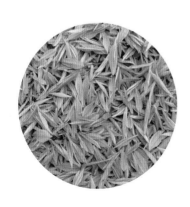

茶叶

海带

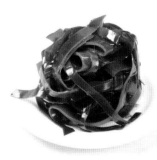

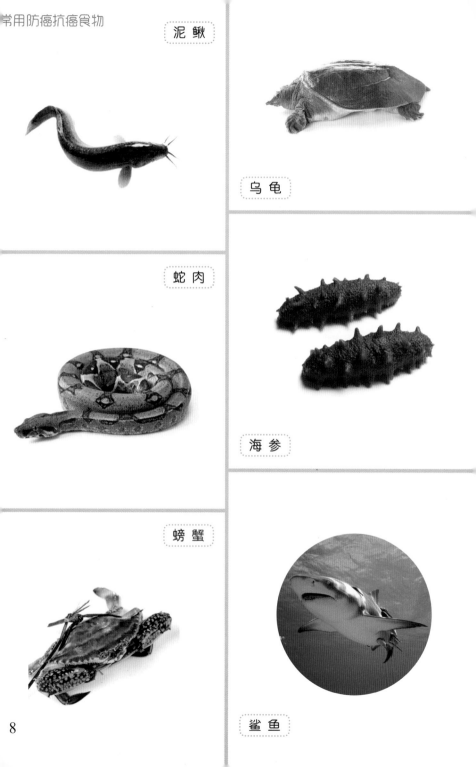

泥鳅

乌龟

蛇肉

海参

螃蟹

鲨鱼

指导您远离癌症的佳作——

致癌食物
与防癌抗癌食物

（第二版）

主　编

谢英彪　杨　斌

副主编

李　京　郑　亮

编著者

卞玉凡　陈泓静　虞丽相

周晓慧　周明飞　黄志坚

刘欢团　周　莉　谢　秋

陈素琴　谢萃文

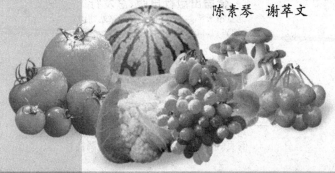

金盾出版社

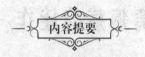

—❖— 内容提要 —❖—

本书由肿瘤防治专家和营养食疗专家共同撰写,以通俗的语言、生动的实例和最新的科研资料帮助您了解癌症的基本知识,以预防癌症的发生;同时,教您远离致癌食物,正确选用防癌抗癌天然食物,以及用这些食物配制防癌抗癌菜肴与食疗方。本次修订增补了大量防癌抗癌食物研究的新进展和常见癌症早期的蛛丝马迹。其内容突出知识性,实用性,既可指导健康人群防癌,又可帮助癌症患者进行食疗抗癌、控制病情、以助康复。

图书在版编目(CIP)数据

致癌食物与防癌抗癌食物/谢英彪 ,杨斌主编 . —2 版 . —北京 : 金盾出版社,2016.5(2019.1 重印)
ISBN 978-7-5186-0587-3

Ⅰ.①致…　Ⅱ.①谢…②杨…　Ⅲ.①饮食—致癌因素—基本知识②癌—食物疗法—基本知识　Ⅳ.①R730.231②R247.1

中国版本图书馆 CIP 数据核字(2015)第 251637 号

金盾出版社出版、总发行
北京市太平路 5 号(地铁万寿路站往南)
邮政编码:100036　电话:68214039　83219215
传真:68276683　网址:www.jdcbs.cn
北京军迪印刷有限责任公司印刷、装订
各地新华书店经销
开本:850×1168 1/32　印张:15　彩页:8　字数:312 千字
2019 年 1 月第 2 版第 5 次印刷
印数:25 001~28 000 册　定价:45.00 元
(凡购买金盾出版社的图书,如有缺页、
倒页、脱页者,本社发行部负责调换)

主编简介

谢英彪　现任南京中医药大学第三附属医院暨南京市中医院名医馆教授、主任医师，南京中医药大学国家级重点学科《中医养生学》学术带头人，从医五十余年。兼任世界健康促进联合会第一常务副会长，南京科普作家协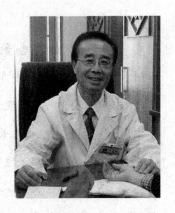会第一副理事长。曾获"全国突出贡献科普作家"和"全国首届百名中医药科普专家"等称号。

主编简介

杨斌　　南京杏聚堂中医药研究院院长、南京法尔斯特医药科技有限公司总经理、南京同善中医药研究院副院长。兼任世界健康促进联合会理事、国际药膳食疗学会江苏分会常务理事、南京自然医学会营养食疗分会理事等职。主编著作2部,参编著作3部。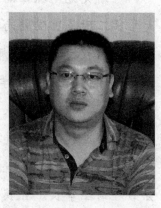

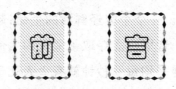

前言

癌症是当今世界上严重威胁人类生命的恶魔，为"三大死神"之一。在科学技术高度发达的今天，癌症仍肆无忌惮地横行于世。全球每年新发生的癌症患者达1 000万人次。随着癌症患者的增多，知名肿瘤医院已一床难求，病人往往要排队等手术，由于人口老龄化等原因，当前我国癌症发病率、死亡率呈持续性增长趋势。更为严峻的是，这种势头并未得到有效遏制。国家癌症中心肿瘤流行病学有关专家介绍，根据国际癌症研究署预测，如不采取有效措施，我国癌症发病数和死亡数到2020年将上升至每年400万人和300万人；2030年将上升至每年500万人和350万人。全国肿瘤防治研究办公室负责人说，我国现在属于癌谱的转型期，发展中国家的"穷癌"依然高发，但逐渐往发达国家的"富癌"转变。所谓的"穷癌"是指一些贫穷地区的居民由于饮食、生活条件差等原因诱发的癌症，而由于高脂蛋白饮食、缺少运动等原因诱发的癌症被称为"富癌"。国家癌症中心发布的《2012中国肿瘤登记年报》显示，全国肿瘤登记地区恶性肿瘤发病第一位的是肺癌，其次为胃癌、结肠癌、直肠癌、肝癌和食管癌;死亡第一位的是肺癌,其次为肝癌、胃癌、结肠癌、直肠癌和食管癌。一个个曾经鲜活的生命:赵丽蓉、罗京、陈晓旭、姚贝娜……皆因癌症夺取了宝贵的生命。据世界卫生组织估计,全世界平均每6秒钟就有1人死于癌症。癌症在我国台湾等地区位居十大死因榜首多年。更令人担忧的是,癌症死亡者年龄集中在生活能力最旺盛的年龄段中,在城市35～60岁人群死亡原因中有1/3左右为癌症。癌症的发生不仅极大地威胁着人民群众的健康和生命,也给家庭、单位和国家带来巨大的经济损失。据报道,全国因癌症死亡、失能造成的间接经济损失达1400多亿元。

据科学家分析,人类的癌症80%～90%是由外界环境中致癌因素造成的,其中40%～50%的癌症是直接或间接地由食物中的致癌物质引起的。人在一生中(按60岁估计)要摄取6万升水,1万千克糖类(碳水化合物),1600千克蛋白质,1万千克脂类。如果换算成食物,那是一个非常巨大的数字。尽管食物中某些有害物质含量很低,但久而久之,日积月累,仍有可能使人致癌。笔者在长期临床实践中发现,尤其是消化器官的癌症,与饮食不当有密切关系。美国科学院饮食营养与癌症委员会指出:"大多数癌症是生活方式和饮食习惯引起的,而不是由于遗传上的差异。"我国的调查资料也显示,消化道癌症占恶性肿瘤发病数的70%以上。可见,饮食与癌症的发生关系十分密切,"癌从口入"并非危言耸听。大量的近代科研资料也表明,如果饮食营养合理,选用食物得当,注意科学的烹调方法,重视饮食保健,是完全可以预防、减少和对抗癌症的。美国饮食营养与癌症委员会估计,采取正确的预防措施可使癌症发病率降低35%;也有癌症专家认为可降低60%。

现代科学研究发现,有些动、植物食物中的某些成分,在适宜条件下会产生致癌物,包括完全致癌物及肿瘤促进剂,如高脂肪饮食可促进结肠癌、乳腺癌、胰腺癌的发生。但是,食物中也含有丰富的防癌、抗癌物质,古老的防癌抗癌食品,新崛起的防癌抗癌珍品比比皆是,涉及粮食类、禽畜类、水产类、蔬菜类、药用食物类各个方面。现代科学研究及大量的临床实践令人欣慰地发现,许多食物均具有防癌灭癌的奇效,它们对抑制癌症的发生起到了举足轻重的作用。在生活环境中,一方是致癌和促癌因素,另一方是抑癌抗癌因素,两种力量在互相斗争着,前者的作用大于后者,人体就容易患癌症,反之亦然。致癌、促癌和抑癌抗癌因素大都来自饮食,因此人们在饮食上设法增加抑癌抗癌因素,就可以达到预防癌症的目的。这种日常生活中的防微杜渐才是预防癌症的根本。

利用天然食物进行防癌抗癌,取材方便,价格低廉,简便易行,无不良反应,为广大群众及癌症患者所乐于接受,是一种值得重视、有推广和普及价值的方法。

参加本书撰写的有关专家,以通俗易懂、深入浅出的语言,大量的现代最新科研资料,简单介绍了癌症的基础知识及各种癌症早期的蛛丝马迹，营养与癌症的关系，与食物有关的化学致癌成分，容易致癌的食物及防癌营养素，并穿插了有关的传说、典故、诗词、趣闻、轶事；着重介绍了确有较高防癌抗癌价值的天然食物和药用食物，并阐述了其防癌抗癌的科学依据，以及运用这些食物配制的家庭防癌抗癌食疗方、防癌抗癌菜肴、防癌抗癌药膳。

《致癌食物与防癌抗癌食物》（第二版），突出了知识性、实用性、趣味性，对寻常百姓中存在的不良饮食习惯、不当烹调方法，有针对性地普及了饮食防癌抗癌知识，可以帮助健康的人防止或减少癌症的发生，帮助癌症患者进行食物抗癌，控制病情，促进康复。

愿《致癌食物与防癌抗癌食物》（第二版）成为您与家人的良师益友。

作 者

CONTENTS 目录

第三章　营养失调可导致癌症发生

第四章　请您远离致癌食物

第五章　要常吃的防癌抗癌食物

第一章
癌症的基础知识

一、癌症的定义

癌症又称肿瘤（主要指恶性肿瘤），肿瘤是机体在各种致癌因素作用下，局部组织的细胞异常增生而形成的新生物，常常表现为局部的肿块，又称之为实体瘤。

正常人体的组织由细胞有序地、整齐地排列组合而成。正常的细胞为了自我补充及适应生理需要都有一定的增生能力，如失血可刺激骨髓导致血细胞增生，妊娠时雌激素分泌增多使子宫内膜和乳腺增生，即为生理性增生。

病理性增生又可分为非肿瘤增生和肿瘤性增生。前者限于一定程度和一定时间，一旦此因素消除，即不再增生，如皮肤受伤以后的增生、慢性胃炎引起的胃黏膜上皮的增生等。如果增生超越一定限度发生质变，则变为肿瘤性增生。癌细胞与正常细胞相比，有结构、功能和代谢的异常，它具有超过正常增生的能力，这种增生与机体不相协调。癌细胞无休止和无序地分裂与繁殖，过度增生，形成肿块。肿瘤增生既不在机体的控制之下进行，又不按机体的需要进行，机体对它无能为力，它还消耗机体的营养，产生有害物质。

虽然人类发现肿瘤已有 3 000 年以上的历史,但其发病率和病死率的增高却开始于 20 世纪初。很多发展中国家肿瘤的发病率实际上在近 50 年来才明显增高。但是,无论发达国家和发展中国家,目前肿瘤均是人类常见死亡原因之一。在人类所有疾病中,癌的病死率仅次于心血管疾病。谈到肿瘤,人们不禁谈虎色变,不寒而栗。这是因为肿瘤严重危害着人类健康,且当今的科学技术及医疗水平还不能很好地解决它。

肿瘤的发生是一个十分复杂的问题,细胞从正常转变为恶性肿瘤,最根本的物质基础是细胞的遗传物质——基因的改变。细胞癌变是一个相当长的过程,通常在接触致癌物质多年之后,逐步演变成癌。癌细胞由正常细胞突变而来,但两者往往却有着本质的区别。

二、肿瘤的命名与分类

肿瘤通常表现为肿块,是人体在各种致癌因素的作用下,局部组织的细胞异常增生而形成的一种新生物。人体除了头发和指甲外,任何部位都可能发生肿瘤。

现代医学认为,癌细胞具有异常的形态、代谢及功能。其细胞生长旺盛,呈现相对无止境的生长,与整个机体不协调,并在不同程度上失去发育成熟的能力,甚至接近幼稚的胚胎细胞的表现。肿瘤形成后,即使致瘤因素不存在,癌细胞的生长和代谢特点仍继续存在,并可不断地传递给子代细胞,繁衍增殖下去。肿瘤按其细胞分化程度、病理特点、临床表现及其危害性等可分成很多种,但基本可分为良性肿瘤与恶性肿瘤两大类。两类肿瘤对机体均有害无益,其中恶性肿瘤对机体危害极其严重,如不及时采取积极、有效的防治措施,极有可能对生命构成威胁。

良性肿瘤的生物学特性:多为膨胀性生长,其生长速度缓慢或间断生长,有的多年不变或自行退化。肿瘤外周多有一层包膜,触摸表面光滑,与正常组织之间的界限清楚,一般不粘连,且可活动,对周围组织仅产生挤压作用而不是侵入正常组织中,也不会发生转移。如果良性肿瘤的细胞分化得好,则近似正常细胞,无异形性。这种良性肿瘤通常不产生全身症状,只要不是长在心、脑等重要器官上,且不发生恶变,就不会直接危及人的生命,而手术切除后很少复发。

恶性肿瘤的生物学特性:癌细胞分化差,异形性大,或呈明显幼稚型细胞,生长速度快,短期内有明显增大,极少有自行缩小或退化者。而且,生长方式表现为浸润性,多无包膜,与周围组织界限不清楚,易发生粘连,触摸肿瘤活动性差,对人体的影响较大,除了引起阻塞和压迫组织外,还可浸润、破坏组织,导致出血感染或造成恶病质。对于恶性肿瘤,如不及早发现并采取果断、有效的中西医结合综合防治措施,部分病变即使在手术治疗后,也难以避免发生转移,且常易复发。

恶性肿瘤与良性肿瘤二者之间有本质的区别,人体的肿瘤80%~90%是良性的,恶性的占少数。由于恶性肿瘤的危害性极大,任其发展会直接吞噬人的生命,在当今已经引起全社会的高度重视和关注。据统计,恶性肿瘤总共有1000多种,一般按组织起源不同可分为两大类:凡从上皮组织如皮肤、黏膜、腺体等生长出来的恶性肿瘤,都叫做"癌",如食管癌、胃癌、肺癌、肝癌、乳腺癌等,癌占所有恶性肿瘤的90%左右;凡从间叶组织如脂肪、肌肉、骨骼、血管、淋巴等长出来的恶性肿瘤,都称为"肉瘤",如脂肪肉瘤、淋巴肉瘤等。有些恶性肿瘤既不能称"癌",也不能叫"肉瘤",就在这种肿瘤前面加上"恶性"两字,如恶性畸胎瘤、恶性神经鞘瘤等。有少数恶性肿瘤仍沿用原来的名称,如白血病、霍奇金病等。癌与肉瘤的区分在临床上有很大意义:癌多见于40岁以上的中老年人,淋巴转移常见;而肉瘤则多发于年轻人,血行转移多见。由于恶性肿瘤都具有"癌"的共同特征,所以人们往往把恶性肿瘤称为癌症。

三、肿瘤发生的外部原因

恶性肿瘤的发生是一个复杂的问题,其原因也是复杂和相互作用的。目前的研究表明,肿瘤是一种多因素、多阶段及多次突变所致的疾病,除少数几种单基因遗传的肿瘤(如视网膜母细胞瘤、肾母细胞瘤等)外,绝大多数不是仅由内因或外因引起,而是由多种因素,内外因交互,共同作用的结果。肿瘤发病的外部因素包括化学、物理、生物等致癌因素。

1. 化学致癌因素

这类因素是目前导致肿瘤的主要原因,其来源甚广,种类繁多。经考察和动物实验证明,有致癌作用的化学物质已发现千余种,其中与人类关系密切的化学致癌物就有数百种之多。化学物质致癌潜伏期相对较长,对人类危害极大,它广泛存在于食物、生产作业环境、农药、医疗药品之中。人们所熟知的黄曲霉毒素,在霉变的花生、玉米、高粱、大米等许多粮食作物中都有沾染,它具有公认的致癌作用,有明显的致癌力,已被证明可导致肝癌的发生。广布于自然界的亚硝胺类化合物(在腌制过的鱼、肉、鸡中含量较高)和熏烤或烧焦后的食物(尤其是高蛋白食品,如鱼、肉、蛋类)中致癌物的种类和含量剧增,以及受到多环芳烃类化合物,如二甲基苯蒽、二苯蒽等致癌物污染的空气,均会对人体产生影响,严重的会诱发肺癌、鼻咽癌、食管癌、贲门癌、胃癌、肝癌、白血病、膀胱癌、大肠癌、阴囊癌、皮肤癌等。

肿瘤流行病学研究表明,90%以上的恶性肿瘤与环境有关。环境因素包括了我们日常生活中所接触到的几乎所有物质,如食物、水、空气、药物、化学物品、放射线及微生物(如细菌、病毒)等。环境可分为生物、理化和社会环境三大部分,其中主要是化学物质。因此,有的专家指出,现今肿瘤发生率增加的一个主要原因是由于大量化学物品造成的。

18世纪,英国清扫烟囱的童工阴囊皮肤癌的发生率很高。那些童工自幼接触煤灰,其中含有大量的煤焦油,在他们成年后就发生了阴囊皮肤癌。在后来的实验研究中发现,用煤焦油反复涂擦兔子的耳朵,诱发出了皮肤癌,化学物质能够致癌的结论就是由此得出来的。

　　环境致癌因素可以直接作用于人体的各种细胞和基因。环境致癌因素并非单独作用，而是通过内因起作用。比如，饮酒对某些肿瘤是致病因素之一，尽管某些人狂饮而无任何不适，但不患此类肿瘤的毕竟是那些很少饮酒，甚至不会饮酒的人，因此酒精对不能饮酒的人群并不构成患癌的危险。有些致癌因素导致肿瘤发生的原因是它们抑制了机体的免疫系统，降低了人体自然防御系统和免疫监视系统的功能，从而导致肿瘤的发生。例如，放疗和化疗药物在杀灭癌细胞的同时，也会引起正常细胞的突变，干扰机体正常的免疫功能而有助于肿瘤的形成。所以，化疗的使用应当恰到好处，适可而止，以防诱发第二肿瘤的发生。

　　人类生活在有众多致癌因素的环境里，但是同样的生活环境下，有人患癌，而大多数人则终生不患癌。这说明人体自身的内在因素对肿瘤的发生与否起着重要的作用。通俗地说，突变的细胞就像"种子"，身体的内环境就像"土壤"。有了癌的种子，又有适合癌细胞生长的土壤，加上外环境作为肥料，这样肿瘤才得以生长。肿瘤的发生除了环境等外界因素外，还有众多的内在因素在起作用。外因是发病的条件，内因是发病的基础，外因通过内因起作用，这就是为什么有人患肿瘤而有人却能健康生存的原因。肿瘤在人体内的发生、发展和转归，处处受到人体内在因素的影响。

2. 物理致癌因素

　　物理致癌因素包括灼热、机械性刺激、创伤、紫外线、放射线等。值得高度重视的是，受辐射危害可以来自环境污染,也可以来自医源性。比如,多次反复接受 X 线照射检查或放射性核素检查可使受检人群患肿瘤概率增加,若用放射疗法治疗某些疾病,也可诱发某些肿瘤。有资料显示,在用放射性核素磷治疗红细胞增多症后,相当数量的患者经过一定的潜伏期而出现白血病。肺结核患者经过反复的胸透检查,可导致乳腺癌。

3. 生物致癌因素

目前,对这类因素研究较多的是病毒。近代科学研究已证明,有 30 多种动物的肿瘤是由病毒引起的。近来发现人类的某些肿瘤与病毒的关系密切,在一些鼻咽癌、宫颈癌、肝癌、白血病等患者的血清中可以发现有相应病毒的抗体。有资料报道,血吸虫病可诱发大肠癌、肝癌等。

四、肿瘤发生的内在因素

1. 遗传及家族因素

遗传因素对人类肿瘤的直接影响问题,目前尚无定论。到目前为止,在人类肿瘤中,只有视网膜母细胞瘤、肾母细胞瘤、神经纤维瘤及结肠息肉综合征被认为有明显的遗传倾向。有学者报道,在欧美妇女中最常见的乳腺癌约有 30% 的病例有遗传倾向;某些消化道肿瘤(如胃癌、食管癌、肝癌)也具有遗传性;肺癌也似有一定的遗传倾向。

2. 免疫因素

所谓免疫就是机体对疾病的抵抗能力。例如,自然界存在很多的细菌,人们生活在其中却不会每天生病;有些传染病,如麻疹、伤寒患过 1 次就可终生不再患,就是因为机体具有对这些病菌的免疫力。尽管每个人都生活在充满致癌因素的环境中,并且体内时时刻刻都产生着数以千万计的突变细胞,但大多数人都能免遭患癌的痛苦,这正是我们体内免疫系统及时地发现和清除了这些体内的异己分子。如果人体的免疫功能低下或出现紊乱,就不能及时消灭突变的细胞,从而出现免疫逃逸,最终发展为恶性肿瘤。参与肿瘤免疫的免疫器官主要是胸腺,免疫细胞有 T 淋巴细胞、自然杀伤细胞、巨噬细胞等。当免疫细胞缺陷,可导致肿瘤的发生。另一方面,一旦人体免疫监视系统出现功能减弱或不正常,则机体免疫系统便不能发现癌细胞。有些情况下,癌细胞本身还释放"封闭因子"来麻痹机体免疫系统。这些原因都使得癌变细胞可以逃避机体的"免疫监视"而发展成为癌细胞。

3. 内分泌因素

人体的内分泌腺体,如脑垂体、甲状腺、肾上腺、生殖腺等分泌的多种激素,调节着人体的发育和代谢。疾病或某些原因造成内分泌紊乱,加上其他因素的共同作用,就可使这些内分泌器官发生肿瘤。例如,子宫内膜癌常见于肥胖、不育、绝经晚期的妇女。长期服用雌激素可诱发乳腺癌。由于某些肿瘤的发生、发展与内分泌紊乱有关,所以临床上经常应用激素来治疗恶性肿瘤,如用抗雌激素受体药物三苯氧胺治疗乳腺癌,用雌激素治疗前列腺癌等。

4. 精神因素

精神因素对肿瘤的发生、发展影响也是很大的。调查研究证明,精神压抑的人群肿瘤发生率比一般人群高许多倍。相反,有许多癌症病人对待疾病乐观向上,具有战胜病魔的坚强信念,积极配合治疗,病情的发展便要理想得多。这是因为精神状态能很好地调节神经内分泌功能,激活机体免疫系统功能,从而达到防病、治病的目的。因此,癌症患者要注意保持良好的精神状态,积极配合治疗。另一方面,医师在治疗疾病的同时,也应注意调节患者的精神状态。

5. 饮食营养失调

饮食营养是人类生存和保持健康的必要条件,但饮食要有节制,营养要充分,否则会影响人体生理功能,导致气机紊乱或正气损伤而产生疾病。中医学早就认识到饮食劳伤可导致肿瘤的发生。恣食膏粱厚味、辛辣炙博之物,影响脾胃功能,脾主湿,脾虚不能运化水湿,湿蕴于内,积久不散,津液不化,津液凝聚成痰浊,痰积而为肿物。《景岳全书·痢疾·论积垢》中阐述得很清楚,认为积的生成是"饮食之滞,留蓄于中,或结聚成块,或胀满硬痛,不化不行,有所阻隔者,乃为这积"。《济生方》中更有精辟的论述,认为癥瘕的形成是:"过餐五味,鱼腥乳酪,强食生冷果菜,停蓄胃脘……久则积结为癥瘕。"这与近代医学研究中的营养失调与肿瘤发生相关的观点是一致的。国内外有报道,认为饮烫茶、烫粥能破坏人体食管的"黏膜屏障"。我国食管癌高发区的流行病学调查也表明,食管癌的发病与饮食习惯有关,如高热饮食、食物粗糙、质硬难化、吞咽过快等都能促使食管黏膜受到损伤,加上感染等因素作用,使食管炎症经久不愈,导致癌变的发生。

6. 年龄因素

肿瘤的发生与年龄有一定的关系,一般 45 岁以后为肿瘤的高发阶段,因为随着年龄的增长,免疫器官胸腺渐渐萎缩,各个器官逐渐衰老,各类细胞容易突变。另外,随着年龄的增长,接触各种致癌因素的机会也在增加,并且致癌物质会在体内堆积,这些都是老年人容易患癌的原因。

7. 不良生活习惯

不良生活习惯包括偏食、吸烟、嗜酒、不科学烹调等行为。现代研究表明,不良的生活习惯是导致肿瘤发生的最大危险因素。这在我国医药典籍中早有记载,《医碥·反胃噎膈》中就说,噎膈(即现代病名食管癌或贲门癌等)的成因为"酒客多噎膈,饮热酒者尤多,以热伤津液,咽管干涩,食不得人也"。《医学统旨》中还深刻地指出:"酒面炙博,黏滑难化之物,滞于中宫,损伤脾胃,渐成痞满吞酸,甚则为噎膈反胃。"唐代大文学家韩愈说"断送一生唯有酒"这句话,其哲理是非常精深的。当前,吸烟已成为世界性的社会公害,严重地威胁着人类的健康。有综合研究报道了美、英、加拿大吸烟者肿瘤发病情况:吸烟者肺癌死亡率是非吸烟者的 10.8 倍;喉癌死亡率是 5.4 倍;口腔癌、咽癌死亡率是 4.1 倍;食管癌是 3.4 倍;膀胱癌是 1.9 倍。有学者呼吁:由于大量吸烟,我国男性死于肺癌的人数将会猛增,预计会有 200 万人死于吸烟,其中的一半是因肺癌而死。这是一个多么惊人的数字。美国肿瘤权威研究机构的报告指出:不良饮食习惯占致癌因素的 35％，吸烟占 30％，两者加起来就占 65％。有鉴于此，重视以上可控环节的防范，就能让绝大多数人远离肿瘤，每个人都从自己做起是非常重要的。

五、人类对肿瘤的认识

西医对肿瘤的认识，从表征形态到防治措施等方面与中医学对肿瘤的认识有许多都是相同的。

直到 20 世纪末，人们还深受"是癌治不好，治好不是癌"的影响，以致望癌生畏，谈癌色变。随着社会的不断发展，特别是科学技术的突飞猛进，医学保健事业有了长足的进步，西医在对肿瘤的认识上表现得尤为突出，原先认为"癌"是"不治之症"，后来经过千万次地探索、实验和研究，不但认定肿瘤可治，而且可以采取多种有效措施预防肿瘤的发生。

在对肿瘤研究不断深入的探索过程中，人们发现，许多肿瘤在很大程度上是可以预防的。"癌"的发生源于一些单个细胞染色体基因的变异、失控。据专家们分析报告，这类变异和失控中的 45％与饮食、营养因素有关，35％与大量吸烟、酗酒有关，5％与长期接触致癌物质有关；电离辐射的影响、某些药物或慢性病（迁延不愈）的刺激，也有可能诱发肿瘤，以及长期忧郁寡欢的不良精神因素等均可在不同程度上助发肿瘤。也就是说，只要我们主观努力，顺应自然，消除影响因素，提高生活质量，至少有 80％～90％的肿瘤是可以防范的。

人们都知道，西医对肿瘤治疗的评判指标之一，是以肿瘤临床治愈5年生存率（也称5年治愈率）来衡量的。在20世纪30年代，肿瘤的5年生存率平均只有25%，即只有1/4的癌症病人能活过5年。到了20世纪80年代，肿瘤的平均5年治愈率已经超过50%。近期有资料报道，早期（即Ⅰ期）宫颈癌、乳腺癌、胃癌、食管癌的治愈率均已在90%以上，而早期绒癌和早期睾丸精原细胞瘤的治愈率则更接近100%；就连素有不可救药的"癌中之王"的肝癌，其中早期的微小肝癌5年治愈率也可达70%以上。甚至有的肿瘤即使到了晚期也有治愈的希望，如晚期绒癌的5年治愈率，Ⅲ期的病例达到83%，Ⅳ期病例也可达53%。

1984年，世界卫生组织（WHO）肿瘤控制方案指出：①通过卫生教育，以改进生活方式。通过医药干预和致病因素的祛除，有1/3的肿瘤是可以预防的。②通过早期发现，早期诊断，采取手术、放射、药物治疗，估计有1/3的肿瘤是可以治愈的。③对于一些晚期病例，采用药物治疗手段，有1/3也可缓解症状，延长生命。随着国际交流的开拓，许多著名的西医药专家、学者看到中医药疗法及传统自然疗法在防治肿瘤中所发挥的独特作用，十分推崇。有报道，世界上一些肿瘤专家预言，攻克肿瘤的希望在中国，因为中国有其独特的、优秀的中医药学。值得一提的是，我国传统自然疗法包括食物疗法、药茶疗法、药膳疗法、中草药疗法、体育疗法、气功疗法、药敷药贴疗法、心理疗法等内涵丰富的肿瘤防治康复措施，已经在肿瘤防治领域创造了令人瞩目的"奇迹"，使癌症病人在心理平衡重建后，认识到肿瘤并不等于死亡,当你制服肿瘤后,你的生命将更有价值。

六、肿瘤的早期发现

现代研究表明,人体内都有含肿瘤基因的正常细胞,但它们处于非活动状态。经化学、物理、生物等诸多因素刺激之后,可能会触发一个基因的"开关",于是就激活了这些肿瘤基因,并把一个正常细胞转变为癌细胞。如果任其发展,1个癌细胞分裂为2个,2个分裂成4个,再分裂成8个,16个,32个……这种成倍的生长过程持续1～5年,约分裂20代次,癌细胞数可达100万个。这时的肿瘤只不过如针尖大小,重量仅有1/100克。一个肿瘤长到这样大小,确实难以发现,但这时在人体已有可察觉的症状表现,反映在许多方面。只要思想上筑起"无癌早防,有癌早治,防重于治及预防复发"的措施,就能及早地发现肿瘤的警报信号。

以往有一种消极的认识,"当发现肿瘤时,多半已属晚期了"。其实,肿瘤的发生、发展是一个渐进的漫长过程,在它们的初发阶段,人体就一直处在与癌细胞做殊死斗争的状态之中,同时会出现许多只要细察就能判知的"征兆"。随着科学技术的进步,诊疗水平的提高,防癌知识的普及,防范意识的加强,肿瘤的早期发现在实际上已成为可能。有50％以上的肿瘤可以早期发现和早期得到根治性治疗。因而,关注先兆症状十分重要。

肿瘤有哪些先兆症状呢? 世界卫生组织(WHO)曾提出肿瘤的8项警告信号:①可触及的硬结或硬变(如在乳

腺、皮肤及舌部等)。②疣或黑痣发生明显的变化。③持续性嘶哑、干咳。④持续性消化不良或吞咽困难。⑤月经期不正常的大出血、月经期外的出血。⑥鼻、耳、膀胱或阴道不明原因的出血。⑦经久不愈的伤口(溃疡),不消的肿胀。⑧排便或排尿的习惯发生变化。如果这些信号持续超过2周,就应去医院检查。这些信号并不一定意味着就是癌,但肿瘤的一些临床症状确实与这8项内容有关。

根据我国的特点,全国肿瘤防治办公室提出了我国常见肿瘤的十大信号,应当引起人们的高度警惕:①乳腺、皮肤、舌部或身体其他部位有可触及的或不消退的肿块。②疣(赘瘤)或黑疣明显变化(如颜色加深,迅速增大,瘙痒,脱毛,渗液,溃烂,出血)。③持续性消化不良。④吞咽时胸骨后闷胀不适,食管内感觉异常、微痛、轻度哽噎感觉或上腹部疼痛。⑤耳鸣、听力减退,鼻塞不通气,鼻出血、抽吸咳出的鼻咽分泌物带血,有时伴有头痛或颈部肿块。⑥月经期正常时的大出血,月经期外或绝经期以后不规则的阴道出血,特别是性交后阴道出血。⑦持续性干咳,痰中带血丝,声音嘶哑。⑧大便习惯的改变,便秘、腹泻交替、原因不明的大便带血及黏液,原因不明的血尿或无痛血尿。⑨久治不愈的伤口、溃疡。⑩不明原因的消瘦或较长时间体重减轻。

以下一些征兆也应高度警惕:①单侧持续加重的头痛、呕吐和视觉障碍,特别是原因不明的复视。②原因不明的口腔出血、口咽部不适、异物感或口腔疼痛。③无痛性持续加重的黄疸。④女性乳头溢液,尤其是血性液体。⑤男性乳腺增生、明显长大。⑥排便或排尿习惯的改变。⑦原因不明的全身性疼痛、骨关节疼痛。⑧原因不明的疲乏、贫血和发热。

与早期发现肿瘤有密切关系的一点是，人体组织或器官的某些良性疾病具有潜在的恶变为癌的可能性，如不及时治疗，长期不愈，其中会有相当一部分演变成癌，医学上将这些疾病称为"癌前病变"。在这里，将临床上常见的"癌前病变"与对应的癌列举如下，以便引起人们足够的重视，不可疏忽大意，而应抓紧治疗。①慢性萎缩性胃炎与胃溃疡（尤其是胃小弯大溃疡）有可能转化为胃癌。②慢性（迁延性）肝炎与肝硬化有可能转化为肝癌。③食管上皮重度增生有可能转化为食管癌。④结肠、直肠息肉或上皮重度增生有可能转化为结肠癌、直肠癌。⑤乳腺增生、纤维瘤有可能转化为乳腺癌。⑥宫颈糜烂有可能转化为宫颈癌。⑦包茎、包皮炎、隐睾症有可能转化为生殖器癌。⑧皮肤黏膜白斑、色素痣、慢性溃疡、久治不愈的窦道有可能转化为皮肤癌。对于以上这些警报信号的出现，要及时去有条件的医院检查，以便尽早发现肿瘤，及早综合治疗并获得治愈康复的满意效果。

肿瘤对青年人的威胁比中、老年人更大，因为很多时候肿瘤在青年人身上不易察觉。青年人患病后总是往良性方面考虑，等到查出后一般都到了中、晚期，错过了医治的最佳时机。而且，由于青年人比中、老年人的生理性活跃，肿瘤发展速度更快。所以，青年人平时更要注重对肿瘤的预防与自我检查。下列 10 种肿瘤的早期信号与预防方法需要引起足够的重视。

1. 食管癌

（1）早期症状提醒：产生特异性的吞咽困难。吞咽食物时有哽噎感、疼痛、胸骨后闷胀不适、食管内有异物感或上腹部疼痛。

（2）预防对策：不吃发霉变质的食物；不吃过热、过烫食物，喝茶、喝粥以 50℃ 以下为好；不吸烟、不饮烈性酒；补充人体所需的微量元素；多吃蔬菜、水果，增加对维生素 C 的摄入。

2. 胃癌

（1）早期症状提醒：平时胃一向很好的人，逐渐发现胃部（相当于上腹部）不适或疼痛，有沉重感，开始时服用一般胃药可能有所缓解。但是随着时间的推移，服止痛、止酸药物后仍不能得到缓解，持续消化不好。其次是食欲缺乏、消瘦、乏力，这常是胃癌的首发症状。再次是经常有恶心和呕吐的现象出现；无胃病史的人一旦出现黑粪应立即引起警惕，因为这也是胃癌早期的信号。此外，上腹深压痛常是早期胃癌的唯一体征。

（2）预防对策：避免进食刺激性的食物和进食过饱，节制饮酒；少吃腌、熏、烤、油煎食品；经常食用含维生素 C 的新鲜蔬菜和水果；及时治疗胃溃疡及萎缩性胃炎。需要注意的是，相当一部分早期胃癌病人的主要症状就是消化不良、胃烧灼感及上腹不适，与消化性溃疡极易混淆。抗消化性溃疡药物能掩盖早期胃癌，甚至给胃镜诊断造成困难，使本来有治愈希望的胃癌变得不可治愈。因此，在服用抗消化性溃疡药物之前应注意排除早期胃癌的可能。

3. 肺癌

(1)早期症状提醒：不明原因的刺激性干咳，伤风感冒后咳嗽持续不愈；突出性痰中带血或少许鲜血丝；不固定的胸痛，或背痛、肩痛、上腹痛等；固定部位反复发生肺炎。出现这些情况，就应及时去医院检查，以明确诊断。

(2)预防对策：男性应该戒烟，主动吸烟者患肺癌的危险性为不吸烟者的 20～30 倍，被动吸烟者会增加患肺癌危险性的 20％～50％。另外，改善家庭厨房油烟环境也是很重要的预防措施。

4. 乳腺癌

(1)早期症状提醒：乳腺乳头溢液、乳头糜烂、乳头不对称、乳房肿块、乳房轻度回缩或提高、腺体局限性增厚、局部皮肤轻度水肿等。如果触摸到肿块，且年龄是 40 岁以上的女性，应考虑有乳腺癌的可能。

(2)预防对策：节制饮食，减少脂肪摄入量，维持标准体重，不饮酒，加上适度体育锻炼，可以使乳腺癌发生率降低30％～55％。此外，女性的初产年龄最好不超过 30 岁。最好 1 个月做 1 次乳房自我检查。

5. 宫颈癌

(1)早期症状提醒：阴道异常出血。正常妇女除月经外平时不会出现阴道出血，如果月经期之外及闭经后再出现阴道出血，常有带血丝的阴道分泌物出现，应当引起重视。如在性交后出血，可能是患宫颈癌的信号。

(2)预防对策：宫颈癌重在预防。注意性生活卫生、尽量避免婚前性行为、新法接生与产后及时修补子宫颈裂伤、及时治疗宫颈炎,都可降低宫颈癌的发病。女性过了30岁以后,每年应进行1～2次防癌检查。由于宫颈癌形成之初,子宫颈会有变异的细胞出现,医生可以通过宫颈刮片检查及早发现变异细胞并进行治疗。平时应积极预防与治疗子宫颈的疾病,如宫颈糜烂和慢性宫颈炎。性伴侣有包茎或包皮过长者,应及时手术治疗。

6. 鼻咽癌

(1)早期症状提醒:鼻涕带血。主要表现为鼻涕中带有少量的血丝,特别是晨起鼻涕带血,往往是鼻咽癌的重要信号。此外,还常有鼻塞,这是由于鼻咽肿瘤压迫所致。如果肿瘤压迫耳咽管,还会出现耳鸣;另外,经常伴有头痛,特别是一侧性偏头痛。

(2)预防对策:80%以上的鼻咽癌病人的血清中含有EB病毒抗体,因此血液学检查可以作为鼻咽癌诊断的一种方法。咸鱼含有致癌物质亚硝胺,这与鼻咽癌的高发有关。鼻咽癌高发区的大米、饮水中镍含量高,而鼻咽癌患者头发中镍的含量也较正常人高,这一因素不可忽视。约有10%的鼻咽癌患者有家族史。因此,预防鼻咽癌应当从上面这些致病因素着手。

7. 直肠癌

(1)早期症状提醒:腹痛、下坠、便血。凡是30岁以上的人出现腹部不适、隐痛、腹胀,大便习惯发性改变,有下坠感且大便带血,继而出现贫血、乏力、腹部摸到肿块,应考虑大肠癌。其中,沿结肠部位呈局限性、间歇性隐痛是大肠癌的第一个报警信号。下坠感明显伴有大便带血,则常是直肠癌的信号。

(2)预防对策:肠炎和肠息肉应及时治疗;少吃盐腌、熏烤、高脂肪、高糖食物;多吃新鲜水果、蔬菜,增加粗粮比例;养成定时排便的习惯,防止便秘;减少脂肪和经过加工的各种肉制品的摄入;不酗酒;适当体育锻炼。

8. 肝癌

(1)早期症状提醒:大约90%的肝癌与乙型或丙型肝炎病毒感染有关,乙肝"两对半"阳性,丙肝抗体阳性都是肝炎病毒感染的标志。肝癌起病隐匿,发展迅速,有些患者右肋下痛持续几个月后才被确诊为肝癌。

(2)预防对策:对35岁以上乙肝表面抗原阳性,患慢性肝炎,肝硬化5年以上,直系亲属三代中有肝癌家族史的人应每半年做一次甲胎蛋白检测和肝脏B超,这是早期发现肝癌的最有效方法。此外,如有需要,应注射乙肝疫苗;输血时保证血液制品未被肝炎病毒污染。酒精也是引发肝癌的一大诱因,因此预防肝癌应做到饮酒适量。

9. 颅内肿瘤

(1)早期症状提醒:头痛、呕吐。头痛多发生在早晨或晚上,常以前额、后枕部及两侧为显著。呕吐与进食无关,往往随头痛的加剧而出现。

(2)预防对策:颅内肿瘤以20~40岁的青壮年人多见;年轻女性多见脑膜瘤,其他脑瘤男性多见。脑瘤是神经系统一种常见的严重疾病,轻者可以造成残废,重者可以致死,需要及时诊断,及时治疗。注意饮食卫生,避免3,4-苯并芘、亚硝胺等致癌物质进入体内。讲究个人卫生,锻炼身体,增强抵抗力,防止病毒感染。避免脑部外伤,发生脑外伤时应及时治愈。日常生活中,应多食用一些黄绿色蔬菜和水果,如白萝卜、南瓜、西红柿、莴苣、油菜、菠菜、红枣、香蕉、苹果、杶果等。

10. 造血系统恶性肿瘤

(1)早期症状提醒:长期不明原因的发热,造血系统的肿瘤如恶性淋巴瘤、白血病等常有发热现象。恶性淋巴瘤临床表现为无痛性进行性淋巴结肿大,在淋巴结肿大的同时,病人会出现发热、消瘦、贫血等症状。

(2)预防对策:不要多接触 X 线或其他有害的放射线。与 X 线接触的工作人员应搞好劳动保护,加强预防措施;慎用保泰松、细胞毒类抗癌药及免疫抑制药等。不抽烟、不酗酒。加强营养,积极参加体育活动,保持心情舒畅,增强免疫力。多吃具有防癌抗癌作用的食品。

七、肿瘤的诊断

肿瘤的诊断基础依靠以下几个主要环节:对肿瘤的先兆症状,包括常见肿瘤的警报信号和相关征兆,以及“癌前病变”的充分认识与经常关注,是肿瘤早期诊断必不可少的前提条件。全社会医疗保健制度的加强,定期、有效地群众性健康体检和普查,是早期发现并进而诊断肿瘤的极为重要的组织措施。

1. 现代医学的诊断技术

约有 75％的肿瘤发生在人体体表或者易于检查发现的部位。即使发生在体内的食管癌、贲门癌、胃癌和肺癌等，用 X 线检查也容易发现，因而在进一步检查中，对肿瘤的诊断并不困难，临床确诊肿瘤的百分率常可达 90％左右。在这里值得强调的是，一般通过详细询问病史，细心全面地体检，常规检验检查及必要的特殊检查可做出"肿瘤"的初步诊断，而只有"肿块"活组织或脱落细胞学的检查才可以最终确诊是否为癌。

癌症的确诊需要得到病理组织学证明，就是要从肿瘤上取出一块组织或部分细胞，放在玻璃片上，经固定、染色处理后，在显微镜下检查，只有最终找到癌细胞，才能确认为恶性肿瘤。对于找不到癌细胞的病例，只能算是高度怀疑为癌，不能算确诊。判断肿瘤是否转移，也要以受检的转移病灶（如淋巴结等）中是否最终找到癌细胞而定。在有些病例已出现很典型的临床症状，而且有些特殊检查也具有明显的阳性特征，也可以诊断为癌。但是这样的情况很少，因为只有确切诊断才能作为治疗的依据。目前来说，可能仅有食管癌算是一种特例，即如果病人出现吞咽困难且越来越重的情况，而且经 X 线造影检查，可以看到食管某一段有狭窄、缺损或破坏，就可以诊断为食管癌。即使是这样，其最终确诊还得靠食管拉网检查或食管镜夹取病灶组织检出癌细胞。

随着各种先进技术、仪器应用于临床，肿瘤诊断的准确率不断提高。用于全身各脏器的电子计算机断层扫描

(CT),安全可靠、无创伤、痛苦小,在荧光屏上可显示出身体任何部位的断层扫描影像,可灵敏地发现小于0.5厘米的早期"肿瘤",并可通过对病变的密度测定,了解其性质及与周围组织的关系,为临床手术、放疗和化疗提供必要的信息。其他应用于临床肿瘤诊断的方法还有X线血管造影、核素电子计算机扫描、磁共振成像,以及各种肿瘤生化、免疫学标记物等检查,对提高恶性肿瘤诊断率、早期肿瘤检出率均有很大帮助。

2. 中医学的诊断方法

值得特别提出的是,中医四诊在肿瘤的诊断上具有重要意义,尤其是中医的舌诊(包括舌质、舌体、舌苔、舌下筋脉等)在肿瘤的诊断上有独特的价值。这里撷取数则研究结果,以供参考。

(1)癌症病人中淡白舌的比例较高,其中白血病患者高达60.4%～64.0%,其他如宫颈癌、胃癌、肺癌等患者的淡白舌比例也较高。

(2)癌症病人如舌质淡红为邪浅病轻,舌质由淡红转红为热毒已深,病情加重。舌质由红转绛红为热盛津伤、阴虚火旺,预后不良。凡是舌绛无苔,呈镜面舌多不吉;晚期癌症病人出现光红舌,兼有糜苔或溃疡时,多为濒死的预兆。

(3)癌症病人中青紫舌的比例最高,有统计资料表明,青紫舌中癌症病人出现率是正常人的11.78～19倍。其中比例较高的有肺癌、食管癌、贲门癌、胃癌等。如癌症病人在病程中出现青紫舌,或青紫舌持续不退,常提示肿瘤转移及预后不良,因此密切观察青紫舌的变化对肿瘤的辨证治疗、预后判断有重要意义。

(4)临床诊断为原发性肝癌者有肝瘿线的占 77.68%（59/76 例），有病理检查表明的占 78.2%（18/23 例）。而且，当部分肝硬化与肝癌患者在核素扫描、B 超、碱性磷酸酶、甲胎蛋白定性与定量不易鉴别时，"肝瘿线"有一定参考价值。

此外，萎缩性胃炎治疗后腻苔不退，应警惕癌变可能。舌静脉异常较严重的有患肝、胆、胰、口腔、肺、食管、贲门等癌症的可能，如肺癌患者舌下静脉显露占 86.4%。由于舌下静脉异常在癌症病人中所占比例较高，故有学者提出慢性疾病如出现舌下静脉怒张、紫黑要考虑有癌变可能。

八、常见肿瘤简介

1. 肺癌

肺癌原发于支气管黏膜上皮，是最常见的恶性肿瘤之一，严重威胁着人类的健康和生命。近半个世纪以来，无论是在工业发达国家还是发展中国家，肺癌的发病率及死亡率均以惊人的速度上升，约 15 年增加 1 倍。据报道，目前世界上至少有 35 个国家和地区的肺癌已居男性恶性肿瘤的死亡原因之首。我国肺癌发病率将在长时期内呈显著上升趋势。肺癌的病因至今尚不完全明确，可能与吸烟、大气污染，以及机体的内在因素等方面有关。

肺癌的早期临床表现有轻有重，其症状轻重和出现的迟早取决于肿瘤发生的部位、大小及发展程度，一般为中心型出现症状较早、较多,周围型则较晚、较少。肺癌的早期症状有刺激性干咳、血痰、胸痛等。临床上发现,另有 15%～20% 的肺癌患者以发热为首发症状,多为肿瘤引起支气管阻塞,产生炎症而发热;也可因癌组织坏死、癌性毒素吸收引起发热。

肺癌的治疗方法中,手术切除及放疗适用于早、中期肺癌;化疗适用于已有远处转移,不适合手术及放疗,术后或放疗后又出现转移或复发者。化疗也可以作为术后和放疗后的辅助治疗。

2. 喉癌

喉癌占全身恶性肿瘤的 1%～5%,占耳鼻喉科恶性肿瘤的首位。近年来,其发病率在世界大多数地区均有上升。发病年龄以 40～60 岁为多,男女之比为 8∶1。

临床表现主要为:①声音嘶哑。②吞咽困难。③咳嗽、痰中带血。④吞咽疼痛。⑤气急。⑥颈部肿块。⑦肺部感染。喉癌相当于中医学的"喉菌""喉百叶""喉疳""烂喉风"和"缠喉风"。

早期病例经治疗 5 年生存率可达 80%～100%,无颈淋巴结转移者可达 70%～80%,有颈淋巴转移者预后较差。

3. 鼻咽癌

鼻咽癌是指发生在鼻咽部的恶性肿瘤,在我国是最常见的恶性肿瘤之一,约占全国恶性肿瘤死亡数量的 2.81%,居第八位。其发病占头颈部肿瘤的首位。男性多于女性,男女之比为(2～10)∶1。本病相当于中医学的"鼻渊""失荣""上石疽"和"瘰疬"等范畴。鼻咽癌的病因尚未完全阐明,大量调查资料表明,可能与遗传、病毒感染、生活习惯等因素有关。例如,鼻咽癌多见于黄种人,有家族聚集性和血缘遗传关系;多吃含大量可以致癌的亚硝胺类化合物的咸鱼,鼻咽癌的发生率相对较高;鼻咽癌高发区的大米和饮水中的镍含量高于低发区,镍的含量与鼻咽癌的死亡率成正比;还有实验表明,鼻咽癌患者血清均含有 EB 病毒的几种有关抗原的相应抗体,且高滴度抗体显著高于其他肿瘤患者和正常人。

回吸性血涕、耳鸣、听力减退、耳内闭塞感、头痛、颈淋巴结肿大、面部皮肤麻木感、复视等早期症状、体征,可作为鼻咽癌的特殊信号,必须予以重视。

放射治疗是鼻咽癌的主要治疗方法,化疗和手术常作为辅助疗法,中西医结合治疗可以预防和治疗放、化疗的不良反应,延长患者生存期。对于个别失去放疗、化疗机会者,也可单用药物以减轻痛苦,延长生命。

4. 乳腺癌

乳腺癌是女性常见的恶性肿瘤之一,它严重危害妇女的健康,全世界每年约有 120 万妇女发生乳腺癌,有 50 万妇女死于乳腺癌。其发病率占全身恶性肿瘤的 7%～10%,在女性中仅次于宫颈癌而居第二位。男性乳腺癌极少见,约占全部乳腺癌的 1%。乳腺癌在 20 岁前罕见,随着年龄增长而增多,平均年龄为 40～60 岁,60 岁以后有下降趋势。乳腺癌的病因不是单一因素,很可能是多种因素综合作用的结果。

乳腺癌的早期临床症状常表现为:乳房发现异常变化,

如扪到包块或增厚、胀感,出现微凹(酒窝征),皮肤变粗发红,乳头变形、回缩或有鳞屑,乳头溢液、疼痛或压痛。还有极少数人首先发现的是腋窝淋巴结肿大,虽不是早期临床表现,常提示乳房内的隐匿性癌。乳房无痛性肿块常为首发症状,约占 95%,其他如乳房轻微不适或疼痛、乳头溢液、乳头凹缩等症状,约占 5%。妇女掌握好自我检查乳房的方法,常能发现直径约为 1 厘米的肿瘤。

本病的治疗仍以手术为主,应根据病情与病期的不同选择不同的手术方案。此外,还有化疗、放疗、激素治疗、免疫治疗和中医药治疗。

5. 食管癌

食管癌是指发生于食管黏膜的恶性肿瘤,为消化道常见恶性肿瘤之一。食管癌主要为鳞状细胞癌,男性多于女性,40 岁以上多见,尤以 50~69 岁最多。据世界卫生组织统计,全球每年约 20 万人死于食管癌,每年新发病者就有 31.04 万,而我国占 16.72 万,为多发国家,男性发病率为 21.0/10 万,居男性恶性肿瘤中的第二位。女性发病率为 120/10 万,居女性恶性肿瘤的第三位。本病病因尚未完全阐明,主要与饮食、营养、生活环境及遗传等有关,尤其是亚硝胺类化合物。螺杆菌诱发食管癌的研究已部分得到证实。

大多数早期食管癌患者有不同程度的自觉症状,又多因轻微或无特异性而常被忽视。其主要早期信号有:①吞咽食物时有迟缓、滞留或轻微哽噎感。②进食时有痛感或烧灼感。③有食管内异物感。这三大症状的发生率占全部早期食管癌症状的 80%以上。

食管癌最常见的症状为吞咽困难,早期症状多不明显,有时仅感吞咽食物时不适,有食物停滞感或有噎塞感,随病情发展而发生进行性吞咽困难,中、晚期患者伴有前胸、后背持续性疼痛,胸骨后有烧灼感,伴发纵隔炎、肺炎、消瘦明显、大便秘结、呕吐涎沫、声音嘶哑等表现。食管癌应争取早期发现,早期诊断,早期治疗。

　　现代医学对本病的治疗手段主要有外科手术、放射治疗和化学药物治疗。外科手术切除对早期食管癌疗效较好,术后 5 年生存率达 90% 左右。晚期食管癌不宜手术可选择放射治疗。术后食管癌患者可做放疗、化疗及中医药综合治疗,以延长生存期,缓解临床症状。

6. 胃癌

　　胃癌是指发生在贲门、胃体、幽门部胃黏膜上皮及肠化生上皮的恶性肿瘤,在我国占各部位恶性肿瘤死因的第一位。胃癌的确切发病因素尚不清楚,但已知与饮食因素有密切关系。

　　早期的胃癌没有什么症状,或者没有什么特殊的症状,随着肿瘤的发展,可以出现一系列的变化。例如,上腹饱胀,或感到隐痛,也可剧痛,消化不良。癌症较严重时,会出现消瘦、乏力、精神不振、贫血,还可有恶心、呕吐。肿瘤部位靠近贲门或幽门,还可有梗阻的症状,如吞咽困难,或者朝食暮吐,呕出的东西带有馊味。也经常见到呕血、排黑便。因此,凡有以上症状都应及时检查腹部和胃肠道的情况。可做胃肠道钡剂检查,或纤维胃镜检查,粪便隐血检查也很必要。胃癌的主要治疗方法是手术切除。早期切除后效果良好,中、晚期可用综合治疗。

在治疗过程中,配合食物疗法更显效果。预防胃癌的重点应放在饮食上,首先应改善饮食习惯,少吃盐腌、烟熏食品,不吃霉变食品,避免重盐饮食,多吃新鲜蔬菜、水果,多饮新鲜牛奶,提倡饮茶,每日服用维生素C,均可减少亚硝胺形成。不吃烫食,不暴饮暴食,不过快进食,避免进食粗糙食物,不在情绪欠佳时进食,不酗酒,不吸烟。此外,还应切实做到高度重视胃部慢性疾病的治疗,防患于未然。

7. 原发性肝癌

原发性肝癌是指原发于肝细胞或肝内胆管上皮细胞的恶性肿瘤,其中肝细胞癌占80%～90%。肝癌发病在肿瘤疾病中占有很大比例。本病的病因尚不完全明了,可能与肝炎病毒感染、黄曲霉毒素、饮水污染、亚硝胺类食品等多种因素综合作用有关。

肝癌早期缺乏特殊症状。晚期常可见到肝区疼痛、腹胀、食欲减退、恶心、呕吐、腹泻、上腹肿块进行性增大、倦怠乏力、消瘦,部分患者可见发热、鼻出血、牙龈出血及皮下瘀斑,以及各种由转移灶引起的症状。

早期肝癌或小肝癌,手术切除后应常规给予中药或结合化疗药物治疗。早期肝癌因部位不适宜切除,或因年老和其他情况不适合手术治疗,可予以放射治疗并结合中药治疗。中期肝癌若因肿瘤局限于左叶,可考虑手术切除,并给予中药治疗;肿瘤不大,但弥散全肝,可给予化疗药物结合中药治疗。肝癌同时伴有肝功能损害或严重的肝硬化,则可单纯用中药治疗。晚期肝癌则以中西药对症支持治疗为主。

8. 胰腺癌

胰腺癌是生长在胰腺上的一种较常见的恶性肿瘤,发病率占全身肿瘤的 1%~3%,在我国有逐年增加的趋势,在消化道肿瘤中占第五位,男性多见,40 岁以上好发,发病高峰在 50~60 岁。一般认为,胰腺癌的发生与饮食有关,如嗜酒、饮浓咖啡、吸烟等,都被认为是胰腺癌发生的诱因。情志忧郁者发病率也较高。另外,慢性胰腺炎、肝胆结石也可能与发病有关。胰腺癌以胰腺头部为多,少数发生在胰体及胰尾部。胰头癌以阻塞性黄疸为主要症状,胰体、胰尾癌则以上腹部肿块为主要症状。

腹痛是胰腺癌常见的早期症状之一,表现为进行性加重的隐痛、钝痛或阵发性剧痛等;还多见有消瘦、乏力、食欲减退、上腹不适、发热等症状。

胰腺癌的治疗以手术切除为主。但据统计,手术切除率不超过 20%,5 年生存率仅 2%~3%。因此,中西医结合治疗具有较广阔的前景。

9. 大肠癌

大肠癌是最常见的高发肿瘤之一,包括结肠癌、直肠癌和肛管癌。流行病学调查发现,大肠癌的发生与饮食中脂肪含量高、纤维素含量低等有关。身体素质、血吸虫病、吸烟饮酒等也可能与发病有关。中医学认为,此病可由饮食不节、忧思抑郁、湿热窒结等因素引起,加上正气不足,邪毒就留滞于肠道,以致日久积聚成块。

本病的临床症状主要为消化道不适,如恶心、呕吐、呃逆、腹胀、便秘、腹泻、便血、粪便变形及肠道梗阻症状等,后期出现消瘦、贫血、虚弱。因为肿瘤发生的部位不同,临床症状出现的时间、严重程等可以有较大的差异。所以,对于慢性肠功能紊乱、反复便血、出现肠梗阻等症状的老年患者,应警惕本病的发生。

早期未转移和中期尚可手术治疗的大肠癌,应尽量争取外科手术切除,再配合放疗、化疗、免疫及中医药等综合治疗。中晚期则采用放疗、化疗、中医药治疗等相结合的方法。

10. 胆管肿瘤

胆管肿瘤中,胆囊癌约占 2/3,胆管癌占 1/3 左右。

胆囊癌在所有肿瘤中仅占 1% 左右,常发生于 50～70 岁的老年人,女性比男性多 3～4 倍。临床表现为:①右上腹疼痛。②消化道症状,如厌油腻。③黄疸。④发热。⑤右上腹肿块。85% 以上胆囊癌病例于确诊后 1 年内死亡,生存 5 年以上者仅为 4%。

胆管癌系指原发于左、右肝管至胆总管下端的肝外胆管癌。胆管癌好发于 50～70 岁之间,平均发病年龄为 60 岁。临床表现与前者相似,另可见胆囊胀大、肝大质硬、脾大、腹水等。胆管癌病例以腺癌为多,平均生存期低于 1 年,5 年生存率为 15%。

11. 肾癌

肾癌是发生于肾脏及输尿管的恶性肿瘤,临床上分为肾癌、肾盂癌、输尿管癌。据资料统计,肾癌发病率占全身肿瘤的 0.4%～3%,发病年龄以 50～60 岁多见,偶见于儿童,男女之比为 3∶1。本病病因尚不明确,一般认为肾癌的发生可能与致癌化学物质的长期刺激、吸烟,以及长期服用解热镇痛药非那西汀等有密切关系。此外,年老体弱,对内外致癌因素防御不力,也是重要原因。

本病症状多变,易被误诊。有 1/3~2/3 的患者是在体检中偶然发现的。三大主要症状为:无痛性血尿、腰部或上腹部肿块和腰痛。血尿是肾癌最常见的主要症状,也是常被患者注意到的早期症状之一,血尿多为无痛性,常呈间歇性、反复出现,血尿量很大,多为全程血尿,有时可见条状血块;几乎 1/3 左右的患者可在上腹部或腰部察觉肿块,肿块为实性,可随呼吸上下活动;约 50% 患者患侧腰部有持久性钝痛,为肿瘤压迫周围组织或器官所致。凡在临床上见到上述症状,均应引起警惕。

肾癌的治疗当根据不同病情及病期的适应证,选择中西医不同的治法或综合应用,早期患者可做手术,对 2~3 期患者也可考虑肾根治术。

12. 膀胱癌

膀胱癌是泌尿系统最常见的恶性肿瘤。根据国外资料报道,膀胱癌的发病率在男性泌尿生殖系统肿瘤中仅次于前列腺癌,居第二位。膀胱癌占全身肿瘤的 3%,男性发病率为女性的 3~4 倍,50~70 岁发病率最高,30 岁以前少见。本病病因尚未完全阐明,一般认为与化学致癌物尤其是芳香胺类染料、内源性色氨酸代谢异常,以及吸烟、各种慢性刺激、病毒感染等因素有密切关系。

膀胱癌早期无特殊表现,往往以尿常规检查发现红细胞而引起重视,无痛性血尿间歇发作是膀胱癌最常见的起始症状,多数为肉眼血尿,常可见尿中有腐肉样物质排出或排尿突然中断,甚至出现尿潴留、发热、寒战、腰痛、下肢水肿、盆腔疼痛、下腹部包块进行性增大;还可出现口干舌燥、消瘦、贫血等症状。当肿瘤浸润输尿管口时,可引起肾盂积水、输尿管扩张、尿闭、肾衰竭或尿毒症。

目前,西医常用的治疗方法可分为电灼、手术治疗、放射治疗、化学治疗4种。中医治疗主要是辨证分型治疗,扶正抗癌,标本兼顾,确能提高患者生存率,减轻放疗、化疗反应和患者的痛苦,可结合术后或放疗、化疗同时进行,也可对某些已丧失手术治疗机会且不适宜放、化疗的膀胱癌患者施以单纯性的中医药治疗。

13. 前列腺癌

前列腺癌是发生于前列腺腺体的恶性肿瘤,是男性泌尿系统的常见肿瘤。本病的病因尚未完全阐明,一般认为与体内雄激素、雌激素的平衡紊乱有关,如睾丸摘除术或雌激素治疗对本病显效,给予雄激素能使前列腺癌细胞增生活跃,因此认为任何影响性激素分泌与积聚的因素都与前列腺癌的发病有关。此外,还与种族遗传、年龄、环境条件等因素有关。

很多前列腺增生的患者担心增生的前列腺会发生癌变,其实这种担心是没有必要的,前列腺增生与前列腺癌的发病机制虽都未完全阐明,但从统计学看,前列腺增生患者中前列腺癌的发病率和死亡率不比非前列腺增生者高很多,而且前列腺增生多发于侧叶及中叶,很少发生在后叶,但前列腺癌多发生在后叶;从胚胎发生及解剖部位上看,侧叶与后叶都有明显的差异,因此很难发现两种疾病的因果关系。因此,患前列腺增生的患者虽应定期检查,但不应过分担心。有理由相信,一般的前列腺增生不会发生癌变。

本病早期症状和体征多不明显,有时肿瘤长期处于潜伏状态。临床症状一旦出现,病情多属晚期,且多数发展迅速。主要症状有排尿障碍、尿流变细、尿流偏歪或分叉、尿程延长、尿急、尿痛、尿意未尽感,严重时尿滴沥,或发生慢性尿潴留;可出现腰与后背疼痛,也可导致坐骨神经痛,疼痛可向会阴部或直肠放射,晚期疼痛剧烈难忍。

本病在治疗上应争取早期手术,1、2 期可根除,3 期只可姑息切除;内分泌治疗可缩小瘤体,减轻症状;不适宜手术者使用放射疗法有一定疗效,也可做化学疗法及冷冻疗法。

14. 白血病

白血病是一种原因不明的造血系统恶性疾病,我国年发病率为 2.73/10 万。急性白血病以 40 岁以下男性高发,慢性淋巴细胞白血病老年高发。本病的病因尚未完全阐明,认为可能与遗传、病毒感染及某些理化因素(如受电离辐射、接触苯和某些化学制剂、农药中毒)有关。白血病是造血组织的原发恶性疾病,其病理特征是在骨髓及其他造血组织中有某类型白血病细胞的异常增生或被这些细胞浸润破坏;在血液中有该类型白细胞量和质的异常(如白细胞增多或减少,常伴有幼稚白细胞出现等);由于白血病细胞影响正常造血功能,临床上常出现贫血、发热、感染、出血,以及肝、脾、淋巴结不同程度的增大等。

急性白血病起病急骤,发热为首发症状,其次为出汗、出血,可遍及全身。贫血在早期即可出现,随病情发展而出现面色苍白、心慌、气短、乏力、水肿等。慢性白血病起病缓慢,我国以慢性粒细胞型常见,多发生于中年人,很少发生于5岁以前,早期无自觉症状,偶然发现白细胞增多或脾大,常见症状有易疲劳、多汗、怕热、体重减轻、头昏、面色苍白、气急、心慌、脾大或巨脾,肝大一般在5厘米以内,1/3病例淋巴结轻度肿大,胸骨压痛较少见,低热(<38℃)。

急性白血病的治疗,现代医学主要采用联合化疗诱导缓解,慢性白血病则多采用单一化疗用药,如白消安、苯丁酸氮芥等,而免疫治疗(如卡介苗、转移因子)一般在急性白血病患者诱导缓解之后加用。中医药治疗白血病多旨在调整体内的偏盛偏衰,降低化疗药物的毒性和不良反应。

15. 甲状腺肿瘤

甲状腺肿瘤是颈项部的常见肿瘤,其发病率在全部恶性肿瘤中所占比例不到1%,在头颈部恶性肿瘤中的发病却占首位。女性略高于男性,30～40岁为发病高峰年龄,50岁以后发病明显下降。甲状腺肿瘤的病因目前尚不十分清楚。临床发现,缺碘、放射性损伤,以及一些致甲状腺肿物质、致癌物质与本病的发生有一定关系。

本病的主要症状是颈前部肿块,一般起病时多无其他不适,而在无意之中发现颈前部隆起肿大或颈淋巴结肿大,少数患者伴甲状腺功能减退症或甲状腺功能亢进症的症状。肿瘤增大时,部分患者出现声音嘶哑、呼吸困难、吞咽不适等。本病中良性肿瘤居多,且其发展缓慢。

中医药治疗有一定效果,尤其对囊肿疗效较好,故在良性肿瘤时,常以中医药治疗和做术前处理。凡做手术切除者,可先行单纯结节切除或甲状腺次全切除,在手术时应争取做冰冻切片,以了解其病理性质,若系恶性肿瘤则做甲状腺全切除及根除术。

16. 宫颈癌

宫颈癌是最常见的女性生殖器官恶性肿瘤,占女性生殖器官恶性肿瘤半数以上,严重威胁着妇女的生命和健康。宫颈癌多发生于40岁以上的妇女。本病的病因尚不完全清楚,但认为与早婚、早育、多产、宫颈糜烂、子宫颈裂伤、性交过频、包皮垢及精神刺激等因素有关。

宫颈癌早期无症状,常于健康查体时发现,典型症状为:①阴道分泌物增多,呈水样、米汤样,脓血性伴臭味。②阴道不规则出血,接触性出血或大便后出血,开始少量,继而出血持续甚至大出血。③疼痛(腰骶部痛、下肢肿胀疼痛)。④尿频、尿急、尿血、肛门坠胀、便血及大便困难。⑤消瘦、贫血。

放射治疗与手术治疗是目前公认的治疗宫颈癌有效方法,近年来又有化疗、冷冻、热疗及激光治疗等方法。

17. 子宫内膜癌

子宫内膜癌又称子宫体腺癌,80％发生于50岁以上的绝经前后妇女,40岁以前少见。其确切病因不明,可能与下列因素有关:长期持续的雌激素刺激;肥胖、糖尿病、高血压患者中多见本病;未婚、未育者多见;本病常有家族史,可能与遗传有关。

子宫内膜癌最常见的症状是不规则阴道出血,量一般不多,但常淋漓不尽,如发生在绝经前后往往被误认为绝经期月经不调。其次的症状为阴道排液,如果为脓血样恶臭白带则往往已是晚期。本病的确诊一般依赖于分段诊断性刮宫,即先刮子宫颈管,后刮子宫腔,所刮出的两部分组织分别做病理切片检查,可以确诊子宫内膜癌,并与转移到子宫体的宫颈癌做鉴别。

子宫内膜癌患者要定期接受妇科普查。有肥胖、糖尿病、高血压的老年妇女和未婚或婚后未育的中老年妇女,以及家族中有患子宫内膜癌成员者的更应提高警惕。有不规则阴道出血的更年期以上年龄妇女,特别是绝经后有不规则阴道出血者,都应尽早做分段诊刮。发现子宫内膜有癌前病变时,可做预防性子宫切除术,或定期严密随访。

子宫内膜癌的治疗以尽早手术切除子宫及双侧附件为主。若已有盆腔淋巴结或腹主动脉淋巴结转移,则术后辅以放射治疗(体外照射)。激素疗法(孕激素制剂)也常作为术后辅助治疗。

正确掌握雌激素的使用,更年期综合征用较大剂量雌激素治疗或绝经后长期用雌激素替代疗法预防骨质疏松者,最好同时加用孕激素制剂,可预防促发子宫内膜癌的可能性。若已患本病,则在手术(或加放疗和孕激素疗法)后应认真遵循医嘱随访检查,增强战胜疾病的信心和意志,增加营养,适当锻炼身体,以增加机体免疫力,争取根治不再复发。

18. 卵巢癌

卵巢癌是发生于卵巢的恶性肿瘤,是女性生殖系统中常见的恶性肿瘤之一,发病高峰为 31~40 岁,其次为 21~30 岁,再次为 41~50 岁。本病与环境、饮食、遗传、生育、外源性化学制品、病毒感染、肥胖及高血压等有关。

本病早期多无自觉症状,最常见的症状是腹部增大、腹水或盆腔肿块、腹痛、阴道不规则出血。当肿瘤压迫大肠、膀胱、胃、横膈时,可出现便秘、尿频、胃肠梗阻、呼吸困难等,发生肿瘤蒂扭转时可出现绞窄性剧痛。

本病宜早期手术切除肿瘤。根据疾病的分期、病理分类、细胞分化程度、术后残余癌的大小及患者免疫状况,选择适当的放疗、化疗方案。一般认为,初次手术是否彻底是影响疗效的重要因素,因此强调尽最大努力切净肿瘤。中医中药可增强手术患者的体力与抵抗力,减轻放、化疗的毒性和不良反应,减轻晚期患者的症状。

19. 皮肤癌

皮肤癌是皮肤的一种恶性肿瘤。皮肤癌的病因尚不清楚,可能与慢性皮肤疾病、物理化学性刺激有关,如角化病、着色性干皮病、严重的烧伤瘢痕、皮肤顽固性溃疡、日光长期照射、放射线等。本病的易感性与种族也有关,白色人种发病率比有色人种显著增高。恶性黑色素瘤是皮肤癌中最有伤害力的一种。户外工作者、有皮肤癌家族史者、眼球颜色比较浅的红发或金发人、皮肤容易长斑点的人,都是皮肤癌的高危人群。棕色或黑色皮肤的人虽然也有患皮肤癌的危险性,但是概率较低。

本病好发于鼻、唇、耳、颊、龟头及乳头等处,初起呈瘤样隆起,日久易溃疡,其基底坚硬,边缘高起,表面呈乳头状或菜花样,迅速扩散、恶化。

皮肤癌容易早期发现及诊断,病情发展缓慢,中西医治疗方法也较多,一般可以根治,5年生存率在90%以上。中医治疗应辨证施治,适用于手术、放疗、化疗后的患者。

20. 骨肿瘤

骨肿瘤是发生于骨骼部位肿瘤的统称,多见于青少年,男性发病多于女性。骨肿瘤有良性、恶性之分,通常是指发生于骨骼的恶性肿瘤,主要有骨肉瘤、软骨肉瘤、骨纤维肉瘤、网状细胞肉瘤、尤文肉瘤、脊索瘤、骨巨细胞瘤、转移性骨肿瘤等。原发性骨肿瘤系指发生于骨组织的肿瘤,以良性者居多,预后较好;恶性骨肿瘤病程短,预后差。恶性骨肿瘤以骨肉瘤最常见。好发于长骨两端,尤以股骨下端、胫骨上端最多见,位于股骨者约占总发病率的50%。转移性骨肿瘤系指从他处转移到骨的肿瘤,均为恶性,发病远较原发者为多,常来自乳腺、甲状腺、前列腺、肺、肾等处,是癌症晚期的表现之一。

骨肿瘤早期往往无明显症状,随着病情发展可出现局部疼痛,进入中期后持续性疼痛加重,尤以夜间为甚。病变部位出现肿胀或肿块,并迅速增大,肿瘤相应部位皮肤表现苍白或紫青发亮,皮温升高,皮肤与深部组织发生粘连,或有功能障碍。全身症状可伴有失眠烦躁、精神萎靡、食欲缺乏、面色苍白、进行性消瘦、口干咽燥、五心烦热等。晚期疼痛进一步加剧,病变部位肿块增大,压痛明显,并出现功能障碍及相应部位肌肉萎缩,在轻微外力的作用下即可引起病理性骨折。若病变在脊椎,因压迫和破坏骨质和神经可导致截瘫。

九、最易致癌的可预防的 25 个风险因素

美国《The Futurist》杂志上发表了在众多致癌因素中最易致癌的 25 个可预防的风险因素。

◇ 乙型肝炎病毒感染→肝癌。

◇ 吸烟（吸烟 10 年，每天 2 包或更多）→肺癌。

◇ 人乳头状瘤病毒（HPV-16 或 HPV-18）→宫颈癌。

◇ 高饱和脂肪的饮食摄入→肺癌。

◇ 低叶酸的饮食摄入→宫颈癌。

◇ 过度饮酒→口咽癌。

◇ 杀虫剂滴滴涕→乳腺癌。

◇ 经常食用牛羊肉→结肠癌。

◇ 幽门螺杆菌感染→胃癌。

◇ 高度紧张的生活经历（持续 2 年以上）→各种癌。

◇ 低维生素 E 的饮食摄入→结肠癌。

◇ 低维生素 C 的饮食摄入→宫颈癌。

◇ 口服避孕药（在 40～44 岁时）→乳腺癌。

◇ 长期使用黑色染发剂→淋巴癌。

◇ 缺少新鲜水果和蔬菜的饮食摄入→肺癌。

◇ 慢性肥胖症→结肠癌。

◇ 低碳水化合物摄入→结肠、直肠癌。

◇ 被动吸烟（22 年以上）→肺癌。

◇ 高热能摄入→前列腺癌。

◇ 低活动度(量)→结肠、直肠癌。

◇ 低硒的饮食摄入→肺癌。

◇ 低纤维的饮食摄入→结肠、直肠癌。

◇ 未生育过孩子→乳腺癌。

◇ 低豆类的饮食摄入→肺癌。

◇ 30 岁后生第一个孩子→乳腺癌。

十、远离癌症的 12 条建议

中国癌症基金会提出远离癌症的 12 条建议。

◇ 远离烟草。

◇ 预防感染。

◇ 在正常体重范围内,越瘦越好。

◇ 每天最少运动 30 分钟。

◇ 避免饮用含糖饮料,限制进食热能密度高的食物。

◇ 多吃不同种类的蔬菜、水果、全谷物和豆类食物。

◇ 减少进食红肉,避免食用加工肉类。

◇ 如要喝酒精饮料,男士每天不应多于 2 杯,女士以 1 杯为限。

◇ 限制食用高盐分食物及经盐加工的食物。

◇ 不要使用营养补充剂来预防癌症。

◇ 最好以纯母乳喂养婴儿至 6 个月,然后添加其他食物。

◇ 平衡心态,心理健康。

第二章
食物中可怕的致癌物质

一、从火鸡 X 病谈黄曲霉毒素

1960 年,英国某养鸡场在短短几个月中突然死掉 10 万只火鸡,令场主心痛不已。但是更奇怪的是,这些火鸡都患了同一种疾病,先是食欲减退,不吃食物,然后羽翼下垂,头向后伸,昏睡而死,呈现出一种特殊的死象。剖开鸡肚时发现火鸡的肝脏坏死出血,当时连兽医也不知道是什么病,就称它为火鸡 X 病。经过多方面的分析研究,否定了细菌或病毒的作用,最后证明是由于吃了一种从巴西进口的霉变花生粉所致。用这种霉变花生喂羊、猫、鸽等动物,也发生类似疾病,而大鼠在吃了霉变花生后 6 个月,不少竟发生了肝癌。事有巧合,当人们发现霉变花生粉的毒性致癌作用时,又发现一批人工喂养的鳟鱼发生肝癌,饲养中虽无霉变花生粉,但却都含有棉籽粉,而非人工喂养的鳟鱼并没有发生肝癌。

至此,霉变花生粉与棉籽粉可导致肝癌的事实引起了人们的重视,在追根究源的侦查和研究中,专家找到了共同的祸根,原来是在这些发霉变质的饲料中,有一种霉菌在产生毒素，这种毒素称为黄曲霉毒素，有强烈的致癌作用。

现在已分离出黄曲霉毒素（Aflatoxin 简称 AF）有两种成分，一种发蓝色荧光，叫黄曲霉毒素 B（AFB），另一种发绿色荧光，叫黄曲霉毒素 G（AFG），其中还可分为 AFB_1、AFB_2、AFG_1、AFG_2，而致癌毒性最强的是 AFB_1。

黄曲霉毒素在实验研究中已被证实可以引发鱼类、鸟类和猴子等动物的肿瘤，这便使人们产生了一个疑问：黄曲霉毒素是否是人类癌症的肇事者？黄曲霉菌不但在花生、棉籽上生长，而且也可以在大豆、玉米、高粱、小麦、大米上生长和产毒，而这些谷物都是人们的主要食粮。非洲乌干达是肝癌的高发区，对乌干达出产的大米、小麦、玉米、高粱、花生进行鉴定分析，结果证实都有黄曲霉毒素存在。非洲还有一个国家的某个地区，肝癌、胃癌发病率极高，几乎每户人家都有癌症病人，引起了世界卫生组织的重视，派专家前去调查，刚去不久便发现，当地的老百姓在玉米成熟后不收割，种"懒庄稼"，任玉米长在田里饱受风吹、雨打、日晒，想吃时临时去地里剥下几个，回家煮煮便吃。结果吃的全是霉变玉米，所以肝癌等癌症一直居高不下。专家很快便找到了霉变玉米产生黄曲霉毒素致癌的原因，便从引导他们在玉米成熟时剥下玉米粒，妥当贮藏，杜绝食用霉变玉米的饮食习惯。当地百姓在遵照专家的劝告后，肝癌的发病率便逐年下降，得到了有效的控制。黄曲霉毒素对新生幼小动物的毒性作用最大。较大剂量可使动物急性中毒而死，一次性小剂量即可诱发实验动物发生癌症。在所有的霉菌毒素中，以黄曲霉毒素的致癌作用最强。实验研究和流行病学调查均证明其对人和动物有很强的致癌性。它存在于受其污染的花生、玉米、牛奶等多种食物中,是一种难以避免的污染物,各国对其在食物中的允许量均有明确的规定值。在非洲,肝癌的地理分布与饮食中黄曲霉毒素的水平是一致的。受黄曲霉毒素污染的花生消耗量与当地肝癌发生率有明显相关,在威尔士和乌干达,这种关系均得到证实;在泰国、我国的广西和台湾地区肝癌高发区的调查也提示其与发病有关。所有调查均显示黄曲霉毒素水平高,同时肝癌也高发,没有例外。我国某地是肝癌高发区,当地的气候条件适合霉菌繁殖生长,据初步调查,该地区粮谷均有黄曲霉毒素的污染。黄曲霉毒素很可能是人类肝癌的致癌因素。

黄曲霉毒素是黄曲霉菌产生的活性物质。黄曲霉菌是真菌的一种,普遍存在于空气和土壤中。在有氧气、温度较高、潮湿等条件下,这种真菌很容易在花生、玉米、大米、小麦、大麦、大豆等农产品中生长,导致霉变发生。

国际流行病学调查发现,在粮油等食品受黄曲霉毒素严重污染的地区,人群肝癌发病率比较高。美国国立毒理学规划在 2000 年发布的致癌物报告中,已将黄曲霉毒素确定为人类致癌物。食品黄曲霉毒素污染是全球性问题,在中国、印度、美国等国家的粮食中,黄曲霉毒素侵染率都较高,因此世界各国对食物中黄曲霉毒素含量都有严格规定。我国对各种食物中黄曲霉毒素最大允许量的规定为:玉米、花生及其制品为 20 微克/千克;大米和食用油脂为 10 微克/千克;其他粮食、豆类和发酵食品为 5 微克/千克;酱油和醋为

5微克/千克;婴儿代乳品不允许含有黄曲霉毒素。

食物经烹调、炒制后,黄曲霉毒素的含量可减少,在碱性溶液中黄曲霉毒素也可被降解,但是黄曲霉毒素在水中溶解度低、耐高温,一般的烹调条件下不容易被完全破坏。

黄曲霉毒素的毒性特别强,致癌力特别大,是霉菌毒素研究中最为深入的一种。在肝癌高发地区,粮食被黄曲霉毒素污染比一般地区高10余倍。

其他天然致癌的霉菌毒素还有以下菌种。

1. 杂色曲霉毒素

杂色曲霉毒素是多种曲霉、属霉菌,特别是杂色曲霉菌的一种代谢产物其化学结构与黄曲霉毒素很相似,可见于明显霉变的饮料及奶酪的皮中,也存在于绿咖啡豆中。有专家在大鼠的实验中,每天每只鼠给杂色曲霉毒素1.5~2.55毫克,发现有致突变性和染色体损伤,细菌及细胞株体外实验中的结果阳性,证实有很高肝细胞癌发生率。杂色曲霉菌毒素难溶于水,与其他毒素不同的是,它留在菌丝体内,因此只有当毒素和食物同时被摄取时才是危险的。

2. 鸟青霉菌

鸟青霉菌可产生黄米毒素和岛青霉毒素等,二者都可以引起大鼠和小鼠发生肝硬化及肝癌。

3. 赭曲霉毒素

存在于谷类及有关食品中,在麦子和绿咖啡豆中也可见到。给小鼠灌胃可诱发肝脏和肾脏癌症。环境资料提出此毒素与有关地区肾癌发生有一定作用,但未做流行病学调查。

4. 串球镰刀菌

长期饲喂含此菌的细米可产生大鼠的前胃鳞癌,所提取鉴定的镰刀菌素有致突变性,镰刀菌毒素 T_2 可诱发体外培养的 $BALB/C_3T_3$ 细胞发生恶性转化。

5. 玉米赤霉烯酮

常存在于谷类、玉米和大豆等食物中,与谷类受到镰刀菌的污染有关。大鼠口服未发现致癌性,但小鼠在灌胃后发现癌症。南非宫颈癌的发生可能涉及这种霉菌毒素,对枯草杆菌有致突变性。

6. 互隔交链孢霉

有专家用含互隔交链孢霉的饲料喂大鼠诱发前胃、食管乳头状瘤和前胃癌,其代谢产物互隔交链孢酚单醚、交链孢酚具有诱发突变作用,能引起脱氧核糖核酸(DNA)单链断裂,可以激活人体胎儿上皮的癌基因。

7. T-2 毒素

在受到三线镰刀菌污染后,玉米、大麦、红花子和高粱中可发现 T-2 毒素。有专家以半数致死量给大鼠口服,证实T-2 毒素可致消化道肿瘤。有报道认为,T-2 毒素可能是我国和南非食管癌发病的因素之一。

8. 展青霉素

常存在于草果汁及由青霉菌引起轻微腐败的水果中。给大鼠皮下注射展青霉素可发生肉瘤,但长期口服则未见有致癌作用。对小鼠有致突变作用,枯草枯菌修复试验也显其有致突变性。

9. 青霉酸

存在于干豆及霉变的玉米中。给大鼠皮下注射可产生局部肿瘤,可使人宫颈上皮癌细胞 DNA 发生断裂反应。

10. 灰黄霉素

为某些青霉菌属的产物,常用于治疗真菌性疾病。给小鼠口服灰黄霉素可致肝癌,体外细菌诱变试验结果为阴性。

11. 黄天精和环氯素

贮存的大米常易受到真菌的污染,特别是青霉菌和黄曲霉菌,结果使大米发黄而形成"黄变米",其中主要毒素为黄天精和环氯素。用黄天精饲喂小鼠可发生肝癌,环氯素喂小鼠很少有肝癌发生。体外试验中也显示其有致突变作用。

12. 麦角

可见于黑麦污染麦角菌产生的生物碱,并具有多种生理活性。给大鼠饲喂 5％麦角饲料,2 年后其发生耳神经纤维瘤,停用麦角后瘤体退化,只要恢复使用麦角则瘤又重现。

2001 年 7 月 30 日,广州市工商局发出"查封有毒大米"的紧急通知,随着广东省工商、公安、卫生等部门采取联合行动,查缴了 3 家厂家生产的有毒大米 100 吨。这次"毒大米"事件引起了全国的震惊,"毒大米"究竟毒在哪里?经抽样检查,毒大米中黄曲霉毒素 B_1 严重超标,其中原料米黄曲霉毒素 B_1 超标率为 50％～60％,成品米超标率为 30％～

40％。研究人员分离出 10 多种黄曲霉毒素,包括黄曲霉毒素 B_1、黄曲霉毒素 B_2、黄曲霉毒素 G_1、黄曲霉毒素 G_2 等。这批发黄、表面霉变粗糙、易碎的大米被不法商贩在大米表面涂覆了一层矿物油,光泽明亮,即所谓的油大米。人吃了油大米以后,会出现头晕、恶心、呕吐、腹泻等症状。加在大米中的油是从石油中提取的矿物油,混有多种对人体有害的多环芳烃类化合物,特别是可致癌的 3,4-苯并芘等;也有的是用液状石蜡给大米上光。这些都是我国《食品添加剂使用卫生标准》禁止使用的添加剂。广州"毒大米"事件是一起典型的掩盖黄曲霉菌污染大案。提醒人们在购买食品时千万不可掉以轻心。

二、亚硝胺是癌症的肇事者

19 世纪末,人们发现染料工人好发膀胱癌。这是什么原因呢?专家的深入研究终于使真相大白,原来苯胺染料中的 β-萘胺就是一个致癌的肇事者。以往认为,亚硝胺是一种工业毒物,与人类的日常生活似乎没有关系。但是,就在 1956 年,马基(Magel)发现亚硝胺能引起大鼠肝癌,从此人们开始了对亚硝胺类化合物致癌作用的广泛研究。20 世纪 50 年代初,英国有 3 个研究人员在工作中有所接触而发生肝脏损害,其中 1 人因肺炎死亡。当病理专家鉴定死者的肝组织切片时,发现与双稠吡咯啶生物碱对动物引发的肿瘤极其相似,遂提议做致癌试验,发现它在很稀薄的剂量下就可以引发癌症,而且一次冲击剂量就可得到阳性结果,致癌作用非常迅速。

1964年，挪威有一批羊暴发急性肝坏死，追溯其根源，是因为吃了一种含胺很高的鱼粉，而且又加了亚硝酸盐作为防腐剂，取样证实发现，物质中含有很高的 α-甲基亚硝胺，于是引起人们对食品中亚硝胺的测定。

后来发现许多食物中含有亚硝胺，如熏鱼、咸肉、蘑菇及不少罐头食品等。还有在非洲中部某些地区，居民喜欢喝的一种叫卡沙苏的酒，这种酒是用玉米包叶和蔗糖发酵酿造的，所含亚硝胺的浓度很高，以致该地区食管癌的发病率就很高。南非的班图族人用一种浆果树汁来凝固乳块，这种浆果内含有二甲基亚硝胺，吃这种乳块的青年也好发癌症。

亚硝胺是一类化合物，目前世界上已发现的有100多种，其中80多种确认有致癌作用。天然食物中存在的亚硝胺含量极少，不易致癌，不足以构成对人类的危害。但合成亚硝胺的前身物质——亚硝酸盐却广泛存在于食物中，如咸菜、泡菜、腌肉、腌鱼、油炸及熏肉、烤肉制品。亚硝酸盐食入人体后，在胃内酸性条件下，与二级胺相互作用所产生的亚硝胺，是一种毒性很强的致癌物。它主要可引起食管癌、肝癌、胃癌、肠癌等癌症。流行病学调查发现，食管癌的高发地区，居民特别喜欢吃腌菜、泡菜，这些腌菜、泡菜里含有大量能变成亚硝胺的亚硝酸盐和硝酸盐。例如，我国林县为食管癌高发区，经深入调查，是因当地农民长年喜食咸菜、腌菜，摄取过多亚硝胺所引起。

实验研究表明，亚硝胺是一种极为强烈的致癌物，它可引起鱼、蛙、鼠、兔、狗、猫及猴子的肿瘤，并且几乎能诱发各种组织器官，包括舌、食管、肝、胃、肠、肺、鼻、肾、膀胱、脑、脊髓、周围神经及皮肤等的癌症。1967年有专家总结70多种亚硝胺在1 000多只大鼠身上诱发的实验肿瘤，致癌数最高的是肝癌（550次），其次是食管和咽部（426次）。由于亚硝胺的结构不同，可以选择性地到达一定的器官，如不对称的亚硝胺主要引起食管癌，对称的亚硝胺主要引起肝癌。但是，亚硝胺性质不稳定，遇到光线就分解，这就使我们吞食亚硝胺的机会大大减少，这是值得庆幸的一点，否则人类的灾难会更大。但人的胃肠道内能合成亚硝胺，而供合成亚硝胺的原料——二级胺及亚硝酸盐却广泛存在于自然界。有一点必须引起广大读者足够的重视，凡是不新鲜的食物，亚硝酸盐及二级胺的含量一般来说就会增加。鱼的二级胺含量很高，平时我们闻到的腥味就是二级胺的气味。亚硝酸盐在各种腌菜、泡菜及酱菜的酱汁中含量也很高。在火腿、香肠的着色剂中也有亚硝酸盐。最近分析在香烟及隔夜的茶中也含有一定量的二级胺。土壤及肥料对生长植物中硝酸盐的含量有较大的关系，在盐碱地生长的植物，硝酸盐的含量就高。土壤中缺乏钼或经常使用硝酸盐肥料，生长的植物和粮食中会蓄积较多的硝酸盐。因此，有学者调查后认为，有些地区的食管癌发病率高可能与土壤中缺乏微量元素钼有关。

有专家认为，食品中的亚硝胺是由食品中的次级胺（仲胺）及亚硝酸合成的。这种化合物在pH值3左右时，很容易进行合成。一些细菌或霉菌也可以合成亚硝胺。次级胺可能来自食品中蛋白质的分解,也可能来自某些药物或含氨基的农药残留。亚硝酸则来自硝酸通过细菌的作用还原。N-亚硝基化合物在食物中的存在,与人们长期使用食品的着色剂和防腐剂等有关,在用亚硝酸盐或硝酸盐处理的肉及肉类制品(硝渍品),或使用亚硝酸盐和硝酸盐作为防腐剂、着色剂的香肠、粉肠、火腿、熏肉等,都含有 N-亚硝基化合物。啤酒也容易被 N-亚硝基化合物所污染,据施梅尔报道,他们分析了 215 种瓶装、罐装及桶装的啤酒样品,其中 141 种(65.6%)样品含有 N-亚硝基化合物,对酿造过程调查发现,麦芽是亚硝胺污染的来源。

虽然亚硝胺是致癌的肇事因素,但并不是吃了亚硝胺食物就一定会生癌。国内外专家一致认为,肿瘤的发生不但与亚硝胺的绝对量相关,而且与亚硝胺的种类关系更为密切。所以,对一些具有致癌作用的"风味食品"应避免大量经常食用。当人们侦查出亚硝胺是一个肇事者后,就开始设法预防。已经发现维生素 C 可对抗亚硝胺的致癌作用,并已有人考虑,在腌菜、咸肉、火腿腌制过程中加入适量的维生素 C。在我国食管癌高发区,提倡改变饮食习惯,增施钼肥等办法来降低亚硝胺的危害。这些都是设法降低亚硝胺含量的预防措施。同时,亚硝胺是肇事的一个外因。外因必须通过内因才能起作用,机体在长期的进化过程中,已经逐步形成了一整套防癌免疫机制,人体的免疫防卫功能在一定程度上阻止了癌症的发生。因此,我们不必为接触一些致癌因素就终日忧心忡忡。

三、芳香胺可诱发癌症

芳香胺的主要品种是乙-萘胺、联苯胺、1-萘胺、4-氨基联苯4种。用芳香胺类化合物可供制造合成染料、药物等,许多食用色素、香精及糖精都是芳香胺为原料的产物。

1895年,外科医生Rehn发现瑞士西北部巴塞尔(Basel)地区有4名膀胱癌患者,他们是用苯胺生产合成染料——品红的工人,当时称为苯胺癌。以后这一职业病连续有报道,并认为苯胺、联苯胺、2-萘胺和1-萘胺可能为致癌剂。后来,Case等人在英国进行了深入流行病学研究后指出,在工作场所单独暴露于苯胺并不增加工人得膀胱肿瘤的危险,但暴露于1-萘胺、2-萘胺或联苯胺则不然。仅仅6个月暴露于2-萘胺就能显著增高患膀胱癌的危险性,而1-萘胺则需要5年以上的暴露。他们观察到的1-萘胺的作用可能是当时工业用1-萘胺中含有10%的2-萘胺。1-萘胺在动物实验中即使有致癌作用也是很微弱的。流行病学研究认为,苯胺对人没有导致膀胱癌的结论与相应的动物实验结果是一致的。Case等人还指出,苯胺本身似乎没有致膀胱癌作用,但在制取金胺和品红这类用苯胺及取代苯胺为原料的染料时,工人患膀胱癌的危险性有明显增加。

20世纪50年代,Case等人报告了英国有关工厂的大规模流行病学调查,肯定了联苯胺等对人有致膀胱癌的特性。几十年来,凡是发展芳香胺染料的国家,都发生过职业性膀胱癌。据1969年Huepper所收集的材料估计,世界范围内职业性芳香胺引起的膀胱癌不少于 3 000 例,至今已经远远超过了这一数字。

芳香胺致癌的活化过程需经过氮-羟化和醇化两个步骤,芳香胺在氮羟化后就具有致癌性,但要引发膀胱癌,还需与葡萄糖醛酸、硫酸或磷酸等结合,才能成为水溶性酯排泄到尿中去,芳香胺经转硫酯酸酶酯化后,才能与靶细胞作用,引起 DNA 碱基错误配对,遗传密码发生改变,最终形成突变的癌细胞。

芳香胺引起膀胱癌、肝癌等肿瘤的潜伏期多数在 15~20 年之间,少数较短者可为 5~7 年,约有 10% 的患者可在 25 年以上。

在日常生活中所遇到的食品添加剂有不少品种是人工合成的化学物质,有些便含有芳香胺,食用后可诱发癌症。例如,奶油黄可引起肝癌、肠癌,已禁止使用于食品。目前,糖精虽然被允许使用,但大剂量食用也可诱发膀胱癌等癌症,所以我国规定食品中用量不得超过 0.015%;婴幼儿的乳品奶粉中不得使用糖精。但目前市场上花花绿绿的"上色"伪劣食品很多,芳香胺等致癌化合物的食量严重超标,本书将在"远离致癌食品"一章中详细论述,应引起消费者的高度警惕。

四、有致癌作用的多环芳烃达 500 余种

多环芳烃是一种由许多致癌的及不致癌的碳氢化合物组成的复杂化合物,在空气、水、土壤或食物等人类生存

的环境中都广泛存在。其中3,4-苯并芘的多环芳烃碳氢化合物是人类环境中最重要的环境化学致癌物。目前已对2 000多种化合物做了致癌试验,认为有致癌作用的有500余种,其中200余种系芳烃类。在这些致癌物中多环芳烃是致癌物质的重要组分。只所以说多环芳烃是致癌物,是因为:①在多环芳烃的化合物中除含有很多致癌和变异性的成分外,还含有多种促进致癌的物质。②多环芳烃是石油、煤炭等化石燃料中含有的各种有机物质,在不完全燃烧及还原作用下高温处理产生的,因而在燃烧条件差,排气处理不充分时,就会造成严重的环境污染。③多环芳烃在环境中虽是微量的,但分布很广,人们能够通过大气、水、食品、吸烟等摄取。

多环芳烃的产生是一个不良反应,其原因是有机物质的不完全燃烧,几乎所有含有碳、氢的化合物在燃烧及(或)干馏过程中均可产生。从脂肪族碳氢化合物、碳水化合物、脂肪酸、氨基酸、纤维素到烟草、木材、淀粉、琼脂等,在650℃～850℃可热解产生多环芳烃混合物。食品在烟熏、烘烤过程中由于与燃料燃烧的直接接触而受到污染,从烟中可吸收并产生高得多的多环芳烃,所以可从熏肉、熏火腿、香肠中测得多环芳烃23～207毫克/千克,其中日本熏鱼的含量更高。有学者调查,用木材或锯末熏制香肠、熏鱼、熏肉、烤羊肉,以及被石油或沥青污染的食品中都含有致癌的3,4-苯并芘。有专家调查,1千克烟熏羊肉中可含3,4-苯并芘1～2毫克,相当于250支香烟中的含量。动物实验表明:3,4-苯并芘对实验动物的半数致癌剂量为80微克,最小致癌剂量为 0.4～2 微克。它主要可引起胃癌，也可引起其他脏器的癌症。

有关烟熏、烘烤食品的致癌作用，本书将在"远离致癌食品"一章中详细介绍。

第三章
营养失调可导致癌症发生

营养是生命赖以生存的物质基础,也是改善人类健康状况的重要条件。营养是人类在生命过程中所必需的能源,正如发动机的开动需要燃料一样,人若终止了营养的供应,免疫力就失去了依靠,不但可诱发癌症,而且连生命也难以维系。

营养来源于食物,食物中能供给人体的有效成分称为营养素。据统计,人体可以从食物中获得的营养素有41种之多。营养素按其化学性质可分为水、蛋白质、脂类、碳水化合物、维生素、膳食纤维、矿物质(即无机盐,包括常量元素和微量元素)7大类。人体的七大营养素与人体的免疫功能的强弱密切相关,任何一种营养素的缺乏都会导致免疫力低下,诱发癌症。其中,关系最为密切的是蛋白质、维生素和矿物质,本书将做重点阐述。

营养失调与癌症的发生有直接的关系。例如,经常食用亚硝胺、黄曲霉毒素污染的食物易患肝癌、胃癌,过多食用盐腌、烟熏及酸腌食物制品易引起胃癌,长期食用高脂低纤维的食物与结肠癌的发生关系密切,大量饮酒者可诱发肝癌,等等。我国对食管癌高发区的流行病学调查认为,食管癌的发病与饮食营养有关,如某些食品的摄入过量或不足,食物粗糙、吞咽过快等都会使食管出现组织的变化,结果导致癌症。此外,饮食中许多成分含有阻碍肿瘤发生的物质,如维生素 A、B 族维生素、维生素 C 及某些微量元素如锌、硒等,它们能够阻止致癌物质在体内的代谢。如体内缺乏这些物质,就容易发生癌症。这充分说明合理的营养、科学的膳食结构,良好的饮食习惯可以防癌。反之,营养失调、饮食结构不合理、不良的饮食习惯可诱发多种癌症。

一、营养不良是诱发癌症的隐患

1. 蛋白质不足

蛋白质是保证人体正常生命活动的最基本因素,人体一切细胞组织都由蛋白质组成。它约占人体重量的 16.3%。人体在生长发育阶段,需要大量的蛋白质,以提供足够数量和质量的氨基酸,促进新组织的发育;成年后,生长发育停止了,但机体的新陈代谢、组织的修补和消耗,还需要蛋白质来完成。

蛋白质是由 20 多种氨基酸组成的,有 8 种氨基酸在体内不能合成,必须从膳食中摄取,否则就不能维持机体的氮平衡。这 8 种氨基酸叫必需氨基酸,它们分别是色氨酸、苯丙氨酸、赖氨酸、苏氨酸、蛋氨酸、亮氨酸、异亮氨酸、缬氨酸。能在机体内合成的有 72 种氨基酸,叫非必需氨基酸。虽然它们能在体内合成,但并不等于不需要。另外,还有 2 种半氨基酸类。每一种蛋白质至少含有 10 种以上的氨基酸,人体每天摄入的蛋白质,在胃肠道分解成各种氨基酸而被吸收,通过血液输送到全身各组织,合成人体需要的蛋白质。

根据食物蛋白质中必需氨基酸的组成情况,蛋白质可分为3类。

第一类:完全蛋白质。这类蛋白质中的8种必需氨基酸种类齐全,数量充足,比例适宜于人体的需要,是蛋白质中质量最好的一类。各种瘦肉、奶、蛋及其制品,以及大豆(包括黄豆、青豆、黑豆及其制品)中的蛋白质均属此类。

第二类:半完全蛋白质。这类蛋白质中的8种必需氨基酸种类齐全,但数量与人体需要不相一致,蛋白质质量比完全蛋白质低。例如,粳米、大麦、马铃薯及花生等硬果食物的蛋白质均属此类。

第三类:不完全蛋白质。这类蛋白质中的8种必需氨基酸种类不齐全,所以是蛋白质中质量最差的一类。例如,玉米、豌豆、肉皮、结缔组织中的蛋白质属于这一类型。

食物中所含的必需氨基酸种类越全,数量越多,比例越合适(近似于人体蛋白质的组成情况),其利用价值就越高。从总体上来看,动物蛋白质所含必需氨基酸的组成和比例合乎人体的需要,比植物蛋白质利用价值高。为了从膳食中摄取充足的蛋白质,通常采用蛋白质互补方式,如小麦和玉米互补,玉米和大豆互补,荤食和素食互补等。通过互补作用可以改善食物中氨基酸的数量和比例,从而为人体提供更多优质蛋白质。

蛋白质的生理功能除提供人体的部分热能外,还有两大功能,一是构成体内细胞的主要成分,如人体的皮肤、毛发、肌肉、骨骼、内脏、大脑、血液等组织器官均由蛋白质构成；补偿新陈代谢的消耗；修补组织损失。二是人体内重要物质的主要原料，如构成核蛋白、激素、酶、血红蛋白、肌肉组织、胶原蛋白的主要原料均来自蛋白质。尤其值得一提的是，对入侵体内的细菌、病毒、癌细胞起阻断作用的免疫球蛋白，以及构成免疫防御的 T 淋巴细胞和 B 淋巴细胞，均以蛋白质为主要原料。人体一旦缺乏蛋白质，免疫球蛋白、T 细胞、B 细胞等免疫细胞便失去来源，机体也就失去了免疫功能，从而导致人体患癌症等各种疾病，甚至死亡。

有专家研究发现，饮食蛋白质含量下降时，可促使人和动物发生癌症，在提高蛋白质的量或补充氨基酸后，则可抑制癌症的生长。用甲基亚硝胺诱发大鼠食管癌后，再喂它高蛋白饮食可使癌症潜伏期延长，癌症发病率降低。而摄入蛋白质达最低需要量时，就可阻止癌的生长。另有学者调查发现，美国黑人是国内生活水平最低下的民族，其饮食粗劣，工作辛苦，各种癌症的发病率比白人要高 2~3 倍。有些学者还认为，海产低等动物蛋白质和某些氨基酸微生物有抑制癌症的功效，蛋白质对胃内致癌物亚硝胺的合成也有抑制作用。

据流行病学调查资料，胃癌、食管癌、肝癌等癌症病人的病前饮食中，蛋白质摄入不足者的患癌比例明显高于正常人。

2. 维生素缺乏

维生素对人类的健康有举足轻重的作用，正因为它是"维持生命必不可少的要素"，所以才称之为"维生素"。维生素是人体不可缺少的一种营养素,它是由波兰的科学家丰克命名的,丰克称它为"维持生命的营养素"。人体中如果缺少维生素,就会患各种疾病。因为维生素跟酶类一起参与机体的新陈代谢,能使机体的功能得到有效的调节。近百年来,最令人瞩目的生物化学成就之一就是维生素的发现。

有些生物本身能合成某些维生素,但对人类来说,则必须从食物中获得各种维生素。近年来,随着对癌症防治研究的深入,人们越来越注意到某些维生素与许多癌症的发生和发展密切相关,主要是维生素 A、维生素 C、维生素 E,同时也研究了复合维生素 B 的功效。其中,体内维生素 A、维生素 C 和维生素 E 的缺乏,与食管癌、胃癌、肺癌、子宫癌等多种癌症有密切关系。

(1)维生素 A:是脂溶性的,主要存在于鱼肝油、肝脏、蛋黄、黄油和奶油内。绿叶和黄色蔬菜含 β-胡萝卜素及其前体类胡萝卜素,它们在小肠黏膜细胞内转化为视黄醛。视黄醛被还原为视黄醇,然后进行酯化。体内的大部分维生素 A 以棕榈酸视黄醇形式储存在肝内,它与视黄醇结合蛋白和前清蛋白(甲状腺素转运蛋白)结合,以视黄醇形式进入血循环内。维生素 A 并不只存在于鱼肝之中,其他动物的肝、螃蟹、蛋类、奶中均含有丰富的维生素 A。维生素 A 并非仅仅只能治疗夜盲症,它还有许多其他营养生理功能。例如,维生素 A 能促进生长发育,提高机体对蛋白质的利用率,加快细胞分裂,刺激新的细胞生长。它还能维护上皮细胞组织,如消化道、呼吸道、泌尿道的正常生长,抵御传染病。研究发现,维生素 A 可增强免疫力,具有抗癌作用。从胡萝卜里可提取出胡萝卜素,发现其在适当条件下可以转化为维生素 A。比如,一种 β-胡萝卜素约等于 2 个维生素 A 的分子量,只要在氧化酶的作用下,胡萝卜素就很容易转化为维生素 A。胡萝卜素中尤以 β-胡萝卜素最佳,不具毒性,没有过剩之虞,而且具抗癌作用,有助于降低有害的胆固醇含量。合成的维生素类似物(类维生素 A 类)在皮肤科的应用正不断地增加。β-胡萝卜素、视黄醇和类维生素 A 类对某些上皮癌可能的防护作用正在研究之中。当人体缺乏维生素 A 时,易使上皮细胞角质化,这是一种癌前期病变,动物实验证明维生素 A 对该病有防治作用。

(2)维生素 C:又名抗坏血酸,它是水溶性的,除动物肝脏外,几乎全都存在于植物体中,在蔬菜中,细茎的比粗茎的含量高;新鲜的比枯萎的含量要高得多。在水果中,果实越成熟,含量越高,在贮存时,要求低温、高湿、空气少流动。维生素 C 除具有降低胆固醇、预防动脉硬化、促进铁吸收、解毒、促进细胞间质形成、促进伤口愈合、参与体内氧化还原反应、维持细胞代谢等作用外,还具有增强抵抗力、抗病毒、抗感染、抗肿瘤作用。自 20 世纪 70 年代以后,医学家陆续证实维生素 C 可以阻断甲基苯胺与亚硝酸钠在胃内合成甲基苯基亚硝胺,抑制透明质酸酶的形成,从而起到抑癌作用。

(3)维生素 E:属于脂溶性维生素,是维持骨骼肌、心肌、平滑肌及外周血管系统的构造和功能所必需的,缺乏时将引起心肌的营养不良,肌酸排泄量增高。人类长期缺乏维生素 E 时,可发生巨幼红细胞性贫血。另外,维生素 E 还可以影响胶原代谢。近年来,对维生素 E 功能的研究逐步深入。有人发现,它对人体许多疾病都有一定疗效,而且能抗衰老。国外曾做过大量实验,许多研究结果表明维生素 E 具有一定的抗癌作用,特别是对乳腺癌的效果较好。有专家发现,维生素 E 能阻止某些有毒物质的致癌过程,动物实验中给予大量维生素 E 能减少小鼠癌症的形成,而小量或缺乏者无效。维生素 E 还可以防止前列腺癌。芬兰科学家进行的一项研究表明,27 000 名 40 岁左右的男性烟民中每天服用维生素 E 50 国际单位的人,其前列腺癌的发生率比服用安慰剂者低 32%,即使是得了前列腺癌,前者的死亡率也比对照组低 41%,证明维生素 E 确有防治前列腺癌的功效。

3. 微量元素缺乏

微量元素虽然只占人体总重量的 0.1% 以下,但生理功能却十分重要。近年来,有关专家研究发现,一些微量元素有抑癌、抗癌和防癌的双重作用。长期的低碘或缺碘饮食可引起甲状腺肿大,一部分甲状腺肿大的病人可以恶变而转化为甲状腺癌。缺碘也与乳腺癌有一定关系,美国五大湖地区乳腺癌死亡率较高,该地区即为缺碘的"甲状腺肿区"。

在所有微量元素中,对硒与癌症的关系研究较多,也较深入。流行病学研究表明,肿瘤病人血清中硒含量减少,尤其是消化道肿瘤更为明显。在肿瘤流行病学上常以血清硒浓度作为肿瘤诊断及鉴别的参考依据。硒能通过谷胱甘肽过氧化物酶阻止自由基引发的脂质过氧化反应,在慢性消耗性疾病及癌症病人中细胞内的谷胱甘肽过氧化物酶的活性均降低而使脂质过氧化物反应增强。另外,硒还可直接作用于肿瘤细胞,使肿瘤细胞在活体内的增殖力减弱,抑制肿瘤细胞的分化生长,而对宿主的正常细胞并无不良作用。有人认为,肿瘤细胞内线粒体可能是硒作用的主要部位之一,硒可以选择性阻断癌细胞内氧化磷酸化过程或直接抑制肿瘤细胞脱氧核糖核酸、核糖核酸及蛋白质合成,从而抑制肿瘤细胞的增殖。摄入适当剂量的硒有利于机体增强抗肿瘤作用。有专家还发现,硒有抑制癌前病变的作用。乳腺管和小叶增生是乳腺癌的前期病变,补充硒可以使小鼠的乳腺管增生率从 61% 降至 15%,小叶结节增生从 45% 降至 10%。用重氮丝氨酸诱发大鼠小叶腺细胞结节,当加用硒后,这种细胞结节逐步消退。

钼与癌症的关系也十分密切。我国科学家在河南林县食管癌高发区调查了钼与食管癌的关系,发现食管癌高、中、低发病区饮水中钼含量仅为低发区的 1/23,粮食样品中钼含量与食管癌死亡率呈负相关,与南非食管癌高发区玉米严重缺钼的报道一致。癌症高发区的居民血清、尿液及头发中钼含量明显低于低发区,食管癌病人体内利用钼水平也比较低。美国俄亥俄州土壤内钼含量丰富,食管癌发病率也最低。研究表明,饲料中添加钼,可以显著抑制小鼠前期胃癌细胞生长,饮水中添加钼可显著抑制食管和胃癌的生长。食管癌、胃癌多由致癌物质亚硝胺引起,亚硝胺多是从食物特别是蔬菜中硝酸盐、亚硝酸盐合成的,钼能使硝酸盐和亚硝酸盐减少。有专家做过这样的实验,对大白菜等6种蔬菜施以钼肥后,蔬菜中钼含量增加5～6倍,蔬菜中硝酸盐的含量减少19%,亚硝酸盐的含量减少26.5%,并使这6种蔬菜的产量平均增产6.6%。这些蔬菜中维生素C的含量平均增加24.8%,而维生素C又能阻断硝酸盐和亚硝酸盐合成亚硝胺。可见钼的防癌抗癌作用,一是通过减少致癌物质亚硝胺的合成原料,犹如釜底抽薪;二是通过增加维生素C来阻断合成亚硝胺的途径,犹如在锅底加一隔热板,这样锅里的东西就煮不熟了,即致癌物亚硝胺就不能合成,从而消除引起食管癌、胃癌的病因。病因消除了,癌症自然会被控制和根除。

4. 膳食纤维减少

膳食纤维被称为人体的第七大营养素,是指一切不受消化酶影响的植物纤维。动物性食物缺乏膳食纤维,肠内厌氧细菌在未消化的食物残渣中大量繁殖,可产生促癌的有害物质。另外,胆盐或代谢前驱物化为致癌物,与肠黏膜接触过久,就会诱发结肠癌。膳食纤维有很好的吸收水分和保持水分的性能,并能夹带着未被消化的食物残渣和有害的代谢物较快地排出体外。所以,膳食纤维有良好的防癌作用。

营养学家认为,每人每天膳食纤维的供给量不应低于20～30克,由于年老体弱、生活习惯等原因而进食谷物、蔬菜太少者,膳食纤维摄入量便相对减少,很容易引起结肠癌。根据1977年世界肿瘤流行病学调查统计,欧美一些发达国家食物过于精细,缺乏膳食纤维,致使人体粪便在大肠过久地潴留，延长了大肠黏膜和致癌物质接触的时间，成为大肠癌的高发地区。而非洲本地人吃的食物中含有大量膳食纤维，这种膳食纤维不能被身体消化吸收，他们每天排便2次，排便量较多，几乎不带恶臭，在他们中间很难找到1例大肠癌患者。

二、营养过剩会增加癌症发病率

1. 脂肪摄入过多

脂肪是由甘油和脂肪酸结合成的化合物，是由1个甘油分子和3个脂肪酸分子结合成的复杂大分子物质。脂肪对于我们机体的健康具有重要的意义。它提供机体以热能，构成机体细胞，帮助机体对脂溶性维生素的吸收；构成皮下脂肪和体脂，以发挥对机体内脏和整体的保护作用；脂肪在调节生理功能方面也显示了重要的作用。

20世纪上半叶，有学者研究发现，高脂饮食能促进动物模型的肿瘤生长，从而引起了人们对饮食中脂肪作为癌症病因的重视。在这项早期工作中还发现，限制脂肪摄入量能显著降低肿瘤的发生率。20世纪70年代，有学者发现不同国家癌症发病率有极大差异，而且与人均脂肪消费量密切相关，从而使人们更为关注饮食脂肪摄入量与癌症发病率之间可能存在的关系。富裕国家中，一些非吸烟导致的主要癌症，如乳腺癌、结肠癌、前列腺癌、子宫内膜癌，与脂肪特别是动物性脂肪摄入密切相关。早在30年前，就有学者调查发现，高脂肪膳食与肠癌及乳腺癌的发病率有关。

例如,乳腺癌及结肠癌,在欧洲、北美和澳洲等脂肪食用较多的地区多发,而在多数非洲及亚洲食用脂肪较少的国家低发。试验证明,增加饲料中的脂肪含量,则肿瘤发生率增长;如脂肪含量由总热能2%～5%增到20%～27%,则动物肿瘤发生率升高,肿瘤出现时间较早;若进一步增加脂肪,则肿瘤发生率不再按比例增长。饮料中牛脂占总热能35%,可增加化学致癌物引起的动物肠道肿瘤。不饱和脂肪酸更能促进肿瘤的发生,如将7,12-二甲基苯并蒽(7,12-DMBA)混入大鼠饲料,发现高玉米油饲料比高椰子油饲料更能促进乳腺癌的发生。例如,以10种不同的脂肪分别按20%的含量喂给大鼠,则油脂中不饱和脂肪酸越多,7,12-二甲基苯并蒽引起动物乳腺癌的作用越强。食用脂肪过多,植物纤维太少,人就要发胖,这除了增加高血压和冠心病的发病率之外,还能促使大肠癌的发生。高脂饮食可增加乳腺癌、结肠癌、前列腺癌、卵巢癌、子宫内膜癌、胰腺癌发生的危险性。经多项国家性调查表明,在以高脂肪食物为主的一些国家(西方型)中,其乳腺癌发病率较低脂肪食物为主的国家(东方型)高出5～10倍。美国科学院调查委员会曾直截了当地指出:各项科研成果都已经充分证明了脂肪与癌症之间的因果关系。例如,日本人的饮食只有20%的热能是从脂肪摄取的,为美国人的1/2,而日本乳腺癌和结肠癌的发病率也较美国低得多。过去到美国定居的日本人因受美国的饮食习惯影响,居住20年以后,他们的发病率和美国人一样高。第二次世界大战后,日本人均脂肪摄入量增加了2.5倍,结果结肠癌发病率迅速上升,有专家认为饮食中脂肪可增加胆汁酸的分泌,胆汁酸可转化为致癌物或促癌物。流行病学调查的资料也同样证实,美国女子乳腺癌及直肠癌分别占第一位和第二位,而我国女子这两种癌分别为第七位和第六位;美国男子中前列腺癌和肠癌分别为第二位和第三位,在我国男子中肠癌为第五位,而前列腺癌发生率则很低。其主要原因,即与美国人饮食中高脂肪而中国人饮食中低脂肪、高纤维有关。

国外有学者最新研究证实,低脂肪饮食还能遏制皮肤癌扩散。美国得克萨斯州休斯敦市贝勒医学院及退伍军人事务部医学中心的生物化学家霍默·布莱克,对患有阳光性皮肤损害的116位患者进行研究,随机将患者分为两组,一组食用正常饮食,另一组食用低脂肪饮食。2年后,在低脂肪饮食组,被确诊为非恶性黑素瘤皮肤癌的新病例数很少。研究人员指出:饮食在预防和治疗非恶性黑素瘤皮肤癌中具有重大潜能。低脂肪饮食还可保护人们不患有因阳光暴晒而引起的角化病及非癌性生长。

2. 蛋白质摄入过多

蛋白质是人体生命活动的物质基础,对人体具有十分重要的生理功能。蛋白质摄入量不足可诱发癌症,但摄入过多也能增加多种癌症的发病率,这便是"水可载舟,也能覆舟"的道理。

有学者研究发现,长期蛋白质摄入量达到正常需要量的2~3倍时,可出现致癌作用。还有专家通过动物实验发现,经常摄入超量的蛋白质会增加发生乳腺癌、结肠癌、胰腺癌、肾癌、前列腺癌和子宫内膜癌的危险性。喂高蛋白饲料,可使大鼠胰腺癌发病率达 46%;喂食 33% 酪蛋白的饲料,可使乳腺癌发病率达 57.1%。用含酪蛋白分别为 10% 或 51% 的饲料使老鼠随意进食,吃高酪蛋白组的老鼠易患膀胱黏膜乳头状癌,这比用低蛋白质饲料明显为高。国际预防医学研究院院长卡尔顿·弗雷德里克斯博士认为,当一个人每日摄入 90 克以上的蛋白质时,其体内钙、磷、铁、锌、镁的含量就会降低,而锌和镁与抑制癌症的发生有直接关系。实验证明,饲料中蛋白质含量过高,可促使动物肿瘤的发生。人们吃肉类食物时,往往吃入过多的脂肪,因此在摄入蛋白质时不妨增加一些豆类蛋白。为了防癌,人们应避免高脂肪、高蛋白、高热能的饮食,蛋白质摄入量不宜过多。一个 60 千克的成年人,每天需要 70 克优质蛋白质。蛋白质的摄入过多、过少均不利于防癌。

3. 微量元素摄入过多

适量的微量元素为人体健康所必需,一些微量元素摄入过多,造成体内的含量过高,能直接或间接地毒害身体的一些脏器和组织,诱发多种癌症。

多种微量元素如硒、锌、铁、镍、铬等均与癌症的发生有密切关系。

确定致癌的微量元素有铬、镍、砷 3 种;怀疑致癌的有铍和镉。铍还能使人患铍矽病,其死亡率之高并不亚于癌症;潜在致癌的微量元素有钴、铁、铝、锡、钼等。据报道,第二次世界大战后不久,日本出现了一种以全身疼痛、骨骼变形乃至多发性骨折为特征的"疼痛病",经研究为镉中毒引起。高镉饮水区的居民食管癌、直肠癌、喉癌、肺癌及前列腺癌均高于其他地区。过量的砷能诱发肺癌、喉癌、白血病,长期接触砷化合物者肺癌发病率比一般人高 3～8 倍。铅可诱发肾癌、胃肠癌及血液系统恶性肿瘤。过量的镍可诱发口腔、咽喉部癌及直肠癌;铍与骨癌、乳腺癌及宫颈癌的发病有关。有些元素的致癌作用还不能确定,但是随着科技的发展,微量元素在人体内的生物学作用会逐渐被揭示清楚的。

研究表明,在肿瘤的形成过程中往往伴有血清铜水平的升高和锌水平的降低。与非消化道肿瘤病人相比,消化道恶性肿瘤病人血清铜/锌比值均升高,食管癌明显高于结肠直肠癌病人。另有学者报道,恶性肿瘤病人血清锌下降,血清铜水平增高,铜/锌比值增高。血清铜及铜/锌比值升高可见于任何部位的恶性肿瘤,是恶性肿瘤的共同特征。乳腺癌、骨癌等几种癌组织内硒、铜含量增高,锌含量或高或低,文献报道尚不一致。恶性肿瘤病人血清铜升高有两方面的原因:一是身体内铜本身的过剩;二是恶性肿瘤细胞表面唾液酸转移酶增加,使要分解的铜蓝蛋白重新涎化而不被分解。铜有致癌作用,可进入肝细胞与蛋白质、氨基酸或其他物质形成金属络合物,在体内与酶、核酸等大分子相互作用。此外,细胞内过量的铜离子可使自由基增多,引发脂质过氧化,造成生物膜损伤,促使细胞癌变。铜离子参与超氧化物诱导的生物损伤过程,超氧化物自由基或其他还原性物质将铜还原成亚铜离子,含亚铜离子的复合物与过氧化氢酶反应形成羟基自由基,损伤蛋白质、核糖核酸,特别是能裂解脱氧核糖核酸双链而引起癌的发生。铜含量过高可导致淋巴网状细胞瘤的发生。

微量元素的致癌与治癌是相对而言的。例如，微量元素铬，其六价铬是致癌因子，而三价铬是营养素，既可预防中老年人易患的心血管疾病和糖尿病，又可预防青少年近视。但是，如果体内积存过多就能致癌。据统计，长期接触铬的人，肺癌发生率是正常人的3～30倍。镍经研究证实具有致癌性，它可以引起口腔癌、鼻咽癌、直肠癌及肺癌，其发病率与外界环境中的镍含量呈正相关。

4. 碳水化合物摄入过多

碳水化合物又称糖类，是由碳、氢、氧3种元素组成的有机化合物，根据分子结构可以分为单糖、寡糖和多糖。人类主要通过进食谷类、薯类和食糖摄取大量碳水化合物。碳水化合物是人体的主要能源物质。人们从事工作、劳动、运动和维持生命活动，每时每刻都需要热能，但碳水化合物摄入过多，不仅会造成肥胖症、糖尿病等"富贵病"，也容易诱发癌症。据流行病学调查资料，碳水化合物的摄入量与妇女的胰腺癌所致的死亡率有直接关系，尤其摄取过多的精制白糖、精白米、精白面等。精制碳水化合物食物被认为是乳腺癌发病率增高的因素之一。日本名和能治医生在《怎样防治癌》一书中，指出了碳水化合物与癌的关系："癌细胞与肿瘤细胞的生活能源是什么呢？它们不像一般正常细胞那样依靠氧气呼吸，而是主要依靠糖酵解作用为生。这些肿瘤细胞分解糖的能力非常强盛，约为血液的20倍。如果血液流过肿瘤，约有70%的血糖被肿瘤消耗掉。"由此可见，癌细胞的发生和生长繁殖与蔗糖等简单碳水化合物有密切关系。

国外有专家通过动物实验证明,限制膳食总热能可以明显降低癌症发病率。美国、比利时、加拿大等国的研究表明,膳食热能过高,尤其是摄入过多低聚糖是诱发结肠癌和胰腺癌的危险因素之一。一个中等体力的成年男子,每天摄取的热能约 12 552 千焦(3 000 千卡),女子略低。如摄入不足,则会消耗体内储存的蛋白质、脂肪等,天长日久会出现体重减轻,逐渐消瘦。但若热能供应过多,多余的热能便会积存转化为脂肪,使人日渐肥胖。体重超重的人较体重正常或略轻的人更容易患癌症,病死率也较高,表现为女性多发乳腺癌,男性多发大肠癌。

第四章 请您远离致癌食物

一、腌菜中的亚硝胺是消化道癌症的"元凶"

　　腌菜是指用盐腌制的蔬菜,有的地区又称酸菜。腌制的咸菜品种大多以大青菜、大白菜、蔓菁叶、雪里蕻、萝卜、萝卜叶、红薯叶等蔬菜为原料。清洗后稍加晒干或晾干,加盐置于瓦缸、陶罐、水缸或木桶中,压紧密封保存,使之发酵后取用凉拌、生吃或炒吃。有的地区的居民,尤其是农民,常以容易保存,取用方便的腌菜为主要副食,取用后不经淘洗或切碎后与稀饭拌食。北京吃腌白菜也较普遍。某些地区食用时间长达半年以上,甚至全年食用。我国华北太行山区,土薄地厚,严重缺水,蔬菜水果相当缺乏,是世界上吃腌菜较多的地区,该地区食管癌高发的直接原因就是与当地农民食用这种发酵霉变腌菜的生活习惯密切相关的。江苏有个建湖县,也是消化道癌症的高发区,经专家调查,也与当地居民经常食用腌菜有直接关系。有专家调查显示,食管癌的发病与食用腌菜的饮食习惯密切相关。食用腌菜的人数越多,时间越长,并且在与稀饭拌食的地区,食管癌发病率也越高。据国内专家检测,80%以上的腌菜样品被白地霉等霉菌污染,腌菜的提取液具有明显的诱变、细胞转化与促癌作用。动物实验证实,腌菜的提取液与浓缩液能诱发大鼠的食管癌前病变,如胃腺癌、肝肉瘤和小鼠的前胃乳头癌。流行病学调查也证实,河南、山西等地的病例对照研究结果提示:食用腌菜可能是这些地区食管癌发病的主要原因。

测定分析发现,腌菜中除了含有较多的硝酸盐、亚硝基二乙胺和能诱发动物食管癌的甲基苄基亚硝胺外,中国医学科学院又在腌菜提取物中分离并鉴定出新的亚硝基化合物,称为劳氏红甲酯。这种化合物在 1958 年合成,过去未存在于天然产物。在 69 个林州腌菜样品中劳氏红甲酯阳性率为 55%,含量为 1~5 微克/千克。实验表明,劳氏红甲酯具有促使细胞转化与促癌作用,可能是腌菜中的促癌物质。劳氏红甲酯可以提供亚硝基,与二级胺反应产生相应的亚硝胺。在小鼠的实验中,单喂劳氏红甲酯或加喂二级胺,能引起胃上皮增生或乳头瘤的发生。除亚硝基化合物以外,腌菜中还含有较多的 3,4-苯并芘等多环芳烃。林州酸菜中 3,4-苯并芘的含量为 0.55~7.6 微克/千克,而制备这些腌菜的新鲜蔬菜中仅为 0~1.3 微克/千克。目前认为,腌菜发酵霉变过程中所产生的化学致癌物、霉菌毒素可能是食管癌发病的重要原因。

腌渍的酸菜或咸菜对食用者的危害在于:其中的硝酸盐可以转化成亚硝酸盐,亚硝酸盐又与蛋白质的分解产物氨基结合生成亚硝胺。因为亚硝胺是一种较强的致癌物,作用于人体达到一定的时间和强度后,在人体免疫力下降时可引起食管癌、胃癌等。为了"尝鲜"而吃新鲜酸菜或咸菜，会增加致癌的危险性。

中国医学科学院肿瘤研究所生物学家吴旻教授，在20多年前便利用河南林县食管癌高发区腌菜中提炼的致癌物二乙基亚硝胺（DENA）、N-3甲基丁基-N-1甲基丙酮基亚硝胺（MAMBNA），对胎儿肺的纤维细胞和肾上皮细胞进行体外恶性转化实验获得成功。继而将转化了的细胞接种在小白鼠身上，小白鼠长出了肿瘤。这就进一步证实了亚硝胺是林县食管癌的致癌因素。因此，腌酸菜不可多吃，更不可常吃。它的致癌作用不一定是长期慢性的，只要一次足够的"冲击量"就能够致癌。前几年，由香港大学和英国剑桥大学研究人员所进行的研究表明，经常吃腌菜而很少吃新鲜蔬菜的华人患食管癌的危险性可增加30%。他们的研究对象主要是香港华人，尤其是以潮州籍和福建籍居民为主，他们以400名食管癌患者与1 598名未患食管癌的人进行对比。研究结果显示，对患食管癌构成危险因素的有饮酒过量、吸烟、少吃绿叶青菜及柑橘类水果，还有喝热茶或热汤及常吃腌菜类食物。这些因素已经在其他多项研究中发现，在这次研究中又一次得到证实。

腌菜为什么会致癌呢？为什么西方国家的人也吃一些腌制食品，如酸黄瓜、酸白菜，而在这些国家的食管癌发病率却并不高。科学家们对这个问题没有做出清楚的解释。但是他们指出，中国腌菜同欧洲的同类食品在制作方式与保存方式上不一样。参加这一研究工作的尼古拉斯·戴教授解释说，中国的腌菜经常会长霉菌孳生物，这些可以在腌菜坛子的表层看见,这些生长出来的霉菌物可以产生一系列霉菌毒素。其中一些毒素从生物角度上看相当活跃,它们有可能会导致食管癌的发生。另外,腌菜过程也会产生另外一些化合物,如亚硝胺化合物。科学家们在用动物实验时发现,腌菜中的一些亚硝胺化合物可以产生类似的肿瘤细胞,它们显然能够在人体中导致食管癌的生长。所以,腌菜当中的霉菌毒素与亚硝胺都有可能致癌。

有人在食用腌菜几个小时后,口唇、指甲和舌头发绀,同时还伴有头痛,心跳加快,呼吸急促,大小便失禁等一系列症状。科学工作者研究发现,这是硝酸盐和亚硝酸盐急性中毒引起的。为什么会发生腌菜中毒呢?这是因为蔬菜生长要吸收土壤中的硝酸盐进行光合作用,菜农会在土壤中大量施用氮肥,蔬菜就会吸收过量的硝酸盐。收获以后的蔬菜因为保管不善,或者存放时间过长,也会增加蔬菜中的硝酸盐、亚硝酸盐的含量。有专家检测 100 克的变质腌萝卜叶中能含硝酸盐 30.98 毫克,含亚硝酸盐 239.10 毫克。在腌制蔬菜过程中,如果投放的食盐用量不足,或者温度过高,极易被细菌污染。这样,不仅增加硝酸盐、亚硝酸盐的含量,还能使硝酸盐、亚硝酸盐转变成强致癌物质亚硝胺。如果用卤水等硬度较大的水腌制咸菜,也容易增加硝酸盐和亚硝酸盐的含量。亚硝酸盐进入人体以后,会使血液红细胞中携带氧的低铁血红蛋白氧化成高铁血红蛋白,高铁血红蛋白不能携带氧,血液就丧失了向组织供氧的功能,造成缺氧中毒。硝酸盐和亚硝酸盐又是强致癌物质亚硝胺的前身,因而会对人体健康造成严重威胁。

怎样防止腌菜产生亚硝胺这种消化系统癌症的"元凶"呢？据有关报刊介绍，北京等地群众的经验是：将大青菜或大白菜去根、帮和老叶，洗净后纵切为2～4瓣，置沸水中烫1～2分钟，这样做既可消毒杀菌，又使菜变软，捞出晾干后一层一层加盐平码在缸里，加冷水浸过菜层3～4寸，菜上压重石，渍过20天左右食用。北京市卫生防疫站和西城区卫生防疫站等单位，曾多次对北京酸菜进行分析检验，都证明酸菜中亚硝酸盐含量均小于10毫克/千克，大大低于国家规定的肉制品亚硝酸小于30毫克/千克的卫生标准。有资料报道，预防腌菜致癌物产生有新法：如果每千克的腌菜中加入4 000毫克维生素C，那么对亚硝酸盐在胃内细菌作用下产生亚硝胺的阻断率为75.9%。因为维生素C在人体内可产生多种生物学活性及生理、药理作用，其作用的综合效应就是对癌的抑制。经动物实验证明：维生素C对腹水癌细胞及其他癌细胞都有抑制作用，可延长患癌动物的寿命。美国国立癌症研究所早在1978年正式宣布维生素C有防癌作用。日本国立癌症中心也建议为预防癌症应多摄入维生素C。所以，提倡在腌菜过程中加入适量维生素C，或在食用腌菜的同时，适当增食含维生素C的绿色蔬菜或水果，确实是抵抗腌菜致癌的新方法，这样也可以阻断亚硝胺在体内合成。但亚硝胺形成后，吃再多的维生素C则无作用。

要避免腌菜的污染物致癌，首先要选用新鲜、成熟的蔬菜，使用的水要符合饮用水的卫生要求，要加入足量的食盐，菜体要全部浸没在水下，防止露出水面被细菌或霉菌感染。如果发现腌好的蔬菜上有细菌或霉菌生长时，应用清水洗净,在阳光下暴晒几小时,待亚硝胺分解和破坏后,进行加热处理再作食用。此外,酸菜或咸菜在腌渍过程中,亚硝酸盐的含量有一个变化规律:腌渍 2～4 天,亚硝酸盐含量开始增高,7～8 天含量最高,9 天以后逐渐下降,所以一定要腌透,腌半个月再食用,在 2～3 个月内吃完为宜。陈旧的酸菜或咸菜也不宜食用,以避免致癌的危险性。

腌咸菜除含有致癌物质外,营养成分也没有新鲜蔬菜好。蔬菜在腌制过程中性质不稳定,易溶于水的维生素 C、维生素 B_1、烟酸等的损失高达 80％以上。有学者以解放军某部的腌大辣椒与新辣椒做比较,β-胡萝卜素损失 85％,维生素 C 损失 90％,其他营养成分也有不同的损失。有的腌菜咸味很重,重盐对人体健康有害。许多调查材料表明,吃盐多的人,高血压、冠心病、脑出血、癌症患者人数是正常人的 2 倍。所以,预防腌菜致癌的根本措施是不腌或少腌咸菜,不吃或少吃腌菜,多吃新鲜的蔬菜和水果。

二、勿吃霉变的粮食

对于霉变的粮食,在本书开头已介绍过英国 10 万火鸡吃了巴西进口的霉变花生粉而相继死亡的事件。事件在世界科学界引起了一场"大地震",很多科学家将研究的目光盯住了霉变物质,终于在霉变饲料中分离出一种耐热的黄曲霉毒素,大量的实验资料确认,黄曲霉毒素 B_1、G_1、M_1 等都是较强的动物致肝癌剂。消息震惊了世界,1966 年世界卫生组织规定,食品中黄曲霉毒素最高许可量为 20 微克/千克。但对孕妇、乳母的食用品应尽量不含黄曲霉毒素,婴儿代乳食品应绝对不含。粮食及其他食品中黄曲霉毒素 B_1 允许量的标准见附表。

附表 食品中黄曲霉毒素 B_1 允许量

品　种	标准(微克/千克)
玉米、花生仁、花生油	≤20
玉米及花生仁制品(按原料打算)	≤20
大米、其他食用油	≤10
其他粮食、豆类、发酵食品	≤5
婴儿代乳食品	不得检出

黄曲霉毒素对粮食和饲料的污染,一般来说,高温、高湿地区较低温干燥地区污染为多,玉米、花生最易污染,大米、小麦次之;豆类较少,低温或干燥地区的粮食受污染较少。黄曲霉毒素不仅容易存在于花生、玉米中,几乎所有谷物霉变都含有这种毒素。据调查测定,很多地区的许多食物的黄曲霉毒素含量已大大高于世界卫生组织所规定的许可量。据国外的一篇综述性论著报道,泰国检验的玉米试样中,35%含有黄曲霉毒素,平均含量为 400 毫克/千克;来自苏丹的花生 173 个试样中有 41%证明有黄曲霉毒素,其中 16%含量超过 250 毫克/千克,9%超过 100 毫克/千克;在菲律宾,所有 1967—1969 年内检查的花生奶油试样均含有黄曲霉毒素,平均含量为 500 毫克/千克,测得的最高量为 8 600 毫克/千克;在泰国,44%的花生奶油市售样品含有黄曲霉毒素,平均含量为 1 530 毫克/千克。

我们在日常生活中,经常会遇到一些食品有霉味并伴有黄色、青色的细毛等情况,这是食品霉变的特征。霉变的食品不仅营养价值降低,有的还会带有霉菌毒素,人们吃了这样的食品,轻则中毒,重则致癌。霉菌的种类很多,产生的毒素也不完全相同,有的霉菌可以产生多种毒素。霉菌是否产毒,很难用一般的检验方法来确定。同时,霉菌毒素不怕高温,采用烹饪中常用的煎、炒、煮、炸等普通的食品加工方法难以破坏它。

　　霉变粮食及食品中的黄曲霉毒素对动物的致癌性已经为国内外专家所证实,用黄曲霉毒素 B_1 引起大鼠肝癌的有效剂量为 10 微克/天;在饲养中混入 5ppb 黄曲霉毒素 B_1,可在 68 周内使实验动物 100% 出现肝癌。关于霉变食物对人的致癌性,目前尚无直接的实验证据,而一些流行病学资料却具有很强的说服力。肝癌在非洲的莫桑比克、乌干达、斯威士兰,以及菲律宾、新加坡和泰国皆为高发国家。有资料证明,由于气候、地理因素,这些地区的粮食皆容易霉变,在斯威士兰、新加坡和泰国,每人每天黄曲霉毒素摄入量的多少与肝癌发病率呈正相关。喜欢吃发酵食物和常吃霉变食物者,发生肝癌的可能性较正常人高。例如,山西省阳城的居民习惯将馒头、窝窝头一次蒸熟后,连续食用 3～5 天或更长的时间。这些食物往往已经发酵发黏,掰开可见藕丝样霉菌菌丝,吃时又不重蒸。很多农民就这样长年累月地食用,使该地区步入了食管癌高发区的行列。另有专家曾给刚孵出的小鸭每天只喂给 4 微克黄曲霉毒素 B_1,连喂 3～4 天就可致死,它的毒性作用主要是损害肝脏。大量的科学资料证明,黄曲霉毒素能使各种动物致癌,在大白鼠饲料中掺入 20% 发霉花生饼,结果喂了 6 个月 11 只大鼠中有 9 只患了肝癌。黄曲霉毒素还可以通过胎盘由母体进入胎体。据报道,黄曲霉毒素与人类肝癌的关系最为密切,它的摄入量与肝癌发病率是相平行的,摄入黄曲霉毒素的量越多,则肝癌等癌症发病率就越高。

粮食及一些食品为何会发霉变质?这是因为各种粮食及食品中会带有不同的霉菌孢子,这种孢子的萌发决定于粮食与食品的含水量。谷物安全储藏的水分值为 14% 以下,花生为 9% 以下。加工过的粮食很容易吸收周围环境中的水分,使含水量增加,地势低洼或阴雨季节更为明显。当粮食或食品的含水量达到 15% 以上时,粮食中的青霉菌就容易生长。含水量增加到 17%~18% 时,最适合黄曲霉菌生长。夏季,当平均气温达到 26℃ 左右时,食品中霉菌孢子会迅速地萌发繁殖,分解食物成分,产生毒素。

预防霉变食物致癌的方法非常简单。一是预防食物霉变,根据黄曲霉菌繁殖与生长所需要的温度、湿度、水分等条件,进行一些必要的物理防护措施,如粮食收获后及时干燥,仓储消毒灭菌,通风干燥,或采用塑料薄膜储藏、低温储藏、密闭贮藏等,目的是抑制霉菌的生长和繁殖。二是家庭购买的谷物要放在阴凉通风的干燥处,不要席地靠墙放置,以免受潮发生霉变。万一受潮则要及时晾晒。三是厂家及商贩是坚决不能使用霉变的米粉、面粉、玉米粉等原料制作食品出售。四是自制糕点、馒头等食品不宜量大,杜绝吃不完而存放时间过长。五是一旦发现食物霉变即坚决弃之,不可再食。一些有发酵食物嗜好者,最好不吃或少食,以免误食黄曲霉毒素。

三、多吃酱油可致癌

开门七件事:柴米油盐酱醋茶。酱油是每个家庭必备的烹调菜肴的必备调味品,具有解热除烦、增强食欲、促进消化的功能。红烧、卤制、熏烤、凉拌等都少不了它,着色、起锅、调鲜也皆有酱油之功。离开了酱油,厨师也难当。

酱油是以豆饼、麸皮、黄豆、小麦、食盐和水等为原料,通过制曲和发酵酿造而成的一种咸、甜、鲜、酸、苦五味调和的液体,再经过压榨、过滤,持续 30 分钟加热至 60℃～70℃,最后加入适量的 0.1％苯甲酸钠等防腐剂而制成的。酱油的甜味来源于葡萄糖、果糖等;鲜味来自黄豆和麦类蛋白质分解产生的一些肽类和谷氨酸;酸味则来自于乳酸等有机酸,可使咸味变得柔和;苦味则是由酱油中的苦味氨基酸所致。酱油按其品种不同可分为红酱油、白酱油、老抽等。如果将经常食用的酱油列入可疑致癌食品的范围,你可能难以相信,但近些年的研究确实证实,酱油与癌症存在着一些联系。

据报道,经过发酵酿造的酱油中含有大量的致突变和致癌物,或存在致突变前体物质,它们可引起多种测试菌株发生突变,将这些物质从酱油中分离出来,再喂给大白鼠,可使多数大白鼠发生癌症;流行病学调查发现,酱油的消耗量与肝癌发病率有密切关系,吃酱油越多,发生癌症的可能性越大。近年来,科学工作者们曾先后对39种国产酱油和1种进口酱油做致突变实验,结果发现所有样品亚硝化以后,对组氨酸缺陷型鼠伤寒沙门菌均有致突变作用。这种致突变作用往往是癌症的先导,因为大部分有致突变作用的物质,同时也有致癌变或致畸胎的作用。

有专家研究后给人以启示:我国消化道癌症的发病率明显高于发达国家,与长期食用含有致癌变或致突变前体物质的酱油有一定关系。酱油在酿造过程中,原料中的蛋白质发酵分解,产生大量氨基酸和包括仲胺在内的各种含氮化合物,这是形成酱油独特风味的重要物质基础。如果在有硝酸盐存在的情况下,仲胺便会与其结合而生成亚硝胺,这一现象称之为亚硝化。亚硝胺是一种作用很强的致癌物质,可以引起肝癌、食管癌等癌症。我们每天所吃的食物如蔬菜等植物类食物中,都不同程度地含有亚硝酸盐,尤其是近年来含氮化肥的普遍使用,更使植物性食品中亚硝酸盐的含量大大增加。本来,硝酸盐在细菌和人体内均可转变为亚硝酸盐,如果把酱油加入含有亚硝酸盐或硝酸盐的食品中,吃入体内后就可能在体内合成亚硝胺,而胃液中的硫氰酸盐等催化剂和酸性环境又为体内合成亚硝胺提供了有利的条件。

目前,市场上出售的各种发酵酱油,其中亚硝胺的含量都很低,均不超过国家制订的卫生标准。但由于烹饪后,含亚硝酸盐或硝酸盐的食物进入人体,就会产生很强的致突变性。大量的实验证明,酱油质量越差,致突变性越强。此外,我国大部分农村和边远地区至今仍以食用自制酱油为主,制作时没有任何防护措施,没有质控标准和质量监督,大都受到污染,含有黄曲霉菌,致癌性更强。

此外,为了防止酱油变质,酱油上层长"白毛",厂家必然要加入防腐剂。现在的防腐剂剂量是越加越大,这在个体小酱油厂尤为严重,超标的防腐剂也有一定的致癌作用。

目前,市场上销售的酱油主要有酿造酱油和配制酱油两种。酿造酱油是以大豆和脱脂大豆、小豆和小麦粉为原料,经蒸煮发酵制成高盐稀态发酵酱油(含固稀发酵酱油),这种工艺生产出的酿造酱油因发酵时间长,产量相对较低。而配制酱油则是以酿造酱油为主体,再加入酸水解植物蛋白调味液和食品添加剂,提高了产量。前几年,欧盟在中国出口的配制酱油检出含有三氯丙醛的成分。氯丙醛类化合物是一组卤代脂肪醇,纯品为无色或淡黄色液体,其中 3-单氯 1,2-丙二醇(简写为 3-MCPD)是具有致癌性的。3-MCPD 就是欧盟在酱油产品中检出的氯丙醇超标物。它属于非遗传毒性致癌物。国内外均有专家实验发现,长期给予大鼠大剂量的三氯丙醇,可观察到大鼠细胞染色体断裂和有丝分裂延迟,骨髓中染色体畸变增加,显示它有致突变性,并可促发癌症。另外,20 世纪 70 年代的研究表明:三氯丙醇能够使精子减少和精子活性降低,并有抑制雄激素生成的作用,从而使生殖能力减弱。因此,有专家断言,氯丙醇不但具有致癌性,而且具有雄激素干扰物活性。欧盟认为三氯丙醇"有可能致癌",美国、日本也指出"三氯丙醇对人体产生不同程度的致癌效应",所以对它的进口标准制定得非常苛刻。

美国食品与药物管理局（FDA）规定，酸水解植物蛋白和酱油中三氯丙醇的允许限量为 1 毫克/千克。英国规定三氯丙醇应尽量达到技术上可以减低的限度（10 微克/千克）。而我国规定配制酱油的三氯丙醇的允许限量为 1 毫克/千克。虽然我国对三氯丙醇的规定较英国等偏高，但欧盟各国目前也没有一个统一的检测标准，在欧盟各国中既有标准高于中国的，也有标准低于中国的。1999 年 8 月，只是部分欧盟国家对部分中国酱油实行了禁运，而我国一些合格的酱油产品从未停止过对欧盟的出口。这里需要强调的一点是：不要把配制酱油和三氯丙醇画等号，关键要看企业在配制酱油中的工艺控制和添加酸水解成分的量，只要达到国家卫生标准，吃配制酱油也一样可以令人放心。

每个家庭每天进食的酱油是有限的，因此随酱油进入人体的有害物质似乎也微不足道。但是，酱油是一种终身食用的调味品，全国人均年消耗量为 2.5 千克，上海和北京地区每年为 7.5 千克，如此日贮月存，基因突变的负荷量不断累积，于是在量变的基础上发生质变，最终可能导致癌症。

预防酱油中致癌物质的办法主要有：①减少前体物质的摄入，即研制生产抗突变作用的强化酱油。②阻断亚硝胺的形成，日常注意多食富含维生素 C 及维生素 A、维生素 B_1、维生素 B_2、维生素 B_6、维生素 E 等维生素的食物，因为这些营养素具有不同程度的阻断亚硝胺形成的作用。③破坏已形成的亚硝胺，多数学者认为至今尚无较好的方法，有专家认为大蒜、洋葱等食物含有抑制、破坏亚硝化作用的物质，不妨经常食用。④烹调菜肴时尽量少用酱油。⑤酱油不宜生食，应加热 70℃～80℃ 再晾凉后拌菜或加入面条中食用。

四、鱼露能致癌

鱼露是一种以小鱼小虾及半腐烂的鱼虾为原材料，加盐腌渍，装入容器中，经过 1～2 年发酵霉变而制成的一种食品，为我国沿海很多地区渔民及居民喜吃的一种传统风味小菜，尤其是渔民在长时间出海打渔期间普遍食用。

据报道，我国南方不少地区均有吃鱼露的习惯，如福建省长乐地区的渔民与居民，每年人均吃鱼露达 10 多千克。广东南澳岛居民每年鱼露的摄入量也大得惊人。

根据流行病学调查，凡是喜吃鱼露的地区，均为食管癌和胃癌等消化道癌症的高发区。有专家研究后发现，细胞中的鱼露含量在 62.5 微升/毫升浓度时即可引起染色体畸变。鱼露诱发消化道癌变的主要原因有二：一是鱼露经过较长时间的发酵霉变，滋生了白地霉、串珠镰孢霉、黄曲霉等多种霉菌污染，可直接导致癌变；二是鱼露食盐量在 30%左右，加上长年食用，大量的硝酸盐和亚硝酸盐被人体吸收后，可引起食管及胃的上皮增生、变性而导致癌症的发生，香港有一位生物化学家从鱼露中曾分离出了亚硝胺成分，认为致癌物质可能是在用盐腌制晒干的过程中或之前产生的，因为当时小鱼小虾正处于蛋白质腐烂的阶段中。

鱼露属于发酵食品，同类的还有毛豆腐、奶豆腐、西瓜酱、虾酱、咸虾等，是安徽省及广东一带的传统名菜，是在一定的温度、湿度培养基等条件下,通过人工发酵法,使食物表面生长出一层白色茸毛,其是大量霉菌的作用。在环境好、有益微生物占优势的原始村落,食物通过发酵后其中植物蛋白转化成多种氨基酸、B族维生素,确实可以增加不少营养成分。不过只是在少数特殊环境下,这些植物才能被成功发酵并产生更多营养成分。如果温度、湿度或培养基稍微有一个环节控制不好,就可能使大量的有害菌群滋生甚至被污染。而类似福州不少城市很盛行的虾油、鱼露等调味品,西瓜酱、虾酱等食物,都是先用盐腌制数天后再放置几个月进行发酵,此过程中同样会产生大量的亚硝胺。

据报刊报道,爱吃鱼露这类半腐烂咸鱼咸虾的15~34岁的人,鼻咽癌是最常见的癌症,若1~3岁就开始经常食用鱼露的人,患鼻咽癌的危险性更大。

鱼露能导致消化道癌症、鼻咽癌等癌症,几百年遗留下来的不良传统饮食习惯应该尽早丢弃。

五、常吃烧烤食品潜伏着致癌危险

笔者有一位亲戚下岗后,经市场调研看到烧烤店生意很红火,也准备开一家专门烤羊肉串、鱿鱼等小食品的店。征求我意见时,我竭力反对,理由是烧烤、熏烤食品不利于身体健康,迟早有一天会被提高自我健康保护意识的市民所丢弃。他听不进,筹资20万,装修了门面,在一阵鞭炮声中烧烤店开张了,开始生意还不错,附近一家大学的学生每天下晚自习后也常常光顾。开业2个月,当时市场上闹起了

"苏丹红"事件,南京一家新闻媒体刊登了一篇署名科普文章,认为吃一次烧烤食品的致癌作用胜过吸 20 支香烟,超过"苏丹红"对人体的致癌危害。从此,烧烤店生意每况愈下,入不敷出,硬撑了 1 个月便关门了,结果连装修店堂的费用也没有赚回来。这时他才如梦初醒,后悔当初没有听我的劝告。

目前,市场上烧烤、熏烤食物品种众多,以色鲜、味浓、肉嫩、油而不腻为许多人所喜爱。许多儿童甚至幼儿对烤羊肉串、烤猪肉串、烤鱼之类的食物情有独钟。我们认为从营养、防癌和食品卫生的角度来说,吃烧烤食物应适可而止,尤其是儿童更不宜食用。

烧烤、熏烤的加工方法常用于鱼、肉类及豆制品,如熏鱼、腊肉、火腿、香肠、熏臭豆腐干、烤肉、烤鸭等。在我国有些地方,人们喜欢吃熏烤食品,把馒头、烧饼、烙饼、糯米粑粑,嫩玉米、薯类、肉类、鱼类都放在火上烧烤后再吃。

烤、熏烤食品作为风味食品,偶然吃上几口,可能对身体没有大的危害,也不一定会致癌,但不宜经常食用。有的国家或地区熏制一些肉类长达数周或数月,而这些地区的居民却又有长期食用熏烤食品的习惯,这样便增加了熏烤食物致癌的危险性。在 1966 年,医学专家发现世居冰岛的居民,胃癌的死亡率为 125.5/10 万,占癌症死亡总数的 50% 以上,居世界第三位,流行病学调查发现,与该地区居民常年食用烟熏食品,如熏羊肉、熏鲑鱼、熏鳟鱼等有关。在鲑鱼和鳟鱼产量大的地区,新鲜出售较困难,因此多用熏制。而冰岛地区的海员因为经常在海外港口吃到较多的新鲜食品,所以癌症的患病比例相对要少得多。我国贵阳花溪地区因患胃癌死亡者,在生前大都有食用熏制腊肉的习惯。智利沿海居民有吃熏鱼的习惯,沿海地区消化道、呼吸道癌症和皮肤癌的发病率比内地不吃熏鱼的农民高出 3～8 倍。前苏联学者曾做过一项对比调查,同时调查一个有吃熏鱼习惯的渔民居民点和一个环境类似的农业居民点。调查结果表明,前者消化道癌症的死亡率为 120/10 万,呼吸道癌症和皮肤癌死亡率为 96/10 万,其他恶性肿瘤死亡率为 102/10 万,而后者相应的 3 个死亡率分别为 38/10 万、35/10 万、75/10 万,这些事实说明,常吃熏烤制品可能是某些癌症的病因或促发因素。与熏烤制品关系最密切的是胃癌和肠癌,如冰岛人有常年吃熏鱼、熏肉的习惯,而冰岛胃癌的发病率也居世界第三位,这是一个不争的事实。

为什么经常吃烧烤食品、熏烤食品会诱发癌症呢?

烧烤、烟熏食品中含有强致癌物质 3,4-苯并芘。熏制品中的苯并芘有多个来源,熏烟中含有这类物质,在熏制过程中能污染食物;肉类本身所含的脂肪,在熏制时如果燃烧不全,也会产生 3,4-苯并芘;烤焦的淀粉也能产生这类物质。另外,熏制品中可能还含有其他一些潜在的致癌物质。比如,1978 年日本癌症研究所在熏烤和烧焦食物中发现一种"致突变原",国外动物实验证明其毒性比 3,4-苯并芘大 100 倍。

30 多年前就有人发现,把肉类放在炭火上烧烤时,从肉上滴下来的油滴在炭火上,燃烧升起的烟中含有很强的致癌物质——3,4-苯并芘。经测定,453.5 克烤好的牛排中所含的致癌物质，要比300支香烟中所含的多得多，可高达2.6～11.2微克/千克。冰岛家庭熏肉为23微克/千克。如将肉挂在炉子旁熏制，则高达107微克/千克。用松柴熏的红肠可高达88.5微克/千克。科学家所做的动物实验证明，用烟熏的羊肉和鳟鱼喂大鼠，大鼠全部死于胃癌。在我国对食品中含3,4-苯并芘量的卫生标准还没有制定出来的情况下，还是慎用熏烤食品为好。

最近几年，全国各地不少年轻人对烤羊肉串发生了兴趣，并经常光顾此类小摊，每次必吃几串甚至十几串。实际上，多吃烧羊肉串对人体不但无益，而且还有致癌的危险。

据北京市卫生防疫部门抽样检测证实："有烟情况下熏制的羊肉串中含3,4-苯并芘竟高达4微克。"而国际上规定，每千克食品中3,4-苯并芘的含量不得超过1微克。

现已证实，在已知的200多种自然界的致癌化合物中，3,4-苯并芘是一种较强的致癌物质。前苏联学者通过动物实验表明，长时间投以大剂量的3,4-苯并芘能使几乎100%的动物出现癌症，所引起的癌症主要是胃癌、肺癌。实验结果有如下特点：①口服3,4-苯并芘后，引起小白鼠致癌的最小剂量为0.01毫克。②总量相同的致癌物质分次投给，比一次投给的致癌作用大大增强。③在3,4-苯并芘的作用下，肿瘤不是即刻出现，要在致癌物质作用后，经过较长的时间才能发生，属于远期效应型。潜伏期的长短取决于动物种类和寿命长短。例如，强致癌物（3,4-苯并芘）的致癌潜伏期对小白鼠、大白鼠为几个月，在狗身上要几年，在猴身上要5～10年。也有学者认为，羊肉串等肉烧烤后会产生蛋白质热解产物杂环胺。这种杂环胺是一种致突变物质,它可引起细胞突变。有的人甚至认为,杂环胺的致癌作用比起我们熟知的黄曲霉毒素、3,4-苯并芘或亚硝胺还要强,不单是烧羊肉串,所有烧烤的肉类、油炸的肉食品,都会有或多或少的杂环胺存在。如此看来,烧羊肉串还是少吃或不吃为妙!

煤、木材、汽油、柴油燃烧是3,4-苯并芘致癌物的主要来源。每克燃料燃烧产生3,4-苯并芘的量是:煤67～136微克,木材62～125微克,原油40～68微克,汽油12～50.4微克。煤烟中含有3.4-苯并芘为6 400微克/千克,飞机发动机每分钟排出的废气中含有3.4-苯并芘为8 000～10 000微克。汽车的废气中含3 500微克/千克的3,4-苯并芘。所以,用上述燃料烧烤食品可直接受到3,4-苯并芘致癌物的污染。

熏烤食品中3,4-苯并芘的另一来源是温度过高,食物成分受热分解而成。500℃时,受热分解产生的3,4-苯并芘有0.14毫克/千克;700℃时有12～88.8毫克/千克。

烧烤、熏烤食品致癌性的大小决定于许多因素:①与食入量有关,吃得越多,摄入的3,4-苯并芘等致癌物也越多,所以熏制品不宜作为日常食品。②与熏烤方法有关,用炭火熏烤,每千克肉能产生2.6～11.2微克的3,4-苯并芘,而用松木熏烤每千克红肠能产生3,4-苯并芘88.5微克,所以最好选用优质焦炭作为熏烤燃料。另外,熏烤时食物不宜直接与火接触,熏烤时间也不宜过长,尤其不能烤焦。③与食物种类有关,肉类熏制品中致癌物质含量较多,1千克烟熏羊肉相当于 250 支香烟产生的 3,4-苯比芘,而淀粉类熏烤食物,如烤白薯、面包等含量较小。

烧烤食品中除 3,4-苯并芘外,还含有多种其他的致癌物——环芳烃类物质。熏箱中形成的炭黑中,也发现有大量的致癌多环芳烃类。熏制时产生的烟是进入食物的致癌性烃类的来源。对木材在不同温度时分解和燃烧的状态进行研究,发现在所有各种温度条件下都能产生致癌性多环芳烃。但它们的生产量,决定了相应的对食物污染的程度,主要取决于产烟和熏制的条件。对此实验表明,50 克熏肠中含 3,4-苯并芘的量相当于 1 包香烟,或大工业区中心居民在 4~5 昼夜内所吸入污染空气中的数量。1 盒油浸熏鱼则相当于 60 包香烟,或 1 年内所吸入空气中的致癌物的量。用煤烟或炭火烤制的牛肉中含有多种致癌的多环芳烃类物质,如烤牛排中含量达 8 微克/千克。在捷克、前苏联和英国等地有专家先后证实,熏鱼、肉制品中存在致癌性 3,4-苯并芘。用木材烟熏的加工方法,热熏鱼中苯并芘为 2~20 微克/千克、冷熏鱼为 0.5~1.5 毫克/千克、生熏肠为 1~10 微克/千克。这些制品的外层,特别是鱼类含有更高的 3,4-苯并芘,在熏制或随后贮藏的过程中,也可以渗入到内层。此外,在熏烤的鱼、肉制品中还含有某些致癌性亚硝胺,为二甲基亚硝胺、二乙基亚硝胺、亚硝基乙丙胺、亚硝基吡咯烷等。新鲜冷冻的鱼类中挥发性和非挥发性亚硝胺总量不高,但在用木材烟熏后急剧增加,冷库中贮藏的鱼类也一样。而采用熏制液加工的鱼类,无论是贮存前后,其亚硝胺的含量均未增加。有资料表明,在鱼类熏制过程中,亚硝酸盐含量平均增加 4 倍,而硝酸盐含量增加 1 倍,提示熏烟中的亚硝酸气体是鱼肉中亚硝酸盐的来源之一。因为亚硝酸盐和气体的作用,与肉制品中原有胺结合,而形成致癌性亚硝胺。

烘烤及熏烤食物时,食物中的维生素随之大量地被破坏,脂肪、蛋白质和氨基酸也会发生变化而受到损失。同时,还会产生二氧化碳、二氧化硫及二氧化氮等有害气体和灰尘,既污染空气,也会对人体健康产生不利影响。因此,劝君少吃烘烤食物为好。

六、烘烤食物不宜多吃

前一节详细介绍了烧烤食物的致癌危险性,烘烤食物的加工方法与烧烤有点相似。烘烤更多的是在进行机械化生产食品时,采用煤炭、木炭等燃料燃烧时的热气烘烤食品原料。

烘烤食品原料过程中,烘烤产物中可含有多环芳烃等致癌物,并进入被烘烤的食品中,如用焦炭和石油作燃料时,可使玉米、小麦和大麦中的多环芳烃含量增加 2～9 倍。又如,用木炭烘烤牛排中可检测出 15 种不同的多环芳烃,在烤焦的面团和面包皮中也能测出多种多环芳烃。有专家将这些烘烤焦化的食品用于实验动物,发现会诱发多种癌症,其中以食管癌、胃癌居多。

用天然气、柴油或重油作为干燥食物的燃料时,即使是充分燃烧,有时也不能保证食品中完全没有多环芳烃。

有人研究发现,烘烤食品的污染程度与烘烤干燥方法有密切关系。用敞开的炉膛直接烘烤食物,污染就很严重,如果用鼓风式或隧道式干燥器,则多环芳烃及苯并芘的含量就较少。所以,厂家在烘烤食品原料时应选择比较理想的烘烤机械方法,以减少致癌物对食品的污染。

七、吃煎炸食品还须防着点

油炸、油煎食品以其品种繁多,色、香、味俱佳而一直受到群众的喜爱。

在家庭烹调菜肴时,也常用油炸、油煎作为食品加工的方法,但应尽量避免使用持续过高的温度。用于煎炸菜点的油脂,温度最好控制在180℃～200℃,以减少营养成分过度遭到破坏和有害物质的生成。

煎炸食品时,油温一般为200℃左右,反复高温会产生氧化、水解、热聚合等化学反应,从而产生醛、低级脂肪酸、氧化物、环氧化物、内脂等物质,这些物质对人体酶系统有破坏作用,使食用者中毒。若长期蓄积于人体内,可诱发癌症。当油温升高到300℃以上时,分子间开始脱水综合成分子量较大的醚型化合物。当油温达到350℃～360℃时,则可分解成酮类和醛类物质,同时生成多种形式的聚合物,如己二烯环状单聚体、二聚体、三聚体和多聚体。其中,环状单聚体能被机体吸收,它毒性较强;二聚体是由两分子不饱和脂肪酸聚合而成,也具有毒性,均容易诱发癌症,特别是二聚体致癌作用尤为严重。

有专家实验研究发现,用加热过高的油脂喂养动物或皮下注射,可引发多种良性或恶性肿瘤。油加热时会进行多种复杂的氧化、聚合、环化等反应,这是产生致癌物的主要生化反应过程。一般来说,油脂有促癌作用,有研究提示给动物较大剂量的油脂,如葵花油、棉籽油、牛油、羊油和猪油等,均有弱致癌效应。它可使小鼠及大鼠产生胃乳头状瘤,但发生率很低,而且很少有胃癌、肺癌、肝癌及各种肉瘤等。过热的油脂对实验动物有很大的毒性作用,可引起胃黏膜癌前病变,如息肉、溃疡、慢性萎缩性胃炎等。要注意的是,致癌作用有时与维生素缺乏症状同时出现,说明营养缺乏有促进癌症发生的作用。在某些情况下,过热的油脂有辅助致癌作用,加快乙酰氨基芴的致癌过程。

　　也有专家认为,煎炸食品如果油温过高(超过200℃以上),便会分解出大量的杂环胺、多环芳烃类等强致癌物。在自然界1 000多种致癌物中,杂环胺和多环芳烃类就占1/8以上。我国预防医学博士张学明经过多年研究证实,煎炸鱼中含有强致癌物——杂环胺。此项研究还发现,杂环胺的形成主要受煎炸、烤的温度影响,其次是受煎、烤时间的影响。煎烤温度小于200℃时,杂环胺的形成量就很小;煎炸温度超过200℃,但煎时间少于2分钟时,杂环胺的形成量也很小。美国加州科研人员研究发现,高温煎炒或油炸的肉食中含有突变原。研究人员应用单克隆抗体对经过高温煎炸的牛肉、鸡、鱼等进行检验,结果测出10种致癌化合物;研究还证实,突变原不是由于炭火等热源将肉烧焦所致,而是肉食在加热200℃以上时本身成分的产物。当肉食加热至

150℃时,只产生少量的突变原;而温度在200℃以上时,肉食中自身产生的突变原就会随之增多。

怎样才能减少或消除煎炸食品的致癌物呢?

第一,炒菜时油温不可过高。有些人认为,炒菜越是火旺、油多,效果越好,因此直至炒锅里直冒青烟才将菜一并下锅,于是油"啪"的一声燃了起来。他们觉得这样炒的菜好吃。其实,这种炒菜方法是很不科学的,油温过高容易产生致癌物质。餐馆厨师炒菜,爱用这种"油多、高温"的方法,而且反复使用炒过菜的"回锅油"。这种做法应当改进。同时,我们提倡用精炼的食用植物油如色拉油、高级烹调油,其理由之一就是烹饪时油温不会很高也不会出现"生油味"。而用毛油和精炼不够的菜籽油、大豆油,不但有一定毒性,而且煎炸烧炒时油需彻底煎开,否则易出现"生油味"。菜籽油直火加热彻底煎开的油温可高达250℃,这样高的温度容易产生有害的致癌物质。

第二,在煎炸的鱼、肉外面挂一层面粉,能有效地预防和减少杂环胺和突变原的形成。

第三,煎炸食物时要严格控制油温,最好在150℃以下(判断油温是否太高,可用花椒间接测定,如果丢几粒花椒在油里,立刻焦糊,说明油温过高)。油温最高不得超过180℃,倘若油温超过200℃,则煎炸时间不宜超过2分钟。

第四,使用过的食用植物油要马上过滤,以除去炸焦的食物及油底子,可适当延长油脂使用寿命。但反复使用次数不可过多,时间不宜过长,应及时更换新油。油烟大、泡沫多的油不可食用。

第五，煎炸食品（包括含油脂较多的食品）不宜久存放，更不要放在阳光下暴晒，以免氧化变质危害健康。

八、"老油"炸出的油条不能吃

所谓"老油"是指在烹饪过程中反复多次甚至几十次、几百次对食物进行煎炸的食用油，一般大都为植物油，但也有掺入动物油的，如在植物油中加入少量猪油，可使油条挺直、外形美观等。由于中国人喜食油条等油炸食品，所以无论在宾馆、饭店、餐厅，还是食堂甚至家庭厨房，都会用到"老油"。如油条、春卷、油馓子、麻球、油煎馄饨等主食，松鼠鳜鱼、炸猪排、炸薯条、炸鸡块、咕老肉等菜肴，都会有"老油"的残渣余油。这种经过千锤百炼的"老油"会发生哪些变化呢？

有专家研究发现，"老油"中首先是营养成分发生了很大改变，长时间反复多次加热（250℃左右）后，不饱和脂肪酸和饱和脂肪酸等营养成分被破坏殆尽，但酚类、酮类和其他有害的有机化合物种类和数量却大大增加，其中多环芳烃等致癌物也开始形成。最近，瑞士科学家发现，炸薯条中含有较高的致癌物质聚丙烯酰胺，长期食用这些物质会有害于身体健康。我国学者所做的动物实验结果表明，"老油"可以缩短果蝇 30% 以上的寿命，并可升高果蝇的不育率。更严重的是，吃"老油"的果蝇的潜在致癌性明显高于不吃"老油"的果蝇。

有学者做动物实验发现，用加热过高的油脂喂养动物或皮下注射,可引发多种癌症。这在前面一节"吃煎炸食品还须防着点"中已经做了详细介绍。

还有学者发现,烧过的油呈黑色,其中的过氧化物浓度急剧升高。这些剩油被多次重复使用,并添加新油来补充消耗的油。实验结果表明,油被连续和重复加热,以及将其添加到未加热的油中,都会促进致癌物和辅助致癌物的生成。早在1968年,前苏联的一位科学家将莫斯科一家馅饼店用过的油饲喂大鼠,结果在3年后存活的32只大鼠中有6只发生了肉瘤。国内某学者研究发现,脱排油烟机上收集的油及反复烧热的剩油具有很强的致突变性。家用或饮食业油煎各种食品时,多次或长时间使用过热的油脂可引起癌症,已得到许多研究的证实。菜油、精炼菜油、豆油加热到270℃~280℃时油烟具有致突变性。有人推论这类致突变性物质是引起女性肺癌发病率增加的主要原因之一。

此外,油条等油炸品在制作时还常常加入疏松剂明矾,明矾中含有大量的铝,人体铝摄入量增加会损害神经系统。一些不法商贩为了使油条炸得膨大,会在面粉中加入洗衣粉,对食客的健康损害更大,更容易诱发癌症。在市场上,尤其在小摊贩铺见到又大又蓬松的油条,您要多长一个心眼,说不定它就是加了洗衣粉的。

用"老油"炸出的油条、油馓子不能经常食用。

九、变质油及油变食品不可食用

脂肪是人体膳食中不可缺少的七大营养素之一,它不但可以提供人体 20％～30％ 的总热能，能提供亚油酸、亚麻酸和花生四烯酸，是人体需要而又不能合成的多不饱和脂肪酸，而且可以构成人体组织、维持正常体重和形体美，还能促进脂溶性维生素（A、D、E、K）的吸收。食物脂肪包括植物油脂（俗称素油）和动物油脂（俗称荤油）两大类。食物脂肪在胃中停留时间较长（5～6 小时才能排空），可以增加人体的饱腹感。烹调食物中加入油脂，可以增进食物的色、香、味、美，提高食欲。

油变是指油脂变质，油变食品是指用变质的油脂制作的食品。油脂为何会变质？为何会出现酸质，产生"哈喇味"呢？这是因为油脂存放时间过长，或在不适宜的储存中，常常因感光、吸水、受热、接触金属，以及受色素、催化剂的影响，经过一定时间的水解、氧化或叶绿素等催化作用，发生了酸败的化学变化。油脂中的脂肪酸被氧化分解，生成具有特殊气味的醛类和酮类及低分子有机酸，这些物质就是油脂哈喇味的来源。

怎样判断油脂酸败变质呢？简易的方法是：一看二闻。变质油脂颜色增深、加热时起泡沫，冷却后黏稠度增大，有一种使人不快的气味。闻着难闻，吃着苦涩。

不仅油脂会变质，含油脂较多的食品也会变质，如火腿、腊肉、香肠、咸肉、肉松、鱼干、核桃、芝麻、花生、大豆、油面筋和油性糕点等都会发生油变。这也是因为人们对这些食物保管存放不妥，长期与空气接触后使油脂酸败所导致。

油脂在产生哈喇味，发生变质过程中，所含的亚麻酸、亚油酸和维生素 E 等同时遭到破坏，降低了食用价值。

酸败的油脂及其食品,除破坏食品中的营养成分之外,对机体的几种酶系统也有损害作用。体外组织培养实验的结果表明,酸败过程的氧化产物,对机体的重要酸系统如琥珀酸、氧化酶和细胞色素氧化酶等均有破坏作用。如果一次吃得很多或者长期少量吃了酸败的油脂和酸败的油脂食品,不但营养价值降低,不易消化吸收,而且会引起慢性中毒,诱发癌症。美国一位专家指出,变质食油的分解物中有211种挥发性物质和12种有毒的非挥发性物质,其中过氧化脂质毒性很强。这种毒素进入人体后会引起新陈代谢紊乱,造成肝、心、肾肿大,以及肠炎、腹泻等,并且可导致癌症。国内外都曾发生过许多起变质油脂中毒事件。日本1965年神奈川县发生的油炸食品中毒事件轰动了全世界。中毒者有70多人,症状是头晕、恶心、呕吐、腹泻。后来用这种食品中提取的酸败油做动物实验,白鼠在10日内全部死亡。长期食用变质油脂及其食品将引起严重后果,日本学者中村寿夫在1981年指出,食用已氧化的油脂食品,不但会促进动脉硬化,而且还会导致癌症。可见油变食品毒性极大,不可等闲视之。因此,家庭及食品加工厂在加工食品时,均应禁用变质的油脂。

　　方便面在制作中需要经过油炸,若存放时间过久,超过保质期,可发生油脂变质,出现哈喇味的方便面应禁止食用。

　　怎样才能防止油脂变质呢？一是油脂要放在低温处,最好保存在0℃～2℃的地方,避光存放,贮油器应密封,隔绝空气。二是防止油脂浸入或吸入水分,不使油脂含水量超过标准。三是不使用金属特别是铜、铁、铝器皿贮存油脂。精炼猪油前应洗去血污,炼油温度不宜过高,时间不宜过长,否则可使部分油脂分解,以致游离脂肪增高。家庭防油变质的简易方法是:避免食油与空气接触,避免阳光照射,把食油贮存在棕褐色的玻璃瓶中,最好再在瓶中放点花椒或维生素 E(500 克油放 1 粒维生素 E 软胶囊)。刺破维生素 E 胶囊,把汁液滴入瓶内,搅匀,用油后注意密封,放在阴凉通风处。用这种方法抗食油氧化,能使油脂较长时间不变质。为了避免食油长时间加热或连续加热,应注意炸过食物的食油不要与新鲜食油混合。对于出现哈喇味的油变食品应坚决丢弃,以免发生中毒和诱发癌变。

十、杜绝食用"地沟油"

"地沟油"是这些年出现的新名称,是指从饭店、餐馆阴沟中捞出来的泔脚油,加碱后用土炉熬出来的所谓"精炼植物油"。泔脚油由于已经使用过,油质已经发生变化,而且这些回收的油中混有食物及其他残渣。这些"地沟油"经大火熬上 4～5 小时,捞去表面的悬浮物,滤掉底层的残渣和去除水分,就成为"精炼植物油"。根据电视、电台及报纸等新闻媒体的曝光,在很多大城市的城乡接合部,均有很多加工"地沟油"的土作坊,这些"地沟油"除一部分提供工业原料外,尚有相当一部分以低价供应给小饭店、早点店作为食用油流入市场。

经各地食品卫生部门检测,这种油的酸价、过氧化值和水分等指标均超过国家规定的卫生标准数十倍。此外,这种油经加碱和长时间大火熬煮后,其中不少成分已发生聚合转变,可形成多种致癌物质,其危害虽然在短时间尚难察觉,但其潜在危害是十分严重的。

"地沟油"外观上较正常食用油黏稠或稀薄、浑浊,嗅之无正常食用油特有的油香味,只要引起注意,一般不难鉴别。

城乡小饭店、早点店老板应讲究职业道德,应坚决杜绝使用"地沟油"为顾客制作食品。

十一、猪油渣应丢弃

当今食用荤油(主要是猪油)的人比过去少多了。但在城市农民工及农民中仍有不少人喜吃猪油,它以独特的香味和给身体提供高热能仍受到很多人的青睐。

在炼制猪油时油的温度较高,有机物受热后马上分解形成3,4-苯并芘,熬炼的时间越长,3,4-苯并芘含量越高。3,4-苯并芘是目前世界上公认的三大致癌物之一。食用含此类致癌物的食品可引起癌症,尤其是增加食管癌、胃癌的发病率。

猪油渣因长时间在油锅中煎熬,大多呈半焦化的残渣,极易形成多环芳烃等致癌物,是一种致癌食物。

在家庭或饭店熬制猪油时会产生一定数量的猪油渣,吃起来既脆又清香。在许多乡镇农贸市场常常可见到一些商贩出售猪油或猪肥肉烹炸的油渣,不少群众也乐于购买食用。也有一些农村餐馆喜用猪油渣制作包子馅。但从保健和防癌的角度考虑,猪油渣应弃而不食。

十二、焦化的鱼和肉不能食用

在日常生活中,难免会因为一时疏忽大意而使炖在火炉上的鱼和肉烧干了水,烧成焦煳状,锅底结了一层焦黑或焦黄的"锅巴"。半碳化的焦化鱼和肉到底能不能吃呢?

回答是焦化的鱼和肉不能食用。因为烧焦的鱼和肉蛋白质内的氨基酸会变成一种叫氨甲基衍生物的物质,这种物质具有极强的致癌作用。有专家认为,它的毒性大大超过了黄曲霉毒素。因此,营养学家一再告诫大家,鱼和肉烧焦后或含有鱼、肉的锅巴不能食用。

3,4-苯并芘是一种强烈致癌物,红烧肉中3,4-苯并芘仅含0~0.4微克/千克,而焦化的鱼和肉中3,4-苯并芘含量可高达35~99微克/千克。杂环胺是另一种强致癌物和致突变物质,在焦化的鱼和肉中可测出很高的含量。从而更加说明焦化的鱼和肉不能食用。

人体内的唾液可以降低氨甲基衍生物这一物质的致癌毒性作用。有学者做了这样的实验,在37℃的温度下,鱼和肉的焦黄部分加入唾液放置12小时,其变成氨甲基衍生物的物质大大减少。而食物入口经30秒钟咀嚼,与加唾液后放置12小时的效果完全相同。这就提示,细嚼慢咽,促进唾液的分泌,有利于防癌抗癌,尤其在食用一些因煎、炸、红烧而使鱼和肉变成焦黄时,更应当加强咀嚼,以抑制致癌物质的毒性。

同样的道理,煎煮中药汤剂时,若不慎将中药饮片煮干煎焦了,为了防癌和身体健康,这剂中药也同样不能食用。

十三、如何对待食品添加剂

为了改善食品和饮料的风味或便于保存,人们常在食物中添加某些成分,即所谓食品添加剂,通常是单一或几种物质结合在一起添加。添加的结果是改善食品的色、香、味、形,但事物是一分为二的,添加的另一个方面也可由此产生各式各样的危害。人们对食品添加剂的警惕性很高,认为可能是饮食中致癌物的来源。在美国曾经有人这样认为,任何一种具有 5 个音阶以上的名称都应受到怀疑,因为这类添加剂的名字往往很长,它包括了几种化学物质。美国的食品和药品管理局已经取缔了 25 种以上已经证实对人或动物有毒、有致癌作用的食品添加剂。这些已取缔的添加剂,足有一半都是煤焦油染料。在我国,对于食品添加剂的使用有严格的管理制度和相应的法规。但近年来,许多不法个体商贩及农村作坊因为不适当地使用食品添加剂制造伪劣产品,产生危害的事件时有报道。

在目前市场的个体商贩出售的熟食中,使用食品添加剂的现象比比皆是,添加剂大多由人工合成,一般无营养价值。适当少量、少次数的食用尚无可非议,但过量、长时间的食用有食品添加剂的食物则是有害的,有致癌的作用。

食品添加剂按其功能分类有:抗氧化剂、稳定及增稠剂、乳化剂、保鲜剂、增色剂、香味剂、甜味剂、漂白剂、促熟剂、营养增强剂等 10 余种,下面我们列举几种常见的具有致癌活性的添加剂。

1. 着色剂

着色剂的作用是改善食品的外观颜色即感观性状,以增进人们的食欲。食品着色剂俗称食用色素,是使食品着色后提高其感官性状的一类物质。一般分为食用天然色素和食用合成色素两大类。

食用天然色素来自天然物,且大多是可食资源。主要从植物组织中提取,也有一些来自动物和微生物的色素,品种甚多,如中焦糖色素、红曲红、辣椒红、栀子黄、胡萝卜素、叶绿素、姜黄、红花黄、高粱红、紫胶红、可可壳色等。焦糖色素是由蔗糖、饴糖、淀粉等为原料制成,用于酱油、甜醋、软饮料等的着色。红曲红是红曲霉菌接种到大米上培养产生的色素,用于酒、熟肉制品、腐乳等的着色。姜黄是植物姜黄块茎干粉,传统上用于制作咖喱粉、黄色咸萝卜等的着色。栀子黄为植物果实的提取物,可用于饮料和配制酒、糕点的着色。β-胡萝卜素是从植物的根、茎、叶、果、实、种子中提取的,是人体必需的一种营养素。食用天然色素一般没有毒性,较为安全,有些还有一定的营养价值。但由于制作成本高、产量少、价格贵,而且着色力不强,色泽不够鲜艳,一般食品厂较少使用。

食用合成色素主要是以煤焦油为原料,用化学方法合成的。不但没有任何营养价值,而且多有不同的毒性,长期过量摄入会危害人体健康。它对人体的毒性表现为 3 个方面,即一般毒性、致泻作用和致癌作用。如以往用于人造奶油着色的奶油黄,已被证实可使动物发生肝癌。此外,许多食用合成色素除本身或其代谢产物有毒外,在生产过程中还可能混入一些有毒的中间产物和有毒的重金属元素,如砷、铅等。但由于食用合成色素的成本低廉、色泽鲜艳、着色力强、色调多样,并且使用方便,所以被广泛应用。

在许多国家食用合成色素的消耗量在数百吨之多,按人均消耗量很高。迄今为止,人均消耗量美国为 4.5 克,奥地利为 4 克,英国为 3.5 克。所使用的色素化学性质各不相同,其中有偶氮化合物、联苯和三苯化合物、黄嘌呤化合物、吖啶化合物、仿靛蓝类化合物等。其中有些可以引起癌症,如以前常用的人造奶油着色的奶油黄,被证明可使动物发生肝癌;橙黄 SS 及碱性槐黄能引起动物皮下肉瘤、肝癌、肠癌及恶性淋巴瘤等。现已在许多国家被明令禁用。

大多数人工色素是煤焦油染料。最初,这些化合物来源于煤焦油,而目前已能合成。众所周知,煤焦油是会致癌的,应尽可能地避开。英国一位专门研究食品添加剂的教授认为,任何一种添加剂的个别影响是小的,但把它们的影响加在一起就可能很大了。俄罗斯一位科学家用人工色素对动物进行长期毒性实验发现,50 只大白鼠中就有 11 只患有癌症。所以,为了自己的身体健康,平时要少吃用人工添加剂加工的食品。在购买食品时,对那些着色过分鲜艳、色度很深、口味过重的食品要提高警惕,以免摄入过多的人工合成色素或非食用色素。以免造成诱发癌症的隐患。

为了使食品有令人神往的色彩,制造商们还是在广泛使用各种色素。人们对此必须有足够的警惕,家长在选购食品时应以天然食品为好,尽量挑选不含或少含合成色素的食品。并要教育孩子抵御花花绿绿包装下的食品、饮料的诱惑。

2. 防腐剂

防腐剂的作用是防止食物变质,延长保质期,我国目前允许使用的防腐剂有苯甲酸、苯甲酸钠、山梨酸、山梨酸钠等品种。它们分别用于酱油、醋、果汁类、罐头、蜜饯类、酱菜类、葡萄酒、汽酒、汽水等食品中。

有的食品摊贩和餐馆酒家用石硝(也叫火硝)、硝酸盐和亚硝酸盐煮肉,这样做可以使肉类食品产生诱人的红色,外观非常好看,增进了肉食的风味,还可抑制肉毒杆菌的生长,不易变质。尽管好处不少,但最致命的一条是容易导致癌症,特别是肝癌。因此,我国食品卫生标准规定,食物中允许残留量每千克不得超过0.03克。这种添加剂已用了一个多世纪,只是自从20世纪60年代在挪威发生羊群吃了亚硝酸盐为防腐剂的鱼粉而大批死于肝癌的事故后,人们才通过实验发现,硝酸盐或亚硝酸盐在人体内与二级胺结合,能转化为强烈的致癌物质亚硝胺。

据报道,用于罐头食品防腐剂的山梨酸可能与纤维瘤形成有关。

目前,市场上有些商家和厂家盲目地加大防腐剂剂量,媒体常有曝光。为了防癌抗癌,我们应尽量少吃或不吃有防腐添加剂的食品和饮料。

3. 甜味剂

甜味剂的作用是增加食品的甜度。人工合成的甜味剂是具有甜味的化学物质,甜度一般比天然蔗糖、绵白糖高几十至几百倍,但它没有任何营养价值。目前在世界上使用的化学甜味剂有两种:一种是糖精,另一种是环胺类化合物,后一种有报道可引起动物癌症。糖精又叫假糖、糖精钠,化学名称为邻磺酰苯甲酰亚胺钠盐,是 1879 年化学家在做科学实验时无意中发现的。其主要原料是甲苯(白色结晶体),一般应用于医学工业、日用化学工业、食品工业,它比蔗糖甜 300~500 倍,但是甜味并不鲜美,有金属味,使用过量则口味变苦。它没有任何营养价值,食入半小时后开始从尿中排出,24 小时可全部排完。食用较多的糖精有时会引起一些不良反应,比较常见的不良反应是引起胃剧烈蠕动而造成腹泻;也可能影响肠胃消化酶的正常分泌,降低小肠吸收能力;还会使食欲减退。糖精致癌问题,科学家各持己见,众说不一,尚没有定论。目前多数科学家认为,用苯酐为原料制成的糖精是安全的,而用甲苯为原料制造的糖精,因其中间产物邻甲苯磺酰胺(OTS)对人体膀胱有致癌作用,所以是不安全的。美国"孟山都"公司因未能消除 OTS 诱癌物质早被勒令停产。后来美国科学家宣布:即使是"苯酐工艺路线"合成的糖精,对人的膀胱也有一定损害。他们通过实验证实:每天给老鼠服用小剂量的糖精,4年之后,这些老鼠的膀胱都有不同程度的缩小,这说明糖精是有害的。另有实验表明:糖精可引起大鼠的胆囊癌。虽然它对人体是否具有同样的作用还不能确定,但采取小心谨慎的态度总是有益无害的。因此,在食品特别是消耗量大的食品如汽水、小香槟、冰糕等的配方上,糖精加入量应低于国家规定的标准。做糕点也最好不使用或尽量少使用糖精,儿童食品应严禁使用糖精,因为儿童对化学物质特别敏感。孩子们喜欢吃爆玉米花、爆米花、爆大豆等自制食品,为了增添甜味,有人总喜欢撒点糖精在里面;在某些农村或山区,有人用糖精泡水喝;在炎热的夏天,有人用井水冲糖精喝,这样做都是十分有害的。为了预防癌症的发生,还是慎用糖精为好。正因为糖精的安全性尚未确认,所以许多国家和组织对糖精的使用都采取审慎的态度。世界卫生组织暂定每个人每天糖精的摄入量为每千克体重0～2.5毫克,认为在此范围内使用糖精是比较安全的。美国国会也规定,在确认糖精的致癌性以前,所有使用糖精的制品必须在商标上注明:"用此制品可能危害您的健康"的字样。我国的食品卫生标准也做了相应的规定,在酱菜类、调味酱汁、浓缩果汁、蜜饯类、配制酒类、冷饮类、糕点、饼干、面包中使用时,每千克食品中糖精的加入量不能超过150毫克。

甘素是常用的一种甜味剂,有些研究认为它可能与肝细胞腺癌及乳头状瘤有关,有的国家已禁止使用。

目前,市场上的甜味剂还有甘露醇、木糖醇、甘草甜味剂、橘类甜味剂、甜菊精等,被普遍认为是比较安全的,尚未发现有什么毒性及致癌活性,发展前途较大,有的品种在我国已提取成功。

4. 香料

香料的作用是改善或增强食品的芳香气味和滋味。我国传统的天然香料如桂皮、丁香、薄荷、姜、胡椒等都是中药材,用于食品,不但可增强食品芳香气味,美化食品,增加食欲,而且有健身祛病,防癌抗癌的作用。例如,桂皮有抑制黄曲霉菌生长的作用。有专家经反复实验证明,桂皮含量0.02%以上至浓度达2%时,黄曲霉菌和黄曲霉毒素基本上停止产生。现已知部分香料有一定的致癌作用,如黄樟素香料曾广泛用作无酒精饮料及啤酒的添加剂。黄樟油中含有黄樟素,有人用黄樟素油的提取物喂饲小鼠和大鼠,证实均可诱发肝癌,所以美国从1960年起禁止使用黄樟素。单宁酸常用于饮料和冰淇淋的香料添加剂,许多水果中都含有单宁酸和单宁,实验研究发现,给小鼠和大鼠皮下注射这种物质能引起肝癌和注射部位的肉瘤。

食品添加剂不但改善了食物的品质和色、香、味,而且在防腐和加工工艺过程中起到了不可缺少的作用。食品添加剂是我们的朋友,为人类做出了如下贡献:一是防腐,如苯甲酸、山梨酸等防腐剂,如果食品中不添加,在运输保存的过程中就可能产生某些有害的微生物,其对健康的危害将远甚于防腐剂。二是抗氧化,含油脂较多的食品在贮存过程中易被空气氧化,引起酸败、变质、变色,而抗氧化剂则能够有效地阻止或延缓食品的氧化进程。三是增加食品的色、香、味,如面粉增白剂可改善小麦粉色泽,并能抑制微生物滋生;酸度调节剂可用于改善食品的风味;着色剂、护色剂可使食品呈现良好色泽,增进食欲;糖醇类甜味剂不会引起血糖升高,也不产酸,特别适合于糖尿病患者、肥胖症患者,且还具有防龋齿的功效,让糖尿病等患者也能吃到甜食。

为什么食品添加剂会引起人们的恐慌和抗拒呢?有学者归纳为以下两种原因:一是被人冒名顶替。一些不法厂商在食品的生产、加工过程使用化学制剂中用苏丹红染色、用工业盐腌菜、用剧毒农药敌敌畏来防虫防腐、用氨水来生产粉丝等，食用这些食品无疑会对人体健康产生极大的危害。例如，人体摄入含有氨的食品，可引起呼吸道、消化道系统的黏膜损伤，氨进入人体的血液以后，还会损害人体的神经、消化等系统。严格来说，上述食品中存在的种种化学制剂，根本不是食品添加剂中的一员，而是被为了追逐私利的不法商贩添加到食品中的。二是被滥用现象严重。如有厂家用奶白素、甜味剂、奶香精等添加剂勾兑酸奶；某些养鸡场用一种名为加丽素红的色素类饲料添加剂喂养鸡，使其产出所谓的"红心"鸡蛋；不法商人将亚硝酸钠等发色剂用在死猪肉、死鳝鱼中，使其颜色变得好看，以掩盖肉类腐败变质的真相；为节约成本，在一些劣质饮料、蜜饯和果脯中过量使用糖精钠。

　　我们在日常生活中，如何才能掌握诀窍，避免危害呢？有专家建议：一是选购正规厂家的产品。一般而言，正规厂家大都能保证其食品安全性。二是购买食品前仔细观察。要认清"原色"食品，对于食品外表异乎寻常的光亮和雪白，应考虑其可能存在的问题。例如，竹笋、银耳、粉丝、海蜇等制品的外表过于雪白透亮，就应小心提防；对于颜色浓艳夸张的食品，如色泽鲜艳的水果罐头，应警惕其可能存在滥用着色剂的现象。若在进食时感觉所吃食物对舌头、喉咙有刺激性，口感不好，或一旦尝出味道有异，也不宜再继续食用。三是腌制品、熏制品中的添加剂含量通常较多，平时应尽可能少食用或不吃。四是肝肾功能不全的患者和儿童，由于机体代谢能力低下，不适宜食用防腐剂、色素等添加剂含量较多的食品,如方便面、火腿肠、罐头、饮料等。

对于食品生产厂家和个体作坊应提高素质和职业道德,不使用过期的食品添加剂,不使用不纯的食品添加剂,不过量使用食品添加剂,不使用已明令禁止的食品添加剂,为人们提供更多、更美味的新鲜健康食品。

十四、艳红的虾米会致癌

正常虾米应呈淡淡的肉红色或黄色。如果虾米呈老黄色,说明制作虾米的虾本身已不新鲜。但在目前市场上有时会见到一种外观艳红色的虾米,看似十分新鲜,其实这是用粉红色染料着过色的虾米。

按照国家水产行业标准,虾仁在加工过程中不得添加任何着色剂,但市场上着色虾米比比皆是。在全国有名的虾仁加工生产地——浙江省温岭市的石塘镇和松门镇,据一位从事虾仁加工的老板透露,虾米加工工序并不复杂,将收来的鲜虾放锅里煮熟,再晒干、去壳,即成虾米。煮虾是虾米加工中最重要的一个环节,在此过程中,加工者一般都会加上一勺粉红色的染料。老板说,加了这种"秘密武器",虾米就会变红——多加就艳一点儿,少加就淡一点儿。一般来说,新鲜煮熟的虾会变成淡淡的肉红色,但加了染料煮出来的虾米的红色却鲜红艳丽,讨人喜爱,而且2～3个月都不褪色。

这种神秘的粉红色染料到底是什么呢?经北京化工研究院和北京大学分析测试中心检测,这种红色染料叫"亮藏花精"，俗称"酸性大红"，是一种黄光红色粉末，主要用于木材的染色；也可用于羊毛、蚕丝织物、纸张、皮革的染色，塑料、香料和水泥的着色；还可制造红墨水。该染料溶于水呈红色，不能用作食品添加剂。这种染料吸附性强、色泽牢固，是含苯环的偶氮化合物，为强致癌性物质。

喜欢吃虾米的朋友，在购买时应注意鉴别。新鲜的虾体表面有光泽，触之有糙手感，躯体有伸屈力，肌肉有弹性。河虾呈青色，海虾呈青色、白色或微红色。虾变质后，体表失去光泽，触之有黏滑感，色变红，虾体无伸屈力和弹性。剥开变质的虾壳，内脏泛红色，背沿上无肠管痕迹。

经过染料染色的鲜红虾米千万不可食用！若经常食用会致癌。

目前市场上，经过不法之徒、利欲熏心商贩使用"乔装术"的食品无处不有，购买时千万不可掉以轻心，现略举几例。

例1：将青里泛白的桃子浸在洗衣粉溶液中数小时，桃子即可变得色泽鲜艳、白里透红，但吃在嘴里则既硬又涩。用洗衣粉浸煮咸蛋可使蛋白洁白如玉。

例2：去皮荸荠用过量亚硫酸钠处理后，可变得洁白，但表面无光泽。

例3：已变蔫的褐色荔枝用盐酸或胭脂红色素浸泡，则可呈现诱人红色。

例4：加了吊白块的粉丝、面条嚼起来很"筋道"。生产粉丝的原料里加石蜡，可使粉丝发亮，但烧起来不粘锅、易糊烂。白里透绿的粉丝则含有合成色素。

例5：假冒黑芝麻糊是玉米粉、麦麸、色素、糖精、香精的混合物拌制而成。

例6：将豆腐切成小块后浸在污泥中可制成臭豆腐。

例7：香喷喷的肉串是死禽、死畜或变质肉加多种调味料制成的。

例8：红红的香肠是不合格猪肉拌面粉再用色素混合而成。

例9：肥硕的、不会腐败的水发鱿鱼、海参、蹄筋是用腐蚀性极强的工业用氢氧化钠、氢氧化钾浸发的，再用甲醛"保鲜"。这样的水发鱿鱼、蹄筋有刺激性气味。

例10：个大、鲜嫩的虾仁如一烧就缩成糊状，则是变质虾仁用碱或磷酸盐处理过的。

为了身体健康，为了防癌，建议广大读者不买、不吃经过伪装的"化妆食品"，不要到无证摊贩处购买食品，也不要买"三无"食品，应到大型的、信誉好的食品店或超市购买名牌厂家生产的定型包装食品。

十五、慎吃上色食品

提到上色食品，人们不由地会想起大名鼎鼎的"杀手"——苏丹红。

2005年3月，我国相关部门查出知名品牌亨氏公司生产的"美味源"辣椒酱、辣椒油含有较强的致癌物质——"苏丹红1号"。自此，在普通百姓眼中，所有的辣椒酱都成了"过街老鼠"。

苏丹红是一种人工合成的红色染料,主要包括苏丹红1、2、3和4号四种类型,通常作为一种工业染料,被广泛用于溶剂、油、蜡、汽油的增色,以及鞋、地板等的着色和增光方面。1995年,欧盟等国家已禁止其作为色素在食品中进行添加。我国在《食品添加剂使用卫生标准》中也明令禁止苏丹红作为食品添加剂使用。由于其染色鲜艳,印度等一些国家还容许在加工辣椒粉的过程中添加苏丹红1号。2005年2月18日,英国食品标准署就含有添加苏丹红色素的食品向消费者发出警告,公布了可能含有苏丹红1号的产品清单。截至2月24日,清单上的产品增加到了474种,包括香肠、泡面、熟肉、馅饼、辣椒粉、调味酱等产品。8月26日,英国食品标准局又对此清单进行了进一步的补充。我国卫生部也在2005年发布了第5号公告,严禁将苏丹红作为食品添加剂生产、经营和使用。

　　为何世界各国封杀色素剂苏丹红呢? 主要是苏丹红为三类致癌物。国际癌症研究机构对苏丹红的致癌作用进行了分析评估,将苏丹红1、2、3和4号归为三类致癌物,即动物致癌物。但这种致癌物进入人体内后可代谢为二类致癌物,即人类可能致癌物。苏丹红还有致遗传突变作用。苏丹红的致癌作用,主要是经口,也可以通过皮肤进入人体,在胃肠道菌群和肝脏一些酶的作用下被代谢为初级产物,之后在肝微粒体酶,如过氧化物酶的作用下形成苯和萘环羟基衍生物,最后通过尿液排出体外。但过氧化物酶可继续氧化羟基衍生物并生成自由基,自由基可以与DNA、RNA等结合,从而产生致癌作用。

据报道,某地曾发生过用面粉掺入柠檬黄、日落黄等色素来冒充玉米面馒头,用面条加亮蓝等色素来冒充蔬菜面条的事件。

　　前几年,某地市场上出现过一种绿颜色的竹香大米,价格不菲。宣传牌上写着"绿色大米,免淘免洗"8个大字。摊主吹嘘是"全天然环保食品"。其实这种绿颜色大米是一种叫作竹香精的色素染制而成的,不但对身体有害,而且能致癌。真正的绿色食品是指无污染的、安全优质的营养类食品。由于与环保有关的事物,国际上通常都冠之以"绿色",为了更加突出这类食品出自良好生态环境的主题,因此定名为"绿色食品",而非指绿颜色的食品。绿色食品涉及粮油类、蔬菜类、果品类、饮料类、畜禽奶类、水产类和其他一些食品。绿色食品与普通食品相比有3个显著的特点:一是强调产品出自良好的生态环境,即产品原料产地必须符合绿色食品生态环境的质量标准;二是对产品实行"土地到餐桌"的全程质量控制,即通过产前环节的环境监测,产中环节的具体生产和加工操作规程的落实,以及产后环节的产品质量、卫生指标、包装、保鲜、运输、储藏、销售控制,确保绿色食品生长的生态要求;三是对产品依法实行统一的标志与管理。总之,绿色食品的核心是无污染的生态环境。绿色食品分为A级和AA级两种。前者在生产过程中允许使用限制的化学合成物质,后者在生产过程中不使用化学及有害化学合成物质。我国大部分绿色食品属A级。AA级则是完全按照国际标准来进行检测的,是真正的与国际接轨的有机食品,也是完全意义上的安全食品,我国目前获此标志的食品还很少。

对于儿童,更应警惕花花绿绿的有色小食品。家长要经常教育提高孩子的辨别能力！管好自己的嘴巴,抵挡住花花绿绿的上过色、伪装后的儿童小食品的诱惑。

十六、"白胖胖"的馒头不能吃

很多消费者有"好色""喜白"的心理,这便为一些不法商贩所利用,提供了谋财害命的便捷门道。

如今许多市售的馒头、花卷、包子、粉丝、银耳和其他一些水发食品色泽洁白,感官性状良好。为什么馒头会变得如此白白胖胖？为什么鱿鱼等海产品会变得如此雪白丰满呢？原来是不法商贩在制作过程中添加了一种叫作吊白块的食品增白剂。吊白块的化学名字叫甲醛合亚硫酸钠,它在食品加工过程中分解为二氧化硫和甲醛。亚硫酸钠在食品加工中具有还原漂白作用,使食品增白,0.002％的甲醛就具有防腐作用,所以许多水发食品可售数日而无变质迹象。有的不法商贩做馒头增白加的是二氧化硫、漂白粉一类的物质。

吊白块主要成分是甲醛,甲醛是一种化学物质,无色、有毒,具有刺激性气味,易溶于水,其40％的水溶液称为福尔马林。福尔马林是防腐固定剂,医学院校的解剖实验室常用其固定标本,浸泡尸体。在家具工业中,常用甲醛做木材黏合剂,高密度板、低密度板、三合板、五合板等板材中,都含有甲醛。所以,新出厂的家具都散发着浓烈的甲醛气味。研究证实,甲醛是一种原生质毒物,与人体组织有较强的亲和力,可使蛋白质凝固变性、细胞组织死亡。专家研究发现,甲醛还是一种潜在的致癌物质,作用于细胞的脱氧核糖核酸,能激发和诱导细胞突变,最终引发癌症。有专家认为,甲醛核酸的氨基与羟基结合,使之失去活性,从而影响功能代谢,对人体的所有脏器都有不同程度的损伤,尤以肾脏为甚,长期食用有较强的致癌作用,是国际公认的致癌物质。对老鼠的致死量为 800 毫克/千克。据日本报道,在牛奶中加入 0.01% 的甲醛,婴儿连服 20 日即可引起死亡。

据国内报道,湖南某市一些地下米粉作坊卫生条件极差,还备有瓶装、桶装的福尔马林(40% 甲醛溶液)。经抽样检验证实,加工的米粉中均含有甲醛成分。米粉中为什么要掺甲醛呢?据作坊老板交待,掺了甲醛后做出来的米粉光亮、有硬度、手感好,放置 1 天 1 夜不变色。甲醛的价格比食用防腐剂还要便宜。

对少数见利忘义的不法分子必须严厉打击。作为消费者,一定要提高自我保护意识,见到过白的面粉、米粉要多留一个心眼,看到"白白胖胖"的馒头、花卷、水发产品要"一朝被蛇咬,十年怕井绳",不要轻易食用。

十七、香肠火腿不宜多吃

香肠是新鲜猪肉做成的,为了使其保鲜度和存放的时间久一些,加工部门在制作过程中需要加入一定比例的防腐剂——亚硝酸钠,而亚硝酸钠在人体中能与肉类蛋白中的胺结合,形成一种叫作二甲基亚硝基胺的物质,这是一种强致癌物。

火腿是加用硝酸盐制作的,硝酸盐在一定条件下可形成具有强烈致癌性的亚硝胺。能否既保存火腿的色、香、味又减少亚硝胺的致癌危险性呢?某研究单位做了很好的研究,冰冻能阻止硝酸盐转变成可能的致癌物,腌制时加维生素C也可减少亚硝酸盐的致癌性。最近又有学者研究,以葡萄糖代替硝酸盐腌制食物,可以保存腌制品的色香味特色,大大减少亚硝胺致癌的危险。

在吃香肠、火腿的同时,适当多吃一些黄豆芽、绿豆芽、青椒、菠菜、黄瓜等新鲜蔬菜,或者在吃过香肠后吃点橘子、鲜枣、西红柿等新鲜水果,就能消除致癌物对人体的危害。这是因为在蔬菜和水果中,维生素C的含量极为丰富,而维生素C能阻断亚硝酸钠与胺的结合,从而可避免致癌物在消化道内形成。

偶尔的适量食用香肠、火腿应该是安全的,但为了安全起见,香肠、火腿还是不宜多吃。

十八、高盐饮食是胃癌的危险因素

盐是我国人民最早认识的调料之一,早在商代便是生活必需品了。食盐的主要化学成分是氯化钠,常态下是一种白色、无臭、透明至不透明的不同大小颗粒的晶状固体。它既能解腻提鲜,又能促进食物消化和增进食欲。食盐对人体的生理活动起着重要作用,人体出汗和小便时都会排出一定量的盐分,因此成年人每天需要补充食盐约5克。食盐是人体所需钠和氯的主要来源,既能参与胃酸生成,又能维持细胞外液渗透压和机体的酸碱平衡,并可维持神经骨骼肌的兴奋性。食盐摄入人体后,可分解成钠离子和氯离子,这些电解质在人体内随水分分布在细胞内外。钠离子和氯离子主要在细胞外液,而钾离子主要在细胞内液。在正常状态下,细胞内外的电解质是保持平衡的。在异常状态下,人体可以通过调节细胞内外的水分和电解质来维持平衡,否则就会发生水和电解质平衡紊乱。中医学认为,盐的性味咸、寒,具有清热解毒、凉血、润燥、滋肾、通便、抑菌杀菌等功效。食盐除了调味以外,还有维持人体渗透压和酸碱平衡的作用。如果长期吃盐偏少,会引起低血压、疲乏、食欲差等症状。人在出大力流大汗,或因腹泻、呕吐而使体液损失过多时,要及时补充盐分,否则体内盐分偏少会造成脱水,使人出现面色苍白、呼吸急促、肌肉痉挛和休克等症状。

按食盐的加工方法,可分为粗盐、细盐、加碘盐、低钠盐。它们含氯化钠的量约占95%以上。食盐可供人体所需要的钠离子和氯离子。食物中有2‰的盐,人就会感觉到咸味。在烹调过程中,称食盐为"百味之主",可以说"无盐便无味,无味不成菜"。在我国,根据每个人的饮食习惯摄入食盐量的差异很大,在我国就有"南甜""北咸"之说。从营养学的观点来看,这不但是口味不同的问题,而且是涉及人体营养障碍,并且导致疾病产生的原因。有专家经人群调查与动物实验证明,食盐与高血压有着因果关系,还发现食盐将使高血压病情加重。根据全国高血压抽样普查报告,高血压患病率,由北方至南方明显地呈直线下降趋势。在大城市中,北京居首位,其城区居民每人每日的食盐摄入量为 17 克,农村 16 克,广州低于 10 克。因此,北京高血压的患病率为广州的 4.4 倍;天津患病率又比上海高。内陆地区吃盐少,居民高血压患病率比沿海渔民要低。盐摄入量过多还会加重心脏的负担,引起水肿和充血性心力衰竭。同时,盐还能使胃黏膜受损,而胃黏膜的屏障功能一旦被破坏,胃溃疡、胃炎、胃癌发病率就会增加。盐还能增加肾脏的负担,肾炎患者必须减少盐的摄入量。小儿吃盐过多,也是导致上呼吸道感染的诱因。首先,高盐饮食可使口腔唾液分泌减少,溶菌酶也相应减少,有利于各种细菌、病毒在上呼吸道的存在;其次,高盐饮食后由于盐的渗透作用,可杀死上呼吸道的正常寄生菌群,造成菌群失调,导致发病;高盐饮食还可抑制黏膜细胞的增殖,使其丧失抗病能力。因此,我国营养学家们提出,每人每日食盐摄入量在 10 克以下为宜。世界卫生组织要求每人每日食盐摄入量应控制在 6 克以内(钠 2.4 克),也就是说三口之家每月盐的摄入量不能超过 540 克。但是,这个盐不仅仅指食用盐,它还包括酱油、咸菜、咸鱼、咸肉、咸蛋中的盐分。如果按钠的摄入量计算,儿童每日钠的适宜摄入量为 450～1 350 毫克,成人为 1 100～3 300 毫克。当然,在特殊情况下,如大量出汗、腹泻、呕吐时还是要注意适当补充钠盐。同样,在烹调中如果食盐超过了一定的限度,就会造成原料严重脱水,蛋白质过度变性,味道过咸,导致成品质地老韧干硬,不易消化。所以,无论从烹调的角度,还是从保障人体健康的角度,都应该严格控制食盐用量。《中国居民膳食指南》中也要求"吃清淡少盐的膳食"。

流行病学研究表明,胃癌高危人群的饮食中常含有过多盐。日本胃癌高发地区的居民经常摄入盐腌食物,有些地区食用的酱萝卜含盐量可高达 30％。日本各地胃癌死亡率与当地咸鱼摄入量、豆面酱的含盐呈正相关。而非洲当地居民不用食盐保存食物,则胃癌少见。哥伦比亚胃癌高发地区居民尿中氯化钠排出量明显高于低发地区。高发地区摄入钠盐较多,钾盐较少,钠/钾比值为 3.3,显著大于低发地区的 1.3。我国胃癌高、中、低发区 10 个县的调查结果表明,高发区每人平均食盐年摄入量为 9 千克以上,明显高于低发区的 4～7.5 千克。高发区用盐量较多,主要是用于盐渍食品。

病例对照研究提示,胃癌发病可能与高盐食物有关。日本 454 例胃癌患者平时摄入盐腌食物较多,美国 220 例日本移民经常食用咸菜、干鱼、咸肉者患胃癌的危险性最大。挪威 228 例胃癌患者咸鱼摄入量高于对照组,法国 163 例胃癌患者饮食调查发现,平日摄入食盐较多者胃癌相对危险性为 1.82。我国上海、北京、西安、沈阳、福州 398 例胃癌病人均与嗜好卤制食品明显相关。

动物实验证实食盐不致癌,除粗制食盐中可能含有硝酸盐外,食盐与胃癌病因的关系仍不清楚。用含食盐的米饭长期喂饲小鼠,可引起小鼠的胃腺萎缩,可能是由于饲料中长期摄入过多的氯化钠与碳水化合物,缺乏脂肪与蛋白质引起甾类激素紊乱所致,与人类胃癌起源有相似之处。在用 MNNG 与 NQO 诱发大鼠肿瘤时,若同时加入饱和食盐溶液,能明显增加 MNNG 诱发胃腺癌与 NQO 诱发前胃鳞状细胞癌。如在致癌物后再用食盐溶液则无此效果。可见食盐并非促进阶段的促进因素。在正常情况下,由于有胃黏膜与黏液的屏障保护作用,N-亚硝基化合物等致癌物难以进入胃上皮细胞,而高浓度的食盐溶液能降低胃黏膜多糖的黏滞性,损伤胃黏膜屏障,严重时会导致糜烂或溃疡,有利于致癌物的渗入,增强其致癌风险。

有学者通过实验研究发现,高盐饲料可促进化学致癌物诱发大鼠胃的癌变。咸肉和其他腌制食品中发现的 N-亚硝基化合物也可能与胃癌危险性相关。我国 65 个县的生态学研究中发现,咸菜与胃癌病死率之间呈弱相关。近年来发现,幽门螺杆菌感染和盐是胃癌的复合因素,当盐损伤胃黏膜上皮后,幽门螺杆菌才起促进癌变作用。因为研究发现,国际间胃癌发病率和病死率与幽门螺杆菌感染率之间呈显著性相关。

高盐食物可能为胃癌、食管癌等消化道癌症发病的危险因素,建议您养成吃清淡少盐的饮食习惯。

十九、高脂食物可诱发乳腺癌

对于高脂饮食的危害及诱发癌症的危险因素,在本书第三章已做了详细介绍。

据报道,目前城乡居民的饮食结构发生了巨大的变化,粮食的摄入量比过去减少了 25%～50%,而动物性食物、高脂食物、高糖食物的摄入量均有明显增加,尤其是脂肪消费量成倍地增加。由于动物脂肪和植物脂肪的摄入过多,已有 17.2% 的成人超重,或直接引起肥胖症。根据 2004 年的调查,我国约有 2 亿人体重超重,6 000 多万人患肥胖症。成人超重率为 22.8%,肥胖率为 7.1%。与 1992 年相比,成人超重率上升 39%,肥胖率上升 97%。上海市心血管病研究所对上海健康居民血脂水平进行调查,结果显示近年来高脂血症已成为又一种威胁我国人民健康的疾病。目前,我国血脂异常患者约 1.6 亿,成人患病率为 18.6%。美国营养学家的研究显示:体重比正常人重 10% 以上(超重)和正常体重者相比:患高血压的概率高 6 倍;患心脏病的概率高 1.5 倍;患糖尿病的概率高 5 倍;患胆结石的概率高 2.5 倍;患月经异常的概率高 3 倍;患膝关节炎的概率高 6 倍。45 岁以上的人体重如果已超过了正常标准的 10%,那么每再超过 1 千克,寿命就要减少 29 天。高脂饮食的危害就是使人们的体重增加,成为更多的肥胖者。有专家认为,肥胖者的体重如果减轻 10 千克,使糖尿病发生率减少 50%,空腹血糖水平下降 30%～50%;使总胆固醇下降 10%,三酰甘油下降 30%,低密度脂蛋白下降 15%,高密度脂蛋白提高 8%;使收缩压下降 10 毫米汞柱,舒张压下降 20 毫米汞柱;使心绞痛症状减少 90%,运动极限提高 33%;还可使总死亡率减少 20%～25%,糖尿病相关死亡率下降 30%～40%,与肥胖相关肿瘤的死亡率下降 40%～50%。

据国内外专家研究发现,动物脂肪和饱和脂肪酸水平的饮食可能增加肺、食管、结直肠、肝、胰、膀胱、肾、乳腺、卵巢、宫颈、子宫内膜、前列腺等癌症的危险性。其中,与乳腺癌的关系最为密切。

专家普遍认为,高脂肪饮食在乳腺癌形成过程中的促癌阶段起作用,膳食脂肪与超重及初潮年龄有关。肥胖和超重是绝经延迟的原因之一。国外有学者报道,绝经后妇女体重超过 70 千克者患乳腺癌危险性 2 倍于体重低于 60 千克的妇女。美国癌症学会公布的一项研究显示,女性在 18 岁以后体重增加的幅度与其后来是否患乳腺癌有很大关系。这项研究涉及 6 万多名女性。该研究表明,高中毕业后体重增加 10～15 千克的女性,患乳腺癌的危险性增加 40%。如体重增加 35 千克,则危险性上升至 80%。

国外流行病学学者曾对 22 国乳腺癌死亡率与每人平均脂肪消费量的关系进行分析,发现脂肪摄入量增高,乳腺癌死亡率也随之增高;又分析了 41 国的乳腺癌发病率与每人平均动物脂肪、蛋白质和碳水化合物消费量的关系也呈正相关。日本的研究发现,与乳腺癌发病率高度相关的首先是猪肉,其次为动物脂肪。

从时间趋势而言,美国从 1930 年之后,半个世纪内乳腺癌死亡率虽没有明显变化,但发病率从 60/10 万上升到 90/10 万。在此期间,人均脂肪消费量从每天 125 克增加到每天 156 克,其中主要是植物脂肪增加明显。1955 年之后,日本饮食日趋西化,饮食中动物脂肪供给量增多,人均脂肪消费从 1957 年每天 23 克上升到 1973 年的每天 52 克,乳腺癌的死亡率随脂肪的消费量上升而增加。日本人饮食结构改变的影响也反映在女性青少年的生长发育状况、平均身高、体重的增加方面,并有月经初潮年龄提前的表现。

有学者对英国 1928 年起的 50 年内乳腺癌危险性与饮食的关系动态变化研究发现,在第二次世界大战初期因战争影响,妇女对肉类、脂肪和食糖消费明显减少,谷类、蔬菜消费量明显增加,乳腺癌死亡率逐年降低;1954 年起肉类、脂肪和食糖供应恢复到战前水平,乳腺癌死亡率则继续降低;15 年后即 1969 年又上升到战前水平。这表明肉类、脂肪和食糖的摄取量对乳腺癌的影响要间隔 10～14 年后才慢慢显示出来。

有专家对某些特殊人群的生活方式或饮食习惯与患乳腺癌的危险关系的研究十分关注。印度孟买有拜火教徒 8 万人,占该市人口 1.7%,而乳腺癌的发病率是当地妇女的 4 倍,为信教女性全部癌症的 50%。拜火教徒的生活方式、饮食习惯比较接近西方,平时摄入肉类食物较多。美国加利福尼亚州临安息日会教徒除少数人终生素食以外,大部分平时牛肉、猪肉及家禽等肉类食品摄入远低于一般人群,信教妇女乳腺癌死亡率较低。35～54 岁和 55 岁以上年龄组乳腺癌死亡率分别只占当地同类人群的 74% 和 70%,从而证实了高脂肪、高蛋白质饮食与乳腺癌的发病有关。

高脂饮食与乳腺癌的关系,在动物实验研究中也得到了证实。早在近 60 年前的实验研究已证实,增加饲料中脂肪含量能提高小鼠诱发性或自发性肿瘤的发生率,而其他营养素如蛋白质、碳水化合物则无此作用。在用 DMBA 及亚硝式甲基脲(NMU)诱发小鼠乳腺癌过程中,含 10%～

20%脂肪饲料组乳腺癌发生率明显高于含 0.5%～5%脂肪的饲料组。用 DMBA 诱发大鼠肿瘤时,高脂肪饲料不但可使乳腺癌发生率增高,而且可使每只大鼠乳腺癌数目增多,诱癌时间缩短。给予饲料和 DMBA 时间顺序很重要,在给 DMBA 再喂高脂肪饲料组的发生率高于先喂高脂肪饲料组,提示高脂肪饮食对致癌过程的促进阶段起作用。当饲料中含不同类型的脂肪时,多不饱和脂肪酸组 DMBA 诱发动物乳腺癌的发生率明显高于饱和脂肪酸组,尤其是含多不饱和脂肪酸高的玉米油促进作用明显。富含亚油酸的不饱和脂肪酸的鲱鱼油可以抑制 DMBA 和 NMU 的致癌过程。

为了预防乳腺癌、肠癌等的发生,人们应尽量少吃动物性脂肪。植物油也不宜过量食用,每人每天的油脂摄入量应控制在 25 克(半两)。

二十、嗜甜食者易患癌症

糖类为人体所必需,它具有构成我们身体组织的功能、向机体提供热能及抗生酮作用,参与脂肪的氧化过程,糖类充足可起到节约蛋白质的作用,它还可以帮助我们的肝脏解除机体内各种毒素。

根据糖的分子结构,可将糖分为 3 大类:①单糖,包括葡萄糖、果糖、半乳糖。②双糖,包括蔗糖、麦芽糖、乳糖。③多糖,包括动物淀粉与植物淀粉、纤维、纤维素、糖原(肌糖原、肝糖原)。糖可以进一步分成内在的糖(含于植物性食物,特别是水果的细胞壁内)和外加的糖,如由甘蔗、甜菜、玉米和其他来源精制的糖。如果按颜色来分,又可分为红糖和白糖。从营养成分说,白糖不如红糖,红糖中含有的钙、钾、铁等矿物质比较多,而且红糖高钾低钠(13∶1),有预防高血压的作用。

适量的糖对身体有好处。现在人们吃甜食有越来越多的趋势,如甜饮料、甜点心、甜调料等,因而带来一种新的疾病,称为"甜食综合征"。那么,合适的量是多少呢?根据我国人民目前的饮食结构情况,营养学家建议:成年人一般每天从膳食中摄入 50 克糖就够了(日本规定成年人每天不超过 20 克)。现有大量材料足以证明,吃糖过多有害健康,易得癌症。正因为如此,有人称糖为"甜蜜的隐患",说是"甜多苦多"。多糖对人体的危害问题,是 1964 年开始在世界范围内被揭示出来的。近几年来,随着科学研究的深入发展,高糖食品对人体健康的危害越来越明白了。专家指出,吃糖过多,可造成以下危害:①吃糖过多,血液中的中性脂肪明显增多,可引起脂肪在脂肪细胞内沉积,导致肥胖症。进而诱发动脉粥样硬化、冠心病、高血压、脑出血及肾病。②吃糖过多,体内酸性物质必然增多,容易引起人体免疫力下降,会诱发反复感冒、扁桃体炎等疾病。③吃糖过多,容易引发胃酸增多,会诱发胃炎、胃溃疡、十二指肠溃疡、便秘、痔疮等胃肠道疾病。④吃糖过多,可促进胰岛素分泌增多,血糖增高、容易患糖尿病。⑤吃糖过多,会大量消耗体内的钙质和维生素 B_1,容易导致骨质疏松症、骨折、脊柱侧弯。其骨折率比不嗜糖者高 5 倍。⑥吃糖过多,儿童容易造成视神经炎及近视眼、远视眼。发病率比正常饮食习惯的人高出30％。⑦吃糖过多,会给口腔内的细菌提供生长繁殖的良好条件,这些细菌和残糖在牙齿表面和缝隙中形成黏性的酸性沉淀物,逐渐溶解牙齿表面的珐琅质,久而久之,形成龋洞。美国专家的研究认为,常吃糖或甜食的小儿,龋齿发生率高达95％。⑧吃糖过多,体内酸度增加,酸碱失去平衡,会促进体内细胞,尤其是脑细胞的衰老。

大量的临床与实验研究证实,多糖饮食及嗜糖、嗜甜食者易患癌症。流行病学和实验研究的证据提示,精制糖(特别是蔗糖)含量高的膳食可能增加结肠、直肠癌的危险性。在糖和富含糖食物的摄入量从每天 0 克增加至 60 克时,结肠、直肠癌和腺瘤性息肉的危险性增加 1 倍多。有专家研究还发现,糖的摄入量与胰腺癌和乳腺癌的危险性增加有关。

含精制糖多的膳食在人类肠道内通过较慢,粪便的总胆汁和二级胆汁排泄较慢,这增加了对肠道上皮的刺激作用。膳食中精制糖含量的增多可增加结肠、直肠癌的危险性。

日本材丰教授做过这样的实验:长期大量用白糖拌饲料喂小白鼠,结果小白鼠的癌症发病率比常规喂养的小白鼠高 8 倍。癌症的发生与缺钙也有密切的关系,这是因为人们大量食用白糖后,所产生的丙酮酸、乳酸等中间代谢物质可使机体呈现酸性状态,就需要钙、镁、钠等碱性物质与之起中和作用。据测定,每进食 10 克糖,需要消耗 3 升牛奶所含的钙。由于钙的大量消耗,不但导致了肌肉的硬化和张力的减弱,形成代谢紊乱,而且还会诱发某些癌症。平日嗜糖的人自身免疫功能减退,他们患癌的可能性要比普通人大4～5倍。有学者通过动物实验结果证明,饲以相同热能的饲料时,体重较重的大鼠各种癌症发生率均高于体重较轻的大鼠。人类流行病学资料则表明,身高体胖的妇女易发生乳腺癌,并且在乳腺癌根治手术后复发率也较高。肥胖与男性大肠癌之间也有相关性,胖子不但易得癌症,而且衰老较快。有专家认为,糖比烟和含酒精的饮料对人体的危害还要大。英国一位营养学家大声疾呼:"糖是一种白色的、纯粹的毒药!"这也许说得过分了点,但绝非危言耸听。他给人们敲响警钟,提醒人们不要长期、大量地食用糖类甜食。当然,对糖也要一分为二,过量易致癌,适量则能抗癌。动物实验证明,高碳水化合物或高血糖浓度有抑制化学致癌物对动物的致癌作用,这也许是个别学者的观点而另有学者认为高碳水化合物膳食的人易患胃癌。日本胃癌发病率很高,有人认为这与以大米为主食有关。虽然限制热能可以抑制人和动物肿瘤的发生。但应以不减少机体营养供给为前提,否则会造成机体衰弱,抵抗力下降,癌症就可能乘虚而入。

目前,有许多发达国家建议用富含整粒谷物和纤维的膳食来代替精制糖含量高的膳食。世界卫生组织建议膳食总热能的50％～70％应来自复杂碳水化合物(大米、小麦、玉米、马铃薯、豆类等),每人每日膳食纤维(主要指非淀粉多糖)的摄入量应在16～24克,这不仅有利于预防肠癌和乳腺癌等癌症,对预防高血压病、糖尿病及其他心血管疾病也肯定是有好处的。

二十一、勿饮受污染的水

地球上自从有了水以后,才逐渐有了生命。一切生命,无论动物、植物、微生物,离开水就无法生存。因此,我们说水为生命的摇篮。作为生命发展最高形态的人,更是离不开水。生命离不开水,没有水就没有生命。新生儿身体中的水占75%,随年龄增长水分逐渐减少,但成年人总体重中仍有60%左右的水。人体各部位无一不含水,而且水也贯穿于每个人的生理过程中。所以水的主要功能是构成身体组织,调节生理活动。饮用水的水质好坏,与人体的健康息息相关。

世界卫生组织(WHO)和世界各国对人们的饮水均有严格的要求,明确规定的基本要求有:水中不能含有病原体,防止传播疾病;水中不含有损害人体健康、急慢性中毒和影响子孙后代健康的有害物质;水的感官性状良好,能为饮用者接受。在这些基本要求中,以化学物质和毒理学要求与防止癌症的关系密切。其中,水中所含的砷、汞、铬、镉等元素,以及水中的氯化物与某些癌症关系比较密切。

如今,人们对水的需求和依赖也越来越高,人类在利用水造福自己的同时,产生了很多的污水。其中含有大量的致病或致癌的化合物。水污染的范围很广,可以说在地球上已经没有净土和洁净水,即使在北冰洋远离人类环境的海豹体内也含有越来越多的有机氯化物。因为水中的致癌物可由水生物富集,并经过食物链传递到人类,此时已是富集了成千上万倍。因此,水中的致癌物越来越为人们所重视。尽管工业发达国家的饮用水质被认为是当今最好的,但各种浸染使水中致癌物总量在递增。早在30年前,就有流行病学调查报告明确警告过,日益增多的各种自然和人为的污染饮用水,包含着潜在的致癌危险性。许多资料表明,处理过的饮用水中广泛分布着很多已经被证明或是可疑的微量致癌物。流行病学调查的证据进一步证实,受污染的水与癌症危险性有密切关系。

据报刊报道,冰岛居民胃癌发病率较高,其中有个小岛胃癌的发病率特别高,经多方研究表明,与饮用被油烟污染的水有关。据说因为小岛上无水井,居民饮水都来自从屋顶收集的雨水,而室内用煤和油生火取暖,油烟从屋顶上被雨水冲刷进入饮水桶,造成了饮水污染而致胃癌。

据研究证实,水中的致癌物质可降低细胞内脱氧核糖核酸复制的准确性,并可产生有缺陷的酶,使突变细胞进一步变为癌细胞。例如,水中含铍量高于正常,可使男性骨癌的死亡率升高,而对妇女乳腺癌、宫颈癌等死亡率也有影响。水中砷的含量高,与喉癌、白血病的死亡率有关。呼吸道癌的发病率,也随着接触砷的程度和工作年限而增加。水中镉的含量与直肠癌、食管癌等死亡有关,这是因为水中的镉进入人体后,可导致负钙平衡,并能与含巯基的蛋白质分子结合,降低或抑制了许多酶的活性。

水体中的致癌物多由工业“三废”污染而来,如各工厂每天向江河湖海排入大量未经处理的、含重金属和被污染的有毒有害的有机物废水;烟囱浓烟滚滚,地下堆积着大量的废渣垃圾,被风吹雨淋,冲入江河湖海,或渗入地下污染了水源。这些都会严重危害人的健康,增加人们患癌的机会,也会引起中毒及某些疾病。

人们饮用湖水、河水,或是地下水,都有可能遭受致癌物的污染。污染水的致癌物归纳起来有5大类:微生物微粒、放射性核素、固体微粒、无机溶解物和有机化学制品。

病毒、细菌和原生动物是饮用水中主要的致病微生物,通过饮水可以传染给人体。国内外的诸多证据表明,病毒、主要是乙肝病毒和疱疹病毒与人类的癌症有关。此外,还有大量旁证表明,由血吸虫所引起的慢性感染会导致膀胱的鳞状细胞癌,并可能导致肝脏、结肠、淋巴及其他部位的恶性肿瘤。

饮用水中所含有的无机物或有机物的固体微粒,分为泥沙、石棉微粒和有机物微粒3大类。其中,石棉被认为是人类呼吸道致癌物,饮用水中石棉的浓度确与肺、胆囊、胰腺、腹膜及其他部位的癌症有关。泥沙能吸附许多潜在的致癌媒介,从而帮助这些有害物质通过水处理系统。

在无机盐溶解物中,砷、铬和镍等金属被认为是人类的致癌物。有专家研究证明,饮用水中高含量的砷与人类皮肤癌有关。水中的硝酸盐来源于天然的和人为的因素,其中包括各种工业和农业污水及城市的雨雪水,并且由于硝酸盐在水处理中难以消除,天然的与处理过的水中的硝酸盐浓度通常相同。硝酸盐可能为准致癌物,因为硝酸盐氧变为亚硝酸后,可以不同方式转化成强有力的致癌物亚硝胺,主要与胃癌有关。

在饮用水所含的有机化学制品中,目前至少有 40 种以上已鉴定或怀疑为致癌物质,其中有数种肯定能诱发人类的癌症,氯化乙烯、苯和三氯甲基醚为最多见的 3 种。

饮用水污染与肝癌的关系最为密切。流行病学调查发现,国内几个主要的肝癌高发区有一个共同特点,就是居民饮用水质污染严重。例如,对广西扶绥、南宁等地居民饮用水的调查结果提示,饮用污染池塘水地区的居民肝癌发病率、死亡率较高。又如,扶绥肝癌高发区有 37.5% 村庄饮用池塘水,平均肝癌死亡率达 53.1/10 万;而相对低发的宁明县只有 5% 村庄饮用池塘水,平均肝癌死亡率为 8.4/10 万。有学者在南宁地区 14 县调查,饮用池塘水和深井水的人群肝癌死亡率分别是 39.7/10 万和 12.2/10 万,有显著差别。

广东顺德为桑基鱼塘区,地势低洼,易内涝积水,水质污染严重,结果导致居民肝癌高发。同一地区思平县用洁净井水或水库水,水质良好,肝癌发病率较低。江苏启东、海门的调查显示,饮用池塘水肝癌发病率最高,饮沟水者次之,饮河水者略低,而饮井水者最低。对启东居民进行的 10 年前瞻性研究结果表明,喝池塘水的肝癌发病率为 147.4/10 万,喝沟水为 76.6/10 万,河水为 48.7/10 万,饮浅井水为 18.9/10 万,差别非常明显。对不同饮水类型居民抽查乙肝病毒感染、黄曲霉毒素摄入量和营养素分配比例等情况,均未发现有明显差别,提示饮水污染可能是独立的致癌因素。

有学者曾对上海市崇明县 4 个肝癌死亡率不同的乡镇进行调查,并对 12 222 名 40 岁以上男性的前瞻性研究,经 5 年随访发现,饮用室外井水或宅沟水的人群肝癌发病率显著高于喝自来水和流动河水者。各组中乙肝病毒感染者的肝癌发生率明显增高。在非活动性感染的人群中,没有发现其他任何因素与肝癌相关。但在活动性感染的人群中,饮用不同的水则肝癌发病率明显不一样,提示该县室外井水和宅沟水中可能存在的某种致病因素,其单独存在时不发生作用,但与乙肝病毒感染同时存在时,显示出协同致癌或促癌作用。

广大读者在注意饮水卫生的同时,必须协助政府,搞好环境保护,保护好水源,让人人都能喝到清洁、卫生、安全的饮用水。

二十二、饮咖啡的功过

茶、咖啡和可可是世界三大饮料,后两种以西方国家饮用较多。人类饮用咖啡已有4 000年历史,特别是在一些经济发达国家,人们饮用咖啡很盛行。近些年来,包括中国人在内的东方人饮用咖啡的量正逐年增加,尤其受到白领阶层和追求时髦人士的青睐,大有与茶争高低之势。

咖啡营养很丰富,含有脂肪、蛋白质、咖啡因、碳水化合物、矿物质和多种维生素,对人的大脑皮质起兴奋作用。特别是疲倦的时候喝上一杯咖啡,可马上使人精神振奋。有人为了争取时间努力工作,常借助于高浓度的咖啡来刺激大脑和神经,以求提神驱困。其实,这样做弊多利少。据研究,人在饮高浓度的咖啡后,体内肾上腺素骤增,以致心跳频率加快,血压明显升高,并出现紧张不安、焦躁、耳鸣及肢体不自主的颤抖等异常现象。因此,长期饮用高浓度咖啡会影响健康。如果是应考学生或演员、运动员,在进考场、赛场前,喝高浓度的咖啡,则很可能因机体过度兴奋而失败。假如有心律失常等疾病,饮高浓度咖啡可加重病情。有冠心病、高血压的人,容易诱发心绞痛和脑血管意外。所以,饮咖啡忌浓度过高,以每杯咖啡的浓度不超过100毫克为宜。据报道,20%~30%的美国成年人每日要消耗500毫克的咖啡因——这是医生认为最大剂量的2倍。一杯咖啡约含136毫克的咖啡因,这就是说,4杯咖啡的咖啡因总数将达到544毫克。咖啡、茶、可乐饮料和各种形式的巧克力都是这种咖啡因的主要来源。在处方药和非处方药中也发现了咖啡因。过去10年进行的研究显示,咖啡因服用者引起心脏病的危险性平均要比一般人高100%。所以,有很多理由可以要求停止饮用咖啡这种麻醉性饮料。咖啡中的咖啡因同属吗啡、可卡因和士的宁等化学物的碱族,多饮肯定有害。

很早以前,就有人对咖啡的安全性提出质疑,后来许多学者从不同侧面进行研究,使问题逐渐明朗。据研究资料证实,咖啡容易导致膀胱癌、胰腺癌。

20多年前,哈佛大学公共卫生学院一位专家曾宣称咖啡中有一种未知作用的物质,使消费者和膀胱癌之间相关,男性25%和女性50%的膀胱癌患者与饮用咖啡有关,即使每天只饮用1杯咖啡的妇女,患膀胱癌的危险性也比不饮用者高2.5倍,因此认为咖啡不能饮用。随后又发现大部分膀胱癌患者是饮用咖啡者,只有极少数患者很少饮用或不饮用咖啡。

有学者在美国进行了为期 5 年的流行病学调查发现,美国胰腺癌的发病率和死亡率均有上升趋势,每年死亡的 2 万多名患者中,至少有 50% 是因为饮用咖啡所致。经常饮用咖啡者患胰腺癌的可能性是不饮用者的 3 倍。因此,多数学者认为,咖啡是具有潜在致癌作用的饮品。

所有的这些研究和调查结果,在咖啡消费者中引起了震动,并影响到咖啡的生产和销售。人们要求对咖啡的安全问题有明确的认识和肯定的结论。美国科学院的饮食、营养与癌症委员会综合了当时有权威的有关咖啡与癌症关系的研究论文,并公布于世。他们认为,咖啡与膀胱癌之间的关系是否为因果关系难以确定。有 3 项研究发现,饮用咖啡与胰腺癌发病有关。有些研究发现,其他器官发生癌症也与饮用咖啡有关,但也有研究结果不支持这些结论。有人认为,炒咖啡豆中可能含有中等强度的致癌物。动物实验发现,咖啡中某些成分有增强致癌物的作用。

从以上研究报告中不难看出,对于咖啡是否致癌当前的研究还不能下定论。但越来越多的事实证明,咖啡因确实是有毒物质,对心血管和神经系统肯定有毒性作用。经常饮用咖啡的人血胆固醇含量增加,同时游离脂肪酸、血糖、乳酸、丙酮酸的浓度升高,可加快动脉粥样硬化,并引起高血压病和冠心病,刺激胃酸分泌,加重胃溃疡的病情。咖啡因在体内可破坏 B 族维生素,即使饮少量咖啡因也会发生这种作用。而科学家已经一致认为:B 族维生素对膀胱癌及其他癌症的预防有重要作用,B 族维生素缺乏可能是咖啡因引起癌症的方式之一。

有人建议饮用去咖啡因的咖啡，其实除去咖啡因的咖啡也不是理想的饮品，因为在咖啡因减少的同时，又增添了高浓度的三氯乙烯、三氯甲烷，这是威力很大的肝脏致癌物质。有香味的烧烤过程将咖啡中的油转换成危险的反式脂肪。

鉴于咖啡有可能导致膀胱癌和胰腺癌，所以建议不要过量饮用，更不要饮用过浓的咖啡，购买时要选用含咖啡因量低的产品。

长期大量饮用咖啡因可产生依赖性，劝君应少饮咖啡。如果您没有饮用咖啡的习惯，没有必要赶时髦去尝试。如果感到生活中不饮咖啡不行，不妨喝些绿茶来代替。

二十三、喝烫茶热粥易致癌

在我国西北地区的一个小县城里，很多家庭中的男主人都先后患了口腔癌，而家庭主妇患病者都很少。这是什么原因呢？是否是妇女具有抵抗口腔癌的潜在因素？后经专家实地调查发现，在这个地区的不少家庭中，男主人是一家之主，连喝汤也总是由他先喝。结果，他总是先喝到刚刚端上桌子的热气腾腾的汤，天长日久，男主人患口腔癌的易感性就自然增大了。

在我国河南、山西农村等食管癌高发地区，很多人喜欢喝烫粥，一碗冒着热气的烫粥，不用下饭小菜，在门口一蹲，咀嚼程序也免了，几口很快喝下肚。此粥的温度一般在

70℃～80℃,结果引来了食管癌的高发,许多人家都有人得"噎膈病"(食管癌)。

伊朗北部和哈萨克、土库曼、乌兹别克等癌症高发区人群也有饮热茶的习惯,饮茶温度高于低发区。日本山区每天喝热茶、热粥的人群患食管癌的危险性比不喝热茶、热粥的人群增加 1 倍。波多黎各的食管癌病人中喜欢喝热咖啡者多于对照组。

吃太烫的食物还会引起其他部位的癌症。东京大学的研究结果表明,长期食用太烫的饮料和食物可以导致咽癌、食管癌、胃癌及口腔癌。世界知名的艾罗拉博士在日本北方癌症发生率较高省份调查发现,当地居民普遍有"吃太烫的饭,喝太烫的汤和茶"等不良习惯。

为什么经常喝烫茶、吃热粥的人容易得食管癌等癌症呢? 这是因为太烫的饮料和食物能损伤柔嫩的口腔黏膜、舌头、咽部及食管黏膜,引起炎症和黏膜上皮增生,甚至黏膜溃疡。时间一长,食管和胃黏膜、舌头的表面烫伤会引起脱皮、水疱等变化。我们知道,食管和胃的黏膜比体表其他部位娇嫩得多,耐受温度为 50℃～60℃,如食物、饮水超过这个温度,黏膜就会被烫伤。为了修补被损伤的黏膜,上皮细胞便要加快增生,经常喝烫茶、烫汤、烫粥,就会使损伤的黏膜尚未完全修复又被烫伤。如此反反复复,久而久之,口腔黏膜、舌头、咽部及食管黏膜就会发生增生性病理改变,从而诱发癌症。倘若食物中存有某些致癌物质,烫伤的黏膜对致癌因子的吸收会加快,更加促进了癌变的进程。

当前,很多人喜欢吃火锅,我们在吃火锅时,如果性子太急,吃得太快,进食过烫的菜肴,再加上很多火锅都以麻辣调料为底料,也同样容易损伤口腔、食管及胃黏膜,同样可以诱发癌症。

二十四、嗜酒会致癌

酒在世界各国人民的生活中占有重要地位。我国酿酒历史十分久远,可以追溯到原始社会,流传至今,方兴未艾。对于酒之功过,古今中外的评说众多,对于嗜酒成性、酗酒成瘾者,人们想到的往往是饮酒误事,如酒后开车,撒酒疯,或者酗酒后引起胃出血、血压增高、脑卒中等。大多数人可能都忽视了酗酒的另一个危害性,即酗酒也能致癌。明代著名医学家李时珍在《本草纲目》一书中认为:"酒,天之美缘也,而曲之酒,少饮则活血行气,壮神御寒,消愁遣兴;痛饮则伤神耗血,损胃亡精,生痰动火……若夫沉湎无度,醉以为常者,轻则致疾败行,甚至丧邦亡家而陨躯命,其害可胜言哉。"这样评价酒的功过,说得合情合理,比较中肯。

我们认为,逢年过节,亲朋贵宾所至,或喜庆临门,心情格外欢快,纵然饮上几杯,也无可非议。适度饮酒确能增进人体的血液循环,兴奋神经,焕发精神。但是千万不要忘记,对饮酒若不加以节制,长期大量地狂喝滥饮,一醉方休,便会导致许多疾病。例如,酒精性心肌病、酒精性痴呆、酒精性肝硬化、酒精性脂肪肝、癌症等,都与饮酒有关。近年来,大量流行病学调查资料及动物实验的结果表明,饮酒与癌症的发生有一定关系,尤其经常酗酒与癌症密切相关。

据统计,归因于饮酒所致癌死亡的占 3%,表明酗酒是癌症发生率和死亡率增加的主要原因之一,仅次于吸烟。

嗜酒者容易患哪些癌症呢? 长期大量饮酒的人首先好发头颈部癌,如食管癌、喉癌、咽癌、舌癌及其他的口腔癌。在 1964 年,世界卫生组织通过调查研究就做过如下的结论:酒精饮料的过度消费与口腔癌、喉癌及食管癌有关。之后,许多国家众多学者的研究资料均证实了这个观点。酒的致癌作用可以认为是酒精反复刺激所引起,但不能排除致癌物的影响。

酒精经消化道吸收进入肝脏,直接影响肝脏,容易导致肝癌。酒精中毒、黄曲霉毒素及肝炎病毒所致肝损伤都可以引起肝硬化,然后在此基础上发生肝癌。但确有少数病人事先并未发生肝硬化就发生了肝癌。在这种情况下酒精有可能就是致癌物。

长期饮酒或饮酒过量,为什么会导致癌症的发生呢?为何能增加某些癌症的发病率和死亡率呢? 专家们总的意见倾向是:酒可以促使已经间变的细胞发生癌变,增加人体对癌症的易感性。有学者认为与以下原因有关。

1. 抑制人体的免疫功能

人体免疫系统是机体的护卫军,其功能正常时能有效地抵抗、消灭外侵的细菌、病毒,并能消除外来的有毒物质及机体内的代谢产物。大量的实验和临床研究已证实,人体的免疫功能在癌症的发生、发展中占有重要地位。不少人可以长期带瘤生存而不恶化,便是有力的佐证。嗜酒或酗酒者身上可表现出广泛的免疫异常状况,主要是体液免疫和细胞免疫受到损害,抑制了免疫功能,从而诱发癌症。

2. 酒精会活化致癌物质

有专家给实验动物饲喂酒精,发现致癌物在动物体内可转化成致癌活力较强的形态。这是由于长期的酒精摄入能在组织中诱导生成一系列的酶,这些酶类能够使没有活性的致癌原产生诱变活性,从而使基因发生致癌性改变。

3. 酒精中有致癌物、辅助致癌物或促进剂

在白酒生产的发酵或蒸馏过程中,会产生一些化学物质,如亚硝胺、杂醇油、3,4-苯并芘、苯并蒽等,这些物质有致癌作用。10多年前,芝加哥 WLS 电视台的广播员罗伯塔·巴斯金宣称,啤酒中可能含有亚硝胺这种致癌物,当时引起了社会广泛的关注。后经美国科学家实验证明,大多数常见牌号的啤酒确实含有明显数量的亚硝胺。巴斯金计算出美国人从啤酒中获得的亚硝胺远比咸肉多,因为美国人对啤酒的消费量远大于咸肉。不久后,研究人员解开了这个谜团。原来亚硝胺的来源是用来制造啤酒的麦曲,在使麦曲干燥时会产生亚硝胺。美国食品与药物管理局为此对啤酒和麦曲的亚硝胺含量规定了一个限度,啤酒酿造师更改了制造麦曲工艺,很快便使美国的啤酒符合了要求,从而消除了群众饮用啤酒会致癌的顾虑。

4. 引起营养不良

酒精并无营养,但被血液吸收后能产生热能,致使饮酒者的食量减少。据分析,50毫升白酒约含有 627.6 千焦的热能,250毫升啤酒约含有 418.4 千焦的热能,两小杯果酒

则含有418.4千焦以上的热能。长期饮酒者,尤其是长期以酒代饭者容易出现营养不良,特别是缺乏维生素 B_2 和微量元素。维生素 B_2 缺乏可引起皮肤角化和消化道黏膜变性、增殖,甚至癌变;微量元素缺乏也会致癌;营养不良使机体抵抗力下降,减弱人体的解毒和生物转化功能,从而增加人体对致癌物的易感性。

5. 物理因素的损伤

含酒精度高的烈性酒(酒精度在60℃左右的酒)还会损伤食管黏膜,可刺激、破坏食管等处的黏膜屏障。引起食管黏膜增生和食管炎,增加癌变的机会。酒精也会刺激或损害胃黏膜而诱发胃癌。

6. 酒精损伤肝脏

长期嗜酒或酗酒者,酒精可直接损伤肝细胞,从而影响体内的化学解毒作用,并可使体内的染色体畸变率升高,容易造成酒精性肝纤维化或肝硬化,进一步增加致癌物的溶解度,使致癌物与人体细胞的接触机会大大增加。

7. 增加雌激素

长期饮酒会导致妇女雌激素大量增加,这是女性饮酒者易患乳腺癌的重要原因之一。

一个嗜酒又嗜烟的人,正所谓"双管齐下",好比火上加油,雪上加霜,患癌症的危险性会更大。国际癌症研究会阿伯特·图恩斯博士等发现:一个烟瘾很大(1天1盒以上),但饮酒适度(1天不超过半升)的人,患癌症的机会为烟酒都很适度(吸烟1天不超过10支)的人的5倍;一个吸烟适度,但饮酒过多（1 天 1 升以上）的人，患癌的机会则要高出 18 倍，烟、酒两者都很重的人，患癌的危险性则高达 44 倍。美国酗酒与中毒全国研究协会曾发出警告："酒与烟的相互增效作用增加了患癌的危险。"有专家研究表明，每抽一口烟，至少要吸进 4 000 种化学物质，其中包括有毒的氢氰化物、一氧化碳、二氧化碳等，而这些都是已知的致癌物质。这些在烟雾中含有的化学物质，在吸烟者的嘴、鼻、喉、肺部沉淀为一层焦油（医院 X 线胸透摄片医师反映：吸烟多而时间长的人肺是黑的，肺纹理是增多的），成为潜在的致癌因素。吸烟的人常常口渴，当他们以酒解渴，喝大量的啤酒时，便把这层烟垢冲进胃肠道内。酒精对致癌物质起着溶解的作用，溶化了焦油中的烟毒，使致癌物质易于通过黏膜进入人体，使人容易患食管癌、胃癌、咽喉癌、唇癌、舌癌、肺癌及肝癌等。

另有报道，国际癌症研究中心在法国的调查发现，每天摄入酒精 40 克以下、吸烟 9 支以下的男性食管癌相对危险性为 1，每天摄入酒精 120 克以上、吸烟在 9 支以上者相对危险性为 49.6；而每天摄入酒精 120 克以上，同时吸烟 30 支以上者相对危险达 155.6。提示饮酒多、吸烟多者患食管癌的危险性成倍增加。

饮酒的致癌作用，与酒类中所含酒精的多少、酒的质量、酒的种类、酒的消耗量与酒龄均有密切关系。日本前瞻性研究提示，经常饮用当地酿制的烧酒、威士忌酒的人患癌症的危险性大于饮啤酒、葡萄酒者。美国、波多黎各等国家的研究也发现，饮大量威士忌者发病危险性大于饮啤酒者。

法国西部居民常饮高酒精度的苹果白兰地,该地区居民的癌症发病率就比其他地方不饮此酒者高得多。酒的消耗量与许多癌症的发病有关。日本 46 个县中,男性食管癌与烧酒和威士忌的销售量有关;法国红葡萄酒增加胃癌的危险度;夏威夷少数民族中,啤酒的消耗量主要与舌癌、口腔癌、咽喉癌、食管癌、胰腺癌、肺癌和肾癌等癌症有关;在美国大陆,啤酒与结肠癌,特别是直肠癌关系十分密切。在 314 名男性结肠癌病人中,大部分是啤酒的嗜好者。1.2 万名挪威中年男性中,饮酒的量和次数与结肠癌之间有密切关系。以上各种调查结果是一致的。在 20 个国家中,啤酒的消耗量与结肠癌之间的相关系数为 0.78,而且许多啤酒中含有已知的致癌物二甲基亚硝胺。日本在 1969—1975 年期间,对 9 924 名嗜酒而住院的患者进行了为期 7 年的追踪发现,口腔癌和咽喉癌的发病增加了 2.6 倍。我国古代医书中早就认为烈性酒"老白干"是引起食管癌的原因之一。世界卫生组织的结论是过量饮酒者口腔、喉和食管癌的发病明显增高,美国的病例对照研究也得出了同样的结论。习惯使用烈性酒漱口的人,口腔癌发病率明显增高。中非国家是食管癌的高发区,当地人一向饮用玉米酒,而玉米中含有亚硝胺类化合物,说明食管癌的高发与玉米酿的啤酒有关。以上资料表示,啤酒中可能含有致癌物,在与酒精同时存时,可引起食管癌的发生。

适量饮酒一般不会导致癌症。那么什么是适量饮酒呢?美国癌症研究所和食品与药物管理局对此曾有过一番争论,有人认为每天少于 3 杯,有的同意每天 1～2 杯作为适当的量。那么,1 杯是什么概念呢? 根据美国人的习惯,杯(玻璃杯)有大杯和小杯之分,大杯用来喝果子酒、啤酒,小杯用来喝烈性酒。1 大杯果子酒约等于 118 毫升,含酒精 11克;1 小杯烈性酒约等于 44 毫升,含酒精 14～18 克。所指的每日饮酒不超过 1～2 杯,即指大杯的果子酒和小杯的烈性酒均不超过这个量。我国居民通常喝的是啤酒、白酒、黄酒和果酒,易拉罐啤酒每日 1 罐(1 罐相当于 355 毫升),果酒、黄酒 0.2 千克(200 毫升)以内大致上是安全的。但是,烈性白酒应该要远远低于这个数量,当然也要因人而异,偶尔少量喝喝,每次喝个三四成时也是无妨的。

有人认为,饮烈性酒有害,而饮低度酒或啤酒应该没关系。其实不然,1979 年有詹森等专家调查丹麦一家啤酒厂的工人,这家啤酒厂每天向每个工人免费提供 1 千克啤酒,作为劳动福利的一部分。这个量超过了丹麦男性平均日消耗啤酒量。比较啤酒厂工人和其余人群的癌症发病率,可以看出啤酒厂工人中食管癌、喉癌、肺癌和肝癌的发病率比厂外的工人要多很多,其中喉癌增加 10 倍,食管癌增加 25倍。从而说明长期大量饮用啤酒一类的低度酒同样有致癌的危险性。

为了身体健康和防癌,劝君饮酒应节制,切勿长期狂喝滥饮、一醉方休。

二十五、烟草是癌症的推手

烟草并非食品,与营养更不搭界,对人体健康有百害而无一益。但是,当烟草进入人类的生活中,就被"瘾君子"们当作食品看待,甚至有人宣称"宁可三日无饭,不可一日缺烟"。在这里,我们姑且将烟草作为一种致癌的"食品"加以介绍。

根据大量科研资料表明:烟草中含有尼古丁、一氧化碳、吡啶、亚硝胺类及多环芳烃等40多种有毒物质,是致癌的重要因素,而且还会引起呼吸系统疾病和心脑血管疾病。我国有4亿烟民,居世界第一。据专家们分析,21世纪危害中国人健康的第一大敌可能是吸烟。从现在起如再不采取有效控制措施,再过30年,中国将有200万人死于与吸烟有关的疾病。

多数学者认为,吸烟与肺癌有密切关系,每天吸20支者年死亡率为53.3/10万,吸烟者口腔癌、喉癌的发生率是不吸烟者的10余倍。吸烟引起的膀胱癌、肾癌、前列腺癌、皮肤癌等癌症者也为数不少。

吸烟给人类带来了无法估量的多种损失。巴西是世界上烟草生产和出口大国之一,每年产烟草近40万吨,其中一半出口。烟草种植和加工业每年为巴西带来可观的金钱,但也带来了巨大的灾难。国内3 000多万烟民即是1例。据该国卫生部统计,巴西每年癌症患者达数十万,其中因吸烟和与吸烟密切相关而患癌症的人约占癌症患者的1/3,政府卫生部门每年用在预防和治疗肺癌或其他肺病的费用就达10亿美元,而大约10万人死于吸烟所引发的各种疾病。

每支卷烟燃烧后,平均可产生0.22毫微克的乙萘胺,若每天吸烟40支,吸入量可达0.008微克,此量可使膀胱癌的发病率增加 1 倍。香烟和雪茄中含有多种亚硝胺,烟中亚硝胺的含量与烟叶中硝酸盐含量明显有关,高含量的亚硝酸盐可以大幅度增高亚硝胺的含量,吸烟间歇中进入空气的烟比吸烟者直接吸入的烟含量高 10～20 倍的 N-硝基化合物和高 10～40 倍的其他挥发性亚硝胺。烟草烟中含有多环芳香烃,根据美国"吸烟与健康"一文报道,直接吸入的烟中含有 3,4-苯并芘强致癌物质,而间隙进入空气的烟中的 3,4-苯并芘含量比主动吸入者的含量要高 3.4 倍,可见"二手烟"的危害之大。

有人问"有的人整天吸烟为何不得肺癌?"这与各人体质不同有关。烟雾中引起肺癌的致癌物主要是 3,4-苯并芘类,它必须经过人体内一种叫烃化酶的物质加工处理才能产生致癌作用。这种酶活力高者容易发生癌症,而活力低者就不容易患癌。另外,这里还有个统计学问题。流行病学调查需要大样本,而一个人接触的对象毕竟有限。你认识的 100 位吸烟者中只有 10 人得了癌,并不能简单地认为肺癌的患病率为 10%,而经统计成千上万的人才能得到准确的结论。有人问:"不吸烟者为何也会得肺癌?"吸烟虽然是肺癌的主要病因,但并非唯一病因。与其相关的因素至少还有:职业致癌因子、空气污染、电离辐射、饮食因素、病毒感染、真菌毒素、内分泌失调、家族遗传等。肺癌的发生是多因素共同作用的结果,不吸烟不等于没有被动吸烟,不等于没有接触到其他的致癌因素。肺癌分为 4 类,其中最常见的鳞癌与吸烟关系最密切,患小细胞癌者多有吸烟史,不吸烟者的肺癌多为腺癌和大细胞癌。还有人问:"有的人被动吸烟为何会得肺癌?"吸烟是室内空气污染源之一,据研究资料,在一个15平方米的居室内,同时有两人连续吸烟2支以上,其释放出来的焦油、尼古丁、一氧化碳、烟碱、多环芳烃、吡啶、亚硝胺类等有毒有害物质,超过正常大气允许含量的4~5倍,最高时可达到17倍。有学者调查发现,夫妇中只要有一个人大量吸烟,另一个人患肺癌的危险性就会大大增加。这是因为香烟烟雾中致癌物的含量比吸烟者自己吸入的要高50倍以上。调查还发现,不吸烟的女性与吸烟者结婚,其患肺癌的危险性为与不吸烟者结婚的人的2.5~3倍。虽然被动吸烟只吸入少量烟雾,但其中的毒性化学物质的含量是可观的。可见,被动吸烟者也易得肺癌并不奇怪。

据世界卫生组织统计,全世界每年约有250万人,即平均每13秒钟就有1人死于吸烟引起的各种疾病,并预测到2010年,西方国家女性吸烟者的肺癌死亡率将大大超过其他癌症。并发现吸烟对Wihn瘤、急性淋巴性白血病及非霍奇金淋巴瘤的危险性也有所增加。对一个吸烟者来说,减少癌症的最好办法是戒烟。一个有20年吸烟史的人,如果停止吸烟,他患肺癌的可能性在10年后大大降低,10~15年后的危险性就与那些未吸过烟的人一样了。我国是烟草王国,烟草的产、销量均居世界首位,烟民大军占世界吸烟总人数的1/4。所以,控制吸烟和劝导戒烟是一项全民的极其艰巨的历史任务。

在一些国家,老百姓有咀嚼烟丝的习惯,瑞典人从1600年就染上吮烟屑的陋习。他们把烟叶屑弄湿,压紧后再装进小纱布里头,使用时将烟屑纱布球置于上嘴唇与牙龈之间吸吮,如此无须抽烟也可获得尼古丁提神的效果。目前,仍有约80万人嗜好此道,并视为国粹。

在嚼烟习惯普遍的地区,口腔癌发病率非常高。流行病学调查发现,在上述地区,实际上每个口腔癌病人都是嚼烟者,癌症几乎都发生在保持烟块的口腔一侧。嚼烟同时又嚼槟榔者,患癌症的危险性更大。在非洲、东南亚一些国家及我国的台湾、海南等地为口腔癌的高发地区。经流行病专家调查,与这些国家和地区的居民喜嚼槟榔有密切关系。用槟榔碱涂抹田鼠口腔颊囊,发现田鼠食管发生增生损伤;用槟榔水提取物给大鼠皮下注射,每月1次,每次12毫升,72周后全部动物均发生恶性纤维间质瘤,因而认为槟榔碱的水解产物可能是致癌物质。隶属于世界卫生组织的国际癌症研究中心在2003年8月7日确认槟榔为一级致癌物。所以,嚼槟榔是一种坏习惯,应废弃。凡是嚼烟时间越长,常嚼槟榔或含烟块过夜者,发生癌变的可能性越大。

烟草是癌症的头号推手,是健康的大敌。控烟是利泽千秋的事业,戒烟是千万亡灵的忠告,让我们共同来还地球一个明朗清洁,还自己一个健康的身体吧!

二十六、慎吃多味瓜子

在人们茶余饭后吃的休闲小食品中,多味瓜子受到不少人的青睐。

多味瓜子一般是用葵花子在加工时添加了香料、香精、糖精、食盐等调味品炒制而成。偶尔吃一些可能对身体健康并无大碍，若经常食用或大量食用则对健康不利，且有诱发癌症的可能。

在小茴香、大茴香、桂皮、花椒等天然香料中，均不同程度含有一种叫黄樟素的有毒物质。黄樟素已被证实具有致癌作用，长期食用或一次摄入过多，容易引起肝癌。有些多味瓜子使用的是人工合成香料和糖精。人工合成香料是从石油或煤焦油中提炼而成，对人体更具有不良反应和致癌因子。糖精有可能诱发膀胱癌等癌症，应尽量慎用或不用。目前，市场上的炒货大多为个体户炒制，对其配方及工艺无从监督和管理，危害性更大。所以，多味瓜子虽然香脆，但不宜多吃，也不宜经常食用。

目前，在南京、安徽市场上还有一种卖相好、颜色鲜亮、品种繁多的瓜子，这种瓜子摆放时间长，不容易受潮变软。这种瓜子大多出自黑作坊，炒制过程中加入了大量的明矾、滑石粉和工业盐等工业原料。这种瓜子吃多了也肯定有诱发突变的可能，对健康十分不利。

二十七、不能吃"鸡屁股"

老百姓俗称的"鸡屁股"上有个"腔上囊"，囊内腔壁上充满了数以万计的淋巴细胞，其中有吞食力很强的巨噬细胞等物质，对鸡的健壮成长起到保护作用。

人们如果食用鸡屁股后，往往会引起轻度的食物中毒和埋下致癌的祸根和隐患。但也有一些动物学家则认为，无论是腔上囊还是尾脂腺，从来都没有根据可以证明它有"埋下致癌祸根"或"致癌隐患"的作用。在有争议的情况下，当然还是以不吃"鸡屁股"为好。

鸡为大众化的滋补佳品，当您在制作各式美味鸡肴时，把鸡屁股割掉，以防万一。同样的道理，鸭屁股也是不吃为妙。

二十八、忌吃用沥青、松香、石蜡煺毛的畜禽

目前，农贸市场上出售的猪头、猪蹄、鸡、鸭等家禽、畜肉成品及半成品，表面大多洁白光亮，杂毛及小绒毛都褪得十分干净。根据多次电视曝光，这些个体加工作坊都是用沥青、松香、石蜡进行煺毛，他们把猪头、猪蹄及宰杀后的鸭子放进熔化加热的沥青锅中，待粘一层沥青糊后捞出来，再放入冷水中冷却，然后剥去沥青，皮肉上的小毛便随之轻而易举地扯得干干净净。这些看似省时省力的加工褪毛方法却对身体健康不利，且易污染食品，诱发癌症。

沥青，俗称柏油，它是有机化合物的混合物，呈黑色或棕黑色，胶状，有天然的，也有从分馏石油或煤焦油中得到的，成分不尽相同，可用来铺路面，作建筑物防水材料、防腐材料和电气绝缘材料。松香，是松脂蒸馏后剩下的物质，为固体，透明，质硬而脆，呈淡黄色或棕色，是油漆、肥皂、造纸、火柴等的工业原料。石蜡，是从石油中提炼出来的白色或淡黄色的固体，供制造脂肪酸、高级醇及蜡烛、绝缘物、药剂等使用。

以上 3 种化学物质共同的特性是遇热后熔化为黏汁，高热时可以燃烧。这些东西都是有毒的。它们当中含有各种有机性挥发物，能够刺激人的皮肤和其他器官；都含有多环芳烃，有很强的致癌作用。在煤气厂、炼焦厂、钢铁厂和燃料厂的工人多与沥青和焦油接触，他们的沥青疣颇为多见。那些与沥青有关的职业，如浸制枕木、连接排水管、建造储气罐、制造沥青纤维管和屋面材料、制造油毡、碳电极和石墨坩埚等，其工人健康受到影响，肺癌（也可能为膀胱癌）发病率增加。用沥青、松香、石蜡加工家禽、畜肉时，会严重污染被加工的肉食，使其沾染上致癌物质。有学者将新鲜牛奶装入涂有石蜡的容器中，1 小时后，石蜡中的 3,4-苯并芘可全部或大部分转移到牛奶中。个别食品厂在逢年过节时，包装盒装点心，常用石蜡油封粘包装封皮，这样不但污染了空气，损害了工人的健康，而且也污染了食品。人们吃了这些被污染的食品，容易导致癌症的发生。

个体卤菜加工摊贩及食品厂老板，应以职业道德为重，应人工用镊子拔掉家禽及畜肉上的毛，不要怕费事而用沥青、松香、石蜡褪毛。广大消费者也应提高自我保护意识，购买家禽、畜肉成品时应选择大型超市及正规生产厂家的产品，因他们进货渠道及加工工艺比较规范，有一定的质量管理标准。

二十九、警惕果蔬上残留的农药

近 50 年来，由于各种农药、化肥、除草剂、催熟剂等大量化学物质的广泛使用,一方面对大幅度地提高农产品产量和质量起了重要的保证作用,另一方面也引起了世界性的污染,使地球上许多地方很难找到真正干净的物质,形成了公害。特别是造成了对食品的污染,其污染的渠道主要有:通过喷洒直接污染食品;通过对土壤、水和空气的污染,使许多动、植物体内都含有一定数量的农药。我们知道人类食品都是来自动物和植物,动物又以植物或更小的动物为食料,因此农药可间接污染食品。这些残存的农药可经过"食物链"进入人体,逐渐蓄积。所谓食物链是指在生态系统中,由于摄取食物的关系,把多种生物联系在一起。一种生物以另一种生物为食,另一种生物又以第三种生物为食,以此类推。这种食物关系相互连接,像铁链子一样一环扣一环,形成一个以食物为锁链的连接关系,俗称"食物链"。

据报道,我国目前生产和使用的农药大致分为以下 5类。人们一旦食入农药超标的蔬菜和水果,不仅会对身体带来巨大伤害,还能致癌。

1. 我国使用的农药种类

(1)有机磷农药:属磷酸酯类或硫代磷酸酯类化合物,它是应用最广泛的农药。有机磷农药中毒分为急性和慢性,短时间内食入、吸入或皮肤接触大量有机磷农药,都会出现急性中毒症状,主要临床表现如下。

①毒蕈碱样症状。恶心、呕吐、腹痛、腹泻、多汗、流涎、视物模糊、呼吸困难。

②烟碱样症状。肌纤维颤动,以后发展为全身抽搐、呼吸麻痹而死亡。

③中枢神经系统症状。头痛、头昏、乏力、嗜睡、抽搐、昏迷、中枢性呼吸衰竭而死亡。长期少量接触有机磷农药会出现慢性中毒症状，表现为神经衰弱综合征，如头痛、头昏、乏力、恶心、食欲缺乏、视物模糊。

（2）氨基甲酸酯类农药：这类农药属中、低毒性农药，可经呼吸道、消化道侵入人体，也可经皮肤、黏膜缓慢吸收，中毒症状与轻度有机磷农药中毒相似，可出现头痛、头昏、乏力、恶心、呕吐、流涎、多汗及视物模糊。一般情况下症状较易恢复，如大量经口中毒严重时，可发生肺水肿、脑水肿、昏迷和呼吸抑制。

（3）杀虫脒：它是经皮肤吸收或口服中毒的农药，其致死机制主要以直接的麻醉作用和直接损害心肌、血管平滑肌，以及形成严重的高铁血红蛋白症造成的缺氧而加重组织器官的损害。轻者表现为头痛、头昏、精神萎靡、四肢无力、恶心、呕吐；重者则表现为嗜睡、皮肤黏膜发绀、尿频、尿急；更甚者昏迷、明显发绀和血尿。

（4）溴氰菊酯：它也是经皮肤吸收或口服中毒的农药，中毒症状主要表现为皮肤刺激、烧灼感、红斑、丘疹；神经系统症状表现为恶心、呕吐、腹痛、头痛、头昏、乏力、肌肉跳动、流涎、视物模糊。死亡原因为抽搐大发作和昏迷。

（5）百草枯：它同样是经口服或皮肤吸收中毒的农药，其毒性非常强，不但损害肾小管，导致蛋白尿、血尿，引起肾功能损害，而且极易引起进行性呼吸困难，最终导致呼吸衰竭而死亡，还会造成心、肝及肾上腺中毒，引起相应症状和体征。

其他常用的农药还有 10 余种,在此不一一举例介绍。

几年前,美国加州奥克兰市各医院急诊人数突然增多,患者均表现为呕吐、腹泻、肌颤、心率缓慢等。严重症状包括意识丧失、癫痫样大发作、心律失常等。同一天,俄勒冈州也出现食用加州出产的西瓜发病的患者。事件分析显示,患者发病均与进食西瓜有关。经实验室证实,西瓜中含有农药"涕灭威"。在这次事件中,加州中毒控制中心监测统计的中毒人数为 1 350 人。

近年来,类似的因吃入被农药污染的食物引起的中毒事件在我国也频频出现。据权威部门统计,现在我国蔬菜农药残留量超过国家卫生标准的比例为 22.15%,部分地区蔬菜农药超标比例达到 80%。

人类长期大量摄入含有农药的食物,将对人体造成一定的危害。美国犹他州科学家皮埃特最近指出:人类的癌症,65%以上是食物引起的。由于环境污染直接引起的约占 15%。人们吃了被农药污染的食物,后果相当严重,轻则中毒,重则致癌、致畸、致死。例如,六六六、滴滴涕、敌百虫、乐果等农药,特别是六六六、滴滴涕,不易分解,失效期可长达几十年,并且是国际上公认的致癌物质。高毒农药如 1605、甲胺磷、克百威、杀虫脒等,高残留农药如六六六、滴滴涕等,这两类农药毒性大,致癌性强,残留时间长,对人畜生命造成的危害大,国家已规定这些农药严禁使用于蔬菜。我国目前在蔬菜上使用的多是高效、低毒、残留时间短的农药。使用了这些农药的蔬菜,需经过 7~15 天后才能采收、上市出售。具体要求是:喷洒上乐果的蔬菜需要经过 10

天,敌百虫7天,敌敌畏5天、乙酰甲胺磷7天,二氯苯醚菊酯2天,最后一次喷农药到收获上市必须保证这样的时间间隔,蔬菜才符合条件。但是在蔬菜市场放开后,有的菜农为了上市早、多卖钱,根本就不顾国家规定,市场的检测监督工作又往往是形同虚设,蔬菜卫生安全使人忧心忡忡。据检验分析,如果让猪、狗、鸡、鸭等吃了被农药污染的饲料,农药的毒性还会残存在畜禽的肉里,其中80%以上分布在脂肪中;水果皮上残留的农药比果肉中的高2～10倍。由于农药不是浮在水果的表皮上,而是浸透在水果表层,所以用水洗只能洗去表皮上的灰尘和虫卵,而农药是不易洗掉的。有关专家断言,残留农药引起中毒的主要品种有:甲胺磷、1605、甲基对硫磷、氧化乐果、克百威等。

目前认为,与癌症关系密切的农药主要是有机氯、有机磷,以及砷类杀虫剂。

滴滴涕和六六六都是有机氯杀虫剂,能通过皮肤、呼吸道和胃肠道进入人体,长期接触容易发生慢性中毒,主要损伤中枢神经系统和肝脏。目前已有用滴滴涕和六六六长期喂养大鼠,诱发肝癌的报道。美国国立癌症研究所已经把滴滴涕列为致癌物质。

有机磷农药包括对硫磷、马拉硫磷、甲基对硫磷及二嗪农药等。据美国报道,其中有些在动物实验中显示出致癌性。

砷与肺癌有关,长期吸入含砷农药能引起肺癌。例如,德国有一个葡萄种植园,长期使用含砷杀虫剂,而且防护条件不好,80名工人中有5名发生肺癌。

另外,据几位台湾学者报道,农药阿特灵、地特灵及二氯松(DDVP)也有致癌的可能性。还有些农药单独用没有致癌作用,但与其他因素联合作用时有致癌效果,如杀虫剂西维因,若与食物中的硝酸盐同时进入胃内,在胃酸作用下能形成新的有致癌作用的化合物亚硝基西维因。

农药对蔬菜瓜果污染的根本原因是部分农民有意或无意地违反农药使用规则,滥用高毒和剧毒农药或在接近收获时期使用农药。根据各地蔬菜市场农药监测的综合分析,农药污染较重的蔬菜有白菜类(小白菜、青菜、鸡毛菜)、韭菜、黄瓜、甘蓝、花椰菜、菜豆、豇豆、苋菜、茼蒿、西红柿、茭白等,其中韭菜、小白菜、油菜受到农药污染的程度最重。青菜虫害小菜蛾抗药性较强,普通杀虫剂难以将其杀死,种植者只好使用高毒农药;韭菜虫害韭蛆常生长在菜体内,表面使用的杀虫剂难以起作用,所以部分菜农用大量高毒杀虫剂灌根,而韭菜具有的内吸毒特征使得毒物遍布整个株体。另一方面,部分农药与韭菜中含有的硫结合,也增强了受污染的韭菜对人体的毒性和致癌作用。

蔬菜瓜果是否被农药污染从外观上是很难辨别的,尽管有些媒体刊登了一些民间流传的说法,如辨色泽、看虫眼、闻味道等,但实践证明这些方法是靠不住的。近几年,各大城市纷纷制定了蔬菜农药管理规定,并要求蔬菜批发市场、集贸市场和其他经营蔬菜的单位,对进场交易无合格证的蔬菜残留进行检测。据媒体曝光,很多放心菜检测点形同虚设,只是采用"速测卡"和"速测灵"等简易手段检测,有的菜贩子将"样菜"送检之前,竟然先用水冲洗,在防范

"毒蔬菜"方面,不少环节仍漏洞连连。

2. 家庭中清除蔬菜瓜果上残留农药的简易方法

(1)浸泡水洗法:污染蔬菜的农药品种主要为有机磷类杀虫剂。有机磷杀虫剂难溶于水,此种方法仅能除去部分污染的农药。但水洗是清除蔬菜瓜果上其他污物和去除残留农药的基本方法。主要用于叶类蔬菜,如菠菜、黄花菜、韭菜花、生菜、小白菜等。一般先用水冲洗掉表面污物,然后用清水浸泡,浸泡不少于10分钟。果蔬清洗剂可促进农药的溶出,所以浸泡时可加少量果蔬清洗剂。浸泡后要用清水冲洗2～3遍。

(2)碱水浸泡法:有机磷杀虫剂在碱性环境下分解迅速,所以此方法是去除农药污染的有效措施,可用于各类蔬菜瓜果。方法是先将表面污物冲洗干净,浸泡到碱水(一般500毫升水中加入碱面5～10克)中5～15分钟,然后用清水冲洗3～5遍。

(3)贮存法:农药在环境中可随时间的推移而缓慢地分解为对人体无害的物质。所以,对易于保存的瓜果蔬菜可通过一定时间的存放后再食用,减少农药残留量。此法适用于苹果、猕猴桃、冬瓜等不易腐烂的种类。一般存放15天以上。不应立即食用新采摘的未削皮的水果。

(4)加热法:随着温度升高,氨基甲酸酯类杀虫剂分解加快。所以,对一些其他方法难以处理的蔬菜瓜果可通过加热的方法来去除部分农药。常用于芹菜、菠菜、小白菜、卷心菜、青椒、花菜、豆角等。方法是先用清水将表面污物洗净,放入沸水中烫2～3分钟捞出,然后用清水冲洗1～

2遍。

（5）去皮法：能剥皮或削皮的蔬菜和水果应去皮后食用，能去皮的蔬菜(如黄瓜、西红柿)应尽量去皮后再烹调。

（6）综合处理法：将以上5种方法选择几种同时运用，效果更好。

当然，更重要的是各地可在加强对农药使用监管、安全检测、市场准入、技术培训工作的同时，必须尽快建立农产品质量追溯、责任追究等多种有效的管理制度，确保消费者吃上放心蔬菜和水果。

三十、野菜并不安全

野菜是指自然生长而未经人工栽培的蔬菜。在我国历史上，野菜一直是劳苦大众果腹充饥的食物。食用野菜往往是贫穷的象征。当今，随着社会的进步"富贵病"的困扰和保健意识的更新，人们在过多食用动物性食物之后，开始意识到合理营养与平衡膳食的重要性，大家已不满足人工栽培蔬菜的摄入，纷纷把目光转向了久违的野菜。为了适应这种潮流和市场需求，笔者在2001年曾主编出版了《家常野菜保健食谱》一书，介绍了马兰、马齿苋、苜蓿等数十种野菜的营养价值、保健功效、烹调应用、食用禁忌及数百道用野菜制作的保健食谱，很受读者欢迎。在城市和乡镇，各式野菜馆、土菜馆应运而生，很多野菜佳肴大有与山珍海味争市场比高低之势。

1. 野菜也有毒

2005年下半年,肯德基的"芙蓉天绿香汤"成为媒体关注的焦点。因为"芙蓉天绿香汤"中的野菜天绿香被发现具有一定的毒性。其实,别名"减肥菜"的野菜天绿香10年前就在台湾引起了轩然大波——多名妇女因过食天绿香而出现肺纤维化。

野菜营养丰富,经测定,很多野菜维生素、胡萝卜素、矿物质的含量明显高于人工栽培蔬菜。所以,现在有些地方已在进行野菜的人工栽培。虽然野菜营养丰富,但并非所有野菜都可以食用,贸然食用可能导致食物中毒,轻者腹痛、恶心、呕吐,重者可出现呼吸困难、心力衰竭、意识障碍,甚至死亡。吃野菜是否安全呢?是否会诱发癌症呢?野菜具有较强的适应环境的能力。为了适应恶劣的环境,野菜在长期的生长繁衍过程中,会产生某些毒性物质,以抵御外来侵害。此外,有些野菜对某些毒素具有很强的富集能力,如天绿香等野菜可富集镉,香椿可富集亚硝酸盐。又如,前面提到的天绿香又名守宫木、树仔菜、减肥菜、泰国枸杞、野豌豆、山珍菜等,为木本小灌木,大戟科,原产于越南、印度、印尼、泰国、菲律宾等东南亚国家,系由中国农业科学院华南植物研究所从国外引进的多年生野生木本蔬菜品种。在栽培过程中,天绿香几乎不发生病虫害而无须农药。天绿香含有丰富的维生素、纤维素、钙,其营养价值是普通蔬菜的2~3倍。在《本草纲目》中,天绿香名叫翘摇。据记载,翘摇性平无毒,生吃令人吐水,熟吃有活血、止血生肌、利五脏、明耳目、去热风等功效。据报道,我国一项科研成果显示,天绿香含有超出国家标准4倍的重金属镉。在为期7天的动物毒性实验中,小白鼠没有出现死亡。但10天后,小白鼠开始出现肝、肾、脾、心、肺、睾丸等器官损伤,30天后死亡。说明天绿香不会引起急性中毒,但可以引起慢性中毒。如果野菜的毒物含量较多,就会对人体健康造成危害,严重的可以导致死亡。所以,人们应当有选择地食用野菜。

2. 野菜中毒的表现

有些野菜含有以下一种或多种毒素,食用后可出现以下中毒表现。

(1)生物碱类:中毒表现为口渴、大喊大叫、兴奋和瞳孔散大。

(2)吗啡类:中毒表现为呕吐、头痛、瞳孔缩小、昏睡、呼吸困难,甚至死亡。

(3)乌头碱类:中毒表现为恶心、疲乏无力、口舌发麻、呼吸困难、面色苍白、脉搏不规则,甚至猝死。

(4)苷类:以氰苷为例,中毒表现为眩晕、走路摇晃、麻木、瞳孔散大、流涎、鼻黏膜充血、肌肉痉挛,甚至死亡。

(5)强心苷类:中毒表现为上吐下泻、剧烈腹痛、皮肤冰冷、出汗、脉搏不规律、瞳孔散大、昏迷或突然死亡。

(6)毒蛋白:中毒表现为恶心、呕吐、腹痛、腹泻、呼吸困难、发绀、循环衰竭和尿少,甚至死亡。

(7)重金属类:如镉中毒表现为脱发、全身关节疼痛和神经痛等。

(8)亚硝酸盐类:中毒表现为恶心呕吐、腹痛、黏膜发绀。其中,所含的重金属和亚硝酸盐类物质,若长期食用,均可诱发癌症。

所以,对于野菜不能贸然食用,尤其对一些含有毒性的野菜及过去很少食用,对其化学成分不清楚的野菜更不能随意食用,对于生长在工厂、垃圾场、污染的河水和池塘、铁路和公路附近的土壤中,重金属和病原微生物的含量比较高,应该不采集、不食用。

三十一、忌食被卫生球污染的食品

卫生球又叫樟脑丸。其实它并不是用樟脑制作的,而是从煤焦油中提炼出来的产物。它被人们使用已有几十年的历史,为了使衣料等不被虫蛀,往往放几个卫生球在箱柜里面,这样做的结果是虫虽然被防住了,但人也深受其害。有的人闻不得卫生球的怪气味,一闻就觉得头痛、恶心,这正是轻度中毒的反应。卫生球的挥发性很强,臭气很大,污染力非常厉害。若将它同香烟、茶叶、饼干、糕点、糖果等放在一处,食品很快就被它污染了。

由于卫生球含有多环芳烃化合物中的 3,4-苯并芘。这种物质进入人体后,能使人发生胃癌或肺癌。有学者做动物实验研究发现,将含有卫生球成分的煤焦油给小鼠灌胃,总剂量为 10 毫克时,胃扁平细胞癌发生率为 85.2%;总剂量为 1 毫克时胃癌发生率为 76.7%。由此可见,多环芳烃对动物和人类某些癌症的发生关系十分密切。

对卫生球污染的食品应坚决丢弃,千万别误食。

三十二、勿用报纸包食物

有一些乡村集镇和城市的城乡接合部的街巷,常常可以见到不少人喜欢用报纸包裹油条、大饼等食品食用,在北方的不少住户,每年买了冬储大白菜,为了遮挡灰尘和保持白菜的湿度,总是喜欢用报纸把每颗大白菜包起来,然后储放于封闭的阳台内。以上两种情况在我国十分普遍。这种用报纸包裹食物的方法十分不科学,忽视了报纸上的油墨对食物的污染问题,使人们不知不觉地成了油墨的受害者。

报纸的油墨污染来自颜料。这些颜料含有铅、铬、镉、汞等有毒重金属元素,还含有致癌物多氯联苯。颜料的颗粒很细小,吸附能力很强。如果用报纸包裹食品,油墨的细小颗粒就会渗入食品中,再随食物进入人体。当人体内的重金属元素和多氯联苯的蓄积量达到一定水平时,就会出现中毒症状,甚至引起癌变。

为了您的健康,为了防癌,请您不要用报纸或印刷品包裹吃食、包裹大白菜。

三十三、从"二噁英"看食品污染的危害

1999年6月中旬,全国大城市各超市和食品商店的货架上,原来放得整整齐齐的比利时、荷兰、法国、德国等国生产的奶粉、奶酪、肉品及禽类制品纷纷被撤下货架。各级卫

生监督所工作人员也随即深入到各家食品店查看有无漏网之鱼。与此同时，全国各地乃至全世界的许多地方都不约而同地进行着类似的行动，有的居民还拿着已购买的产品要求退货。这就是令人恐惧的、被称为比利时食品污染事件——"鸡门"事件，在全球掀起的波澜。

这次食品污染事件起源于比利时，当时该国养鸡业农场主发现，他们饲养的母鸡不但产蛋率下降，而且蛋壳变得坚硬，孵化的小鸡难以破壳，饲养的肉鸡也有食欲缺乏、精神萎靡、生长迟缓、死亡增加等现象。兽医一时无法确诊鸡群患的是什么病。后经检验发现，这批鸡肉、鸡蛋中含有超过容许限量 140~1 500 倍的强致癌物——二噁英。于是专家们怀疑与饲料有关。检验结果证实了预测：在混合饲料使用的油脂中，二噁英含量超过允许含量 200 倍。

经过反复查证，事情总算被弄清：比利时的维克斯特父子公司将回收的废机油与动物油混在一起卖给了 13 家饲料厂，其中有比利时、德国、法国和荷兰的养殖业客户。比利时的饲料厂于 1999 年 1 月 15 日起生产并销售这些饲料，使 2 709 个养鸡场、养猪场、养牛场在不知情的情况下喂饲了畜禽，使其畜禽产品含有高浓度的二噁英。除了使鸡肉、鸡蛋、牛肉、牛奶、猪肉等含二噁英外，并使以这些食品为原料生产加工的多种产品都带有毒物二噁英。因此，不得不在世界范围内对于来自上述 4 国的食品实行禁销，包括猪肉、牛肉、羊肉、鸡肉、腌肉、熏肉、火腿、肉酱、罐头肉、鲜奶、奶酪、发酵乳、巧克力、蛋黄、糕饼、雪糕、冰淇淋、米糊、婴儿菜泥等数十个品种。

这次食品污染事件不但使饲料厂、养殖业受到极大损失，还危及使用这些原料或成品的工厂、商店和经销商利益，难以计数的烤肉店、食品店、餐馆、屠宰场关门歇业，更使食用此类食品的千百万公民感到恐慌和忧虑。即使未食用此类产品的婴儿，如果他的母亲吃过受二噁英污染的食品，也可以通过乳汁使婴儿受到危害。涉及面如此之广的二噁英污染事件，被舆论认为是"切尔诺贝利第二"和"人类的大灾难"。

　　二噁英这个对普通百姓十分陌生的名词是何物？其实，二噁英并非天外来客突然光临地球。它在某些地区的环境中早已广泛存在，尤其是使用含二噁英除草剂的地方，它会在土壤、农作物中残留；燃烧家庭混合垃圾，特别是燃烧聚氯乙烯塑料时会产生较多的二噁英。它会在空气中飘浮被人吸入，通过降雨使水域、土壤受到污染，还可通过生长在该环境的动、植物中富集。人在吃这些动植物时，二噁英也同时被摄入。法国北部原有 3 个焚化炉，它燃烧的废气曾使附近奶牛场产的牛奶含高浓度的二噁英而被迫关闭。唯利是图的维克斯特父子公司是造成这场世界性灾难的罪魁祸首。现在人们已经知道，许多工业用油在高温下会衍生出二噁英。

　　现在，仍有一些街头卖盒饭的快餐摊贩在使用聚氯乙烯一类的饭盒，还有一些人总喜欢将这种盒饭放到微波炉内进行加热。这样做的恶果是容易使饭菜受到二噁英的污染，长期这样做便会增大致癌的危险。

　　二噁英对人类有广泛的毒性，主要破坏人的免疫系统、抑制激素分泌，对肝脏、肾脏有直接的毒性作用，并可导致癌症和胎儿畸形。由于二噁英能在体内长期蓄积，目前又没有特效的解毒药，且对人的危害后果特别严重，被国际癌症研究中心列为人类的一级致癌物，被称为"毒中之毒"。

二噁英属于化学毒物，从一般人的食用量来分析，尚不会引起急性中毒或立即致癌，进入人体后也不会繁殖增多。但我们应提高自我保护意识，尽可能地杜绝食用可能受污染或可疑受污染的食物，远离致癌食物以维护身体健康。

三十四、忌食含致癌物质的天然食物

在众多的天然食物中，不少食物含有促癌或致癌物质，其中主要有单宁、蕨类、黄樟素、苏铁素等品种。例如，高粱米、槟榔中的单宁含量就比较高。

在印度、巴基斯坦及一些东非国家，还有我国台湾省等地区，很多人有一种咀嚼槟榔的不良习惯，由于槟榔中所含致癌物质单宁较高，再加上口腔黏膜长期反复地受到刺激，所以很容易诱发口腔癌。据报道，印度某家医院从1941年到1960年，20年内收治的癌症病人中，48.7%是口腔癌、咽喉癌，这与当地居民盛行咀嚼槟榔有密切关系。

高粱米中所含致癌物单宁也较多，我国西北地区食管癌发生率高，与居民长期以高粱米为主食，很少吃细粮，食物过于粗糙，粗细搭配不当有密切关系。

生长在山野中的蕨菜含有致癌物质，能使人、畜发生各种癌症。蕨类中的一种狼萁，在动物实验中可以引起肠癌、膀胱癌及肺癌。研究表明,蕨菜中含有的与癌症有关的物质有苯草酸、蕨内酰胺、黄碱醇类化合物、橡黄素,以及与橡黄素类似的一些物质。这些物质在根茎中的含量最高,叶中次之,叶柄中也含有。日本学者调查发现,在食管癌的高发区内,经常食蕨菜的人群发生食管癌的相对危险性是不食用蕨菜人群的 3 倍。科学家对经过烹调加工过的蕨菜进行致癌实验表明,即使经过加工的蕨菜,也能诱发肠癌和膀胱癌,只不过潜伏期较长和发病率较低而已。所以,人们最好还是不吃蕨菜。

欧蕨在全球分布广泛,常被人当作蔬菜食用,以日本人食用最多。30 多年前,人们就知道食用这种植物可使小牛的骨髓及消化道黏膜发生危害,并可发生膀胱癌。在日本食管癌高发区的前瞻性调查证实,日本食管癌的高发与食用欧蕨有显著的相关。这类毒素在植物叶菜中浓度很高,根茎比主干茎和叶子的致癌作用强,其毒性作用可在烹调加工中减少或除去,其中的香醇可使 80% 的大鼠发生肠癌,膀胱癌的发生率为 20%。用高浓度欧蕨的饲料喂奶牛,其牛奶可以使小鼠发生癌症,用此奶粉喂大鼠可发生肠癌、膀胱癌及骨癌,而对照组均未见有肿瘤发生。

苏铁素是植物中强致癌物之一,已从苏铁果树中分离出来。在热带和亚热带地区,此树是当地人和家畜的食物。尽管在食用前进行有关处理可减小毒性,但仍常有人、畜急性中毒的报道。在关岛和冲绳,食用苏铁素和果核被认为是致癌的原因之一。有学者将苏铁素给大鼠口服后,发现可诱发肝、肾、结肠的癌症,在其他动物也可发生肿瘤。其水解产物甲氧偶氮甲醇可使蛋白质和核酸甲基化,也可使实验动物发生恶性肿瘤。

蘑菇中的二孢蘑菇和可食用的鹿花菌属中含有致癌物肼类。二孢蘑菇是欧洲、北美和某些地区居民经常食用的栽培蘑菇,仅美国 1980 年的食用量约 21.3 万吨。鹿花菌属在全球有 100 万食用者,美国约有 10 万人,食用此种蘑菇中毒的报道有 500 余篇之多。二孢蘑菇的提取物可诱发小鼠肺癌和血管瘤,对实验性菌标也均有诱发突变的作用。在鹿花菌属中已发现了 11 种肼类化合物,其中有实验证据表明有致癌作用的为数甚多。甲基甲酰肼可使小鼠发生肺部及肝胆系统的癌症。高剂量时表现为急性毒性作用,较低剂量则显示出致癌性;对仓鼠则可引起肝细胞癌和肠癌;对实验菌株有致突变性,在体内代谢后,这种作用明显加强。

其他天然致癌物还有不少,有些是在特定地区才有人食用,所以不一一列举。人们应避免食用这些含致癌物质的天然食物。

三十五、"洋快餐"不宜常吃

麦当劳、肯德基在世界各地几乎是无孔不入,"洋快餐"在中国大地上已成为它们在全球的第二大市场。洋快餐是营养食品还是"垃圾食品",常吃洋快餐会不会致癌,这些都是当前人们关心的热点问题。

"洋快餐"的最大缺点是肉量过多、蔬菜太少,如汉堡包中夹了一大块肉饼,却只有一片生菜叶和薄薄的一片西红柿。洋快餐的饮料中含大量糖分,油炸马铃薯制成的"炸薯条"大大增加了热能,不仅破坏了维生素,还含有毒性物质丙烯酰胺。营养学家指出,食物热能理想的构成比应当是:60％来自碳水化合物,25％来自脂肪,12％～15％来自蛋白质。另外,还要求低钠(每天 6 克食盐)、低糖和高膳食纤维(每天 20～30 克),按此标准衡量,可以发现"洋快餐"具有三高(高热能、高脂肪、高蛋白质)和三低(低矿物质、低维生素、低膳食纤维)的特点。如果一日三餐都吃快餐,粗略估算一下,总热能摄入可达 12 560 千焦(3 005 千卡),远高于中年男性 11 286 千焦(2 700 千卡)和中年女性 8 360 千焦(2 000 千卡)的每日热能需要。

有人说,吃一只洋快餐的炸鸡腿等于 60 支香烟的毒;也有人说,麦当劳前掌门人吉姆·坎塔卢波于 2004 年 4 月 19 日因心脏病猝死是因为生前长期吃了太多的炸鸡腿、汉堡包、炸薯条的结果。到底是真是假? 这就像一枚重磅炸弹投向了洋快餐。

目前,在全球有一股抵制洋快餐的势头。美国国会议员呼吁把快餐赶出校园,一些欧洲国家的城市管理部门也有条文规定,不允许快餐店建在繁华的市中心,以期减少快餐对居民的诱惑和危害。英国医学界建议对汉堡包、碳酸饮料、蛋糕等征收"肥胖税"。我国曾有某地的一位政协委员呼吁,应该尽早将这类垃圾食品清扫出中国市场,至少应该严格限制其发展,以保护全体国民的健康。有关管理部门应尽快开发能为人们接受的健康食品用以替代"洋快餐"。制定强制性法规,规定经营企业必须在醒目位置张贴——"此类食品不利于健康"的警示语,以提醒消费者。

有专家发现,"洋快餐"中含有致癌物质丙烯酰胺。瑞典食物安全机构研究发现:汉堡包、炸薯片、薄脆饼、烤猪肉、水果甜品上的棕色脆皮,以及油煎、油炸等食品中含大量丙烯酰胺。有关专家已确定,丙烯酰胺可以导致基因突变,损害中枢和周围神经系统,诱发良性或恶性肿瘤。采用煎、烤、烘、焙等西式烹饪制作的食物会产生致癌物质丙烯酰胺,尤其大量存在于"洋快餐"中。据统计,与食品有关的癌症中,30%~40%都与丙烯酰胺有关。专家认为,这一发现解释了西方国家肿瘤高发的原因。国际癌症研究中心已将丙烯酰胺列为人类可能致癌物质。世界卫生组织(WHO)规定,每千克食品中丙烯酰胺不得超过1毫克。据测定,美式快餐的炸薯条中丙烯酰胺高出规定标准约100倍,一包普通炸薯片竟超标500倍。在对洋快餐的炸鸡和炸鸡块检测中,也发现含有丙烯酰胺。

洋快餐简单、快捷、卫生、味道可口,如果偶尔吃吃应该没有大碍,但不应经常吃,更不能天天吃。也有专家认为,并非所有的洋快餐都是垃圾食品,将所有的洋快餐都称之"垃圾食品"并不公平合理。食品本身并没有好坏之分,洋快餐中的食品只要原料新鲜、烹调方法得当、符合卫生质量要求,并且注意均衡营养和品种搭配,同样可以是好的食品;同理,传统的中式饮食如果煎炸的食品过多,也可以是"垃圾食品"。

值得注意的是,过去洋快餐中确实存在一些不健康的因素,从而造成人们对洋快餐的偏见,但只要洋快餐在食物品种上减少动物性食品,增加植物性食品;在烹饪方法上,减少油炸、油煎,采用多种烤制或蒸煮的制作方法,同样也可以制作出健康营养而又美味可口的食品。有专家建议,吃洋快餐时应合理地进行品种和数量上的选择,注意营养均衡。可以选择牛奶、鲜果汁或蔬菜汤等有益健康的饮料,尽量不要选择可乐等高糖饮料;不宜多吃薯条、苹果派等油炸食品;注意选择有蔬菜的品种,如蔬菜沙拉、粟米棒、玉米棒等,以补充维生素、矿物质和膳食纤维;尽量不要在晚餐食用洋快餐,更不宜将洋快餐当夜宵,如果午餐时食用的蔬菜不够,应注意在晚餐时多吃蔬菜水果,以保证一天的膳食营养平衡。

世界卫生组织(WHO)曾公布了全球十大"垃圾食品",因为许多食品与防癌有关,现附录如下:

1. 油炸类食品

这类食品是导致心血管疾病的元凶(油炸淀粉);可致癌;破坏维生素,使蛋白质变性。

2. 腌制食品

这类食品可导致高血压,使肾脏负担过重,引起鼻咽癌;影响黏膜组织,对胃肠有害;易发生溃疡和炎症。

3. 加工类肉食品(肉干、肉松、香肠等)

这类食品含三大致癌物质之一的亚硝酸盐(防腐和显色作用);还含大量防腐剂(加重肝脏负担)。

4. 饼干类食品(不含低温烘烤和全麦饼干)

这类食品香精和色素含量过多,对肝脏功能造成负担;

严重破坏维生素；热能过多、营养成分低。

5. 汽水可乐类食品

其含磷酸、碳酸，会带走体内大量的钙；含糖量过高，喝后有饱腹感，影响正餐。

6. 方便类食品（主要指方便面和膨化食品）

其盐分过高，含防腐剂、香精（损伤肝脏）；只有热能，没有营养。

7. 罐头类食品（包括鱼肉类和水果类）

破坏维生素，使蛋白质变性；热能过多，营养成分低。

8. 话梅蜜饯类食品（果脯）

含三大致癌物质之一的亚硝酸盐；盐分过高，含防腐剂、香精（损伤肝脏）。

9. 冷冻甜品类食品（冰淇淋、冰棒和各种雪糕）

含大量奶油，极易引起肥胖；含糖量过高，影响正餐。

10. 烧烤类食品

含大量3,4-苯并芘（三大致癌物质之首）；1只烤鸡腿相当于60支烟的毒性；导致蛋白质碳化变性，加重肾脏、肝脏负担。

三十六、狼吞虎咽易患胃癌

随着生活节奏的加快，不少人为了节省时间，进餐时狼吞虎咽或用汤泡饭，这是不足取的。因为这样做的结果是咀嚼少、唾液分泌量也随之减少，并且唾液不能与口中食物充分搅拌、接触，发挥不了正常的助消化、杀菌、解毒、防癌等功效，天长日久容易损害身体。为了防癌抗癌，请君进食时细嚼慢咽。

为什么进食要细嚼？细嚼与防癌有什么关系呢？

进入口中的食物，经咀嚼，食物被撕碎、切断、研磨，同时由腮腺、舌下腺、下颌腺 3 对唾液腺分泌出大量黏稠的唾液，使食物变得湿润而便于吞咽，并且唾液中含有的淀粉酶可将食物中的淀粉初步分解为分子量较小的麦芽糖。通过咀嚼还可反射性引起胃液、胰液、胆汁等消化液的分泌。

成年人每天经唾液腺分泌的唾液大约 1 500 毫升。一般来说，唾液的分泌量与中枢神经兴奋状态、食物的性质和咀嚼时间密切相关。倘若中枢神经对进食的兴奋性增强，色香味俱全的食物诱人食欲大开，固态或粉状的食物及咀嚼时间长则可促使唾液分泌量增多。

营养学家认为，唾液中含有溶菌酶等 10 多种活性酶，以及维生素、多种有机酸、矿物质、激素和免疫球蛋白 A 等成分，不仅有助消化、杀菌、解毒作用，还可保护细胞和基因免受过多氧自由基"杀手"的攻击，对识别并灭活致癌物的毒性起着不可小觑的作用。营养学家建议每一口食物最好咀嚼 30～50 次是符合科学的。

日本某大学教授曾用含致癌物的焦煳熏肉进行过实验，一组不加唾液，一组加入唾液，在相同温度条件下经一段时间检测发现，加入唾液的一组致癌物较不加唾液组明显减少，表明唾液能将致癌物转变为对人体无害的物质。

有报道因烤制焦煳而含致癌物的熏肉制品,经唾液浸润半分钟后,其致癌作用可以完全丧失。此外,对黄曲霉毒素及合成色素、防腐剂等食品添加剂的毒性,唾液也有特殊的解毒作用。有人说唾液是人类自身拥有的天然防癌剂,此话并非言过其实。

狼吞虎咽也是引起胃癌的原因之一。没有充分咀嚼的食物下肚后,会给胃壁带来不必要的刺激,而细嚼可促进胃液和唾液的分泌,能促进食物的消化与吸收,更好地保护好胃。

我国有专家建议:摄入一口食物最好能咀嚼30次(因为消除致癌物的毒性需时30秒钟,咀嚼一次大约1秒钟),使食物中的超氧化自由基能在咀嚼时被充分消除。充分咀嚼,细嚼慢咽既可防癌又可减少其他疾病何乐而不为呢。

第五章
要常吃的防癌抗癌食物

一、"长命菜"——芦笋

芦笋，俗称龙须菜，是百合科多年生草本植物石刁柏的嫩茎，原产于欧洲西部，因为它萌发的嫩茎形状很像芦苇，可作蔬菜食用，我国人民称它为芦笋，也有称它为"长命菜"，但非芦笋和芦竹的嫩芽。古希腊人最早将芦笋作蔬菜食用。野生芦笋见于我国新疆西北部，其他地区均人工栽培。

芦笋治癌始于美国，20世纪70年代初期，美国匹兹堡有一位牙科医师叫文塞尔的，食用大量的芦笋治好了自己的恶性淋巴瘤。这件事引起生物化学家卢茨的重视，他对芦笋治癌的可靠性进行了深入的研究，1974年提出芦笋可以治癌的结论，并公布了这项研究成果，从此芦笋疗法开始盛行。芦笋嫩芽肉质洁白，鲜嫩香郁，口味甘甜，人们十分喜爱，不但营养价值相当高，而且有特殊的药用价值，成了风靡世界餐桌的佳蔬之一，被列入世界十大名菜，在国际上身价也因之倍增。芦笋既可单独凉拌、炒食，又可将其配入其他荤菜、素菜中，经炒、煮、烩、烧等烹饪加工后当菜肴食用,还可以制汁饮、块状、条状罐头、粉剂、酒剂等众多的食用品种。

1. 芦笋的营养价值

在蔬菜中,芦笋的营养成分非常丰富,所含的各种维生素居一般蔬菜之冠,为一般蔬菜的 2～5 倍。鲜芦笋 100 克中,含胡萝卜素 220 毫克,维生素 B_1 0.11 毫克,维生素 B_2 0.13 毫克,维生素 B_6 0.90 毫克,维生素 C 22 毫克。芦笋所含氨基酸有 17 种之多,这在蔬菜中是少见的。据测定:每100 克幼茎含蛋白质 1.6～3.0 克,脂肪 0.11～0.25 克,碳水化合物 2.11～3.66 克,还含有微量元素硒等矿物质。芦笋含有多种特殊的营养成分,如天冬酰胺、芦丁、胆碱、多种甾体皂苷、叶酸、谷胱甘肽、石刁柏皂苷、多糖等。以上这些活性成分,对于临床许多心血管系统疾病、神经系统疾病、蛋白质代谢障碍、肝功能不全,以及肾炎、水肿、结石等病,都有一定疗效。

芦笋防癌抗癌的药理功效是多方面的,这不仅被越来越多的研究所证实,在临床也不断有新的发现。

2. 芦笋的防癌抗癌作用

(1)芦笋中含有的微量元素硒已被认为具有防癌的作用,可有效地防治胃癌。在国外,已有人将芦笋列为抗癌食物。日本将芦笋制成粉末剂型,供食用和药用。

(2)我国科研人员发现,一定浓度的芦笋原汁可对小鼠肺腺癌(LA795)、人鼻咽癌(CNF)、人宫颈癌(HELA)和人食管癌(ECA109)的癌细胞有明显的杀伤作用,芦笋对小鼠肺腺癌实体瘤有抑制生长作用。

（3）从芦笋中分离出一些皂苷化合物对白血病-388细胞有明显的抑制活性。

（4）芦笋口服液和饮料对食管癌109细胞有强烈抑制作用，抑制率分别为60.9%和69.4%；对照组环磷酰胺的抑制率为62.4%。

（5）芦笋原汁可促进外周血T淋巴细胞转化增殖，是机体免疫功能的生物调节剂；与白细胞介素-2（IL-2）合用，可提高IL-2效价达2倍之多。

（6）芦笋所含有的组织蛋白可使细胞生长正常化，对已变异的细胞有修复作用；芦笋苷结晶富含组织蛋白，能有效地控制癌细胞生长。国外有学者研究认为，芦笋含有一种"使细胞生长正常化的物质"。

（7）芦笋醇提取物则有抑制大鼠乳腺癌的效果。广州某药厂试用芦笋治疗乳腺增生症取得良好疗效，单方芦笋或与菠萝蛋白酶配伍制成复方制剂，经临床验证数百例，有效率达90%，且无明显不良反应。杭州罐头厂用芦笋下脚料烘干，配制成防治乳腺癌的药片，据报道，临床试用取得一定疗效。

（8）实验结果表明，芦笋匀浆澄清液对小鼠肉瘤S_{180}实体型有一定的延缓肿瘤生长的作用，对巨噬细胞功能有激活和促进作用。

（9）美国学者近年还发现，芦笋具有防止癌细胞扩散的功能，对膀胱癌、肺癌、皮肤癌及肾结石等病均有特殊疗效。服食2～4周就能见效，但治疗不可中断，直到医生确诊肿瘤已消除时方可停食。

3. 芦笋抗癌病例

应用芦笋及其制剂防癌治癌并取得特殊疗效的个例不少,有一些是值得深入研究和探索的,择其主要者介绍几则。

病例 1:一个几乎无救的霍奇金病(又称淋巴肉芽肿或淋巴结癌)患者,在服用芦笋 1 年后,经检查已无任何癌症迹象,并能够正常工作。

病例 2:一个患膀胱癌 16 年的患者,经过包括钴-60 照射在内的各种治疗而无起色,但在服食芦笋 3 个月后,经检查,其膀胱肿瘤消失,恢复了健康。

病例 3:一个患皮肤癌多年且症状极严重的患者,在用芦笋治疗 3 个月后,癌症得到控制,并且芦笋疗法还治好了患者肾结石。

病例 4:一个已严重扩散的肺癌患者,在食用芦笋 4 个月后,癌症即完全消失,并能正常工作。

病例 5:据《中国医药报》报道,湖北省汉川市中药材公司职工刘某于 2 年前发现便血,后病重卧床不起,经武汉市两所医院检查确诊为直肠癌。随后开始进食芦笋罐头,1 周后发现大便正常,1 个月后重返工作岗位。

生物化学家认为:芦笋之所以能治癌,是由于它富含组织蛋白。这是一种"使细胞生长正常化"的物质,它对已变异的细胞有修复作用,能有效地控制癌细胞生长,防止癌细胞扩散。同时芦笋还含有丰富的叶酸,含量仅次于动物肝脏,并含丰富的核酸,可增强人体的免疫功能。芦笋所含丰富的维生素 C 和膳食纤维,既能增进细胞间质,成为防止癌细胞生成的第一道屏障,又能刺激肠管蠕动,使肠道内积存的致癌物质尽快排出体外。

芦笋还能降低某些抗癌化疗药物的不良反应。芦笋含有的微量元素硒和丰富的维生素,有利于调节癌症患者体内微量元素硒和维生素的不平衡,加上芦笋所具有的抗癌、抗心血管病作用,食用芦笋能增强体质,抵抗化疗药物的不良反应,提升白细胞;食用芦笋还能预防急性放射损伤时的氢代谢紊乱,癌症患者术后放、化疗期间,若能坚持将芦笋佐餐食疗,可发挥显著的辅助治疗作用。

芦笋在欧美、日本、东南亚各国和我国台湾均被大量种植,特别是台湾,其出口额占世界芦笋交易额的 50% 以上,为台湾一大产业。我国大陆自 1976 年引进后,在河南周口试种成功。目前,已在全国较多省(市)栽培成功,除供应国内市场需求外,已开始成批出口。这不但有较大的经济价值,而且大大有益于人民的医疗卫生保健事业。

癌症病人食用芦笋时,一般是把新鲜芦笋或罐头芦笋倒入果汁机中,高速搅打成泥糊状,收集后放在冰箱中贮存,患者每天食用 2 次,每次 4 小汤匙,温开水送服。一般在食用 3～4 周后会有好转现象,包括精神状态的康复、身体素质的增强等。也有学者认为,芦笋虽然有防治癌症的作用,但服用时应谨慎,主张不宜生吃,也不宜存放 1 周以上再吃。重要的是,在治癌过程中不得中断服用,应等到医学上确诊癌症已经消除时再停止。

在芦笋短缺的情况下,以天冬代替是完全可以的。这不但由于两者同科同属,所含化学成分相近,而且近代药理学已经证实天冬对小鼠肉瘤 S_{180} 和白血病细胞有抑制作用,且能延长抗体存活时间,起到扶正抗癌的特殊功效。

4. 芦笋防癌抗癌食疗验方

(1)凉拌芦笋:新鲜芦笋150克,洗净,切丝,沸水中焯一下,捞出,晾干,加入葱末、姜丝、白糖、味精、食盐等调料拌匀,淋上麻油即可装盘食用。本方有抗癌,降血压,益气,宁心,利尿的功效。适用于鼻咽癌、肺癌、食管癌、宫颈癌等癌症,以及高血压、心脏病、水肿等病症。

(2)芦笋泥:鲜芦笋300克,或芦笋罐头1听。将芦笋洗净,切碎;或将芦笋罐头启封后取出芦笋,切碎,倒入果汁机中,高速打成泥状,每日2次,每次3汤匙。剩余芦笋泥可贮存于冰箱中,3日内服食完。本方有抗癌排石功效。适用于乳腺癌等癌症及肾结石患者食用。

(3)芦笋炒鸡蛋:鲜芦笋100克,鸡蛋2只。将芦笋洗净,切成短细丝。鸡蛋去壳置碗中,与芦笋丝搅拌均匀,加食盐、葱丝、姜丝,同入油锅,大火炒熟即可食用。本方有补中,抗癌功效。适用于各种癌症的辅助治疗。

(4)芦笋鲍鱼汤:芦笋15克,鲍鱼罐头50克,豌豆苗50克,料酒、食盐、味精、胡椒粉、高汤各适量。将芦笋洗净,切成片,放入沸水锅内稍烫,捞置凉水中;鲍鱼切成薄片;豆苗洗净。将芦笋和鲍鱼肉片分别在沸水中焯一下。在锅内放高汤烧沸,加料酒、食盐、味精、胡椒粉,入芦笋、鲍鱼、豌豆苗,煮沸即成。当菜佐餐,随意服食,嚼芦笋、豌豆苗,吃鲍鱼、喝汤。本方有滋阴清热,益精明目,防癌抗癌功效。适用于肺癌等呼吸道肿瘤出现阴虚潮热及肝肾不足症状的病人。

(5)芦笋炒肉片：猪后腿肉 200 克，芦笋 100 克，荸荠 30 克，鸡蛋（取清）2 个，淀粉、白糖、猪油、植物油、食盐、味精、清汤各适量。将芦笋洗净，切片；猪肉切成 3 厘米长、1 厘米宽的薄片；蛋清、淀粉放入碗内，用筷子打搅成糊，再加入面粉调匀，待用；荸荠切厚片。锅中加入植物油，烧至五成热，将肉片逐片蘸糊下锅炸制。见肉片胀起，呈黄白色时，起锅滤出油。将锅放在火上，添水半勺，放入白糖，用勺炒搅。见糖汁浓时下入芦笋和猪油，用勺搅匀，随即将荸荠片和肉片下锅，多翻炒几次，盛盘即可。佐餐当菜，随意服食。本方有防癌抗癌，提高机体免疫功能。适用于消化道癌症辅助治疗。

(6)芦笋粥：鲜芦笋 50 克，粳米 100 克，红枣 15 枚。将鲜芦笋洗净，切碎；红枣拣杂后洗净，与淘净的粳米同入锅内，加水适量，煨煮成稠粥。早晚分服。本方有健脾和胃，防癌抗癌功效。适用于各种癌症的辅助治疗。

二、国外青睐的抗癌菜——包心菜

包心菜又称结球甘蓝，异名卷心菜、洋白菜等，为十字花科二年生草本植物甘蓝的茎叶，我国各地均产，为常用蔬菜之一。包心菜原产于地中海沿岸，由野生甘蓝经长期种植驯化而至今，它是温带大多数国家的主要蔬菜之源，可供烹食或做色拉，传入我国已有 1 300 多年，唐代成书的《本草拾遗》，称它为"西土蓝"。据《胡治百病方》一书说，"甘蓝，河东、陇西多种食之，汉地甚少"，可见当初包心菜传入我国走的是丝绸之路。

包心菜传入我国后，历代医家在实践中发现，包心菜的适应能力很强，既耐热又耐寒，无论冬夏都能吃到，而且食用方便，热炒、凉拌、素吃、荤食及制作泡菜均可口宜人。对其药用价值也有独到的见解，明代大医药学家李时珍说，包心菜"甘、平、无毒""久食大益肾，填髓脑，利五脏六腑，利关节，通经络中结气，心下结伏气，明耳目，健人，少睡，益心力壮筋骨"。古希腊数学家毕达哥拉斯认为包心菜能使人精神饱满，身心愉快。日本的医书记载，洋白菜能治疗消化性溃疡。包心菜是药食俱佳、可称为妙品的上等蔬菜。此菜在国外颇受青睐。

1. 包心菜的营养价值

包心菜的营养很丰富，除含有蛋白质，脂肪，矿物质钙、磷、铁以外，还含有丰富的维生素，其中维生素 C 和维生素 P、维生素 U 等的含量尤为突出。每 100 克菜叶含维生素 C 30 毫克，菜心中含量高达 70 毫克；维生素 P、维生素 U 的含量在绿色蔬菜中均名列前茅，同时还含有维生素 B_1、维生素 B_2、维生素 B_6 和泛酸。包心菜所含的微量元素锰、锌、钼等也相当多，并且还含葡萄糖、芸薹素、多种氨基酸、黄酮醇、花白苷和绿原酸、异硫氰酸烯丙酯等成分。

近年来，科学家们应用现代研究方法发现，包心菜具有以下抗癌成分：甾醇、吲哚、异硫氰酸、叶绿素、硒、β-胡萝卜素、黄体素、维生素 C，具有良好的防癌抗癌作用，并在实验动物的比较分析中得到证实。

2. 包心菜的抗癌作用

（1）近年来研究新发现，甘蓝族蔬菜（包心菜、花菜等）中均含有多酚类化合物，经动物实验证明，其所含的吲哚类化合物及芳香异硫氰酸盐是癌细胞的天然抑制剂，可减少胃肠道癌症及呼吸系统癌症的发病率，具有抗癌作用。有人通过实验将普通致癌物 3,4-苯并芘置入小鼠消化道就会引起胃癌，而给这些实验小鼠定量饲喂吲哚，就可保证它们免患癌症；还有人将另一种致癌物 7,12-二甲苯并蒽（DMBA）喂小鼠，发现可引起乳腺癌，但在喂 DMBA 之前，在饲料中加上吲哚，就可制止小鼠乳腺癌的发生。

（2）有专家在研究中发现，包心菜中含有较多的微量元素钼，它可以抑制人体对亚硝胺的吸收，并可阻断其合成，具有明显的防癌作用。

（3）据有关报道，美国约翰斯·霍普金斯医学院分子药物学家保罗·塔拉拉耶领导的研究小组发现，包心菜中有多达 15 种具有不同程度抗癌作用的化学成分，其中最令人鼓舞的是一种名叫"萝卜硫素"（或称莱菔子素）的成分，它能刺激人或动物细胞仅产生对身体有益的 II 型酶，使细胞形成对抗外来致癌物侵袭的膜而避免癌症的发生。据称，包心菜所含的萝卜硫素是迄今为止所发现的蔬菜中最强有力的抗癌成分。

（4）中国医学科学院肿瘤研究所在进行蔬菜、水果抑制突变作用的研究中发现，包心菜具有抑制黄曲霉毒素 B_1 的致突变（致癌）作用，也证实了包心菜的防癌、抗癌功效。

（5）包心菜所含 β-胡萝卜素和维生素 C 十分丰富，科学研究表明,β-胡萝卜素和维生素C具有抗氧化作用,是一种强还原剂,它可以有效地在人体内阻止亚硝胺致癌物质的合成,阻止亚硝胺使食管上皮细胞增生,并防止正常细胞发生恶变,且可在一定程度上使异常细胞逆转为正常。

(6)有资料报道,世界上许多国家都对包心菜之类的蔬菜进行了研究,发现患有结肠癌、直肠癌的病人,主要是由于饮食中包心菜吃得太少或几乎不吃的缘故,由此得出相同的结果,认为甘蓝科蔬菜中确实含有保护人类免患肠癌的活性物质。

(7)近年药理试验证实,包心菜还含多酚类化合物,可分解3,4-苯并芘这一突出的致癌物质,所以有抗癌功效。

3. 包心菜防癌抗癌食疗验方

十字花科的包心菜变种颇多,称谓也多有混淆,现以供食用的正名列举如下:卷心菜(结球甘蓝,俗称"包心菜""洋白菜")、花椰菜(俗称"花菜")、抱子甘蓝(俗称"汤菜"),在膳饮食疗中均可经常适量选用。癌症病人在饮食中多食用甘蓝及甘蓝族蔬菜和食品,可使其在治疗过程中发挥强有力的辅助治疗作用。有学者还认为,正常健康人也应在食谱中增加甘蓝及甘蓝族蔬菜和食品的含量,以充分发挥它的防癌保健作用。为此,特推荐以下防癌抗癌食疗经验方,供使用时参考。

(1)包心菜汁:鲜包心菜1 000克。将鲜包心菜洗净,放入冷开水中浸泡片刻,取出后切成段或碎片,在绞汁机中压榨鲜汁,纱布过滤即成。早晚分服。本方有益肾填髓,强体抗癌功效。适用于胃癌等多种消化道癌症。

(2)包心菜苹果汁:包心菜500克,苹果1个,芹菜5根,柠檬汁适量。将苹果、包心菜、芹菜洗净,切成碎块,分别放入果汁机中榨汁,然后将三汁混匀,调入柠檬汁即成,随意饮用,当天饮完。本方有防癌抗癌,降血压功效。适用于食管癌、胃癌及放化疗食欲缺乏者,对伴有高血压者尤为适宜。

(3)包心菜蜜汁粥:包心菜300克,蜂蜜20克,粳米100克。将新鲜包心菜洗净,放入冷开水中浸泡片刻,取出后切成段或碎片,在果汁机中压榨鲜汁,与蜂蜜混合均匀,备用。粳米淘净后入锅,加水适量,小火煨煮成稠粥,粥黏时调入甘蓝蜜汁,拌匀,煮至沸即成。每日早晚餐温热服食。本方有补气益肾,解毒抗癌功效。适用于各类癌症患者食疗,对消化道癌症(食管癌、胃癌、大肠癌)病人尤为适宜。

(4)包心菜沙拉:包心菜30克,胡萝卜20克,食醋3毫升,橄榄油3克,葡萄干5粒,食盐、白糖各适量。将包心菜、胡萝卜分别切成细丝,用沸水烫过,拌匀后撒上食盐轻搓揉,然后用凉开水冲洗,沥干备用;葡萄干均切成两半;食醋、橄榄油、食盐、白糖拌匀制成橄榄油沙拉酱。将包心菜丝、胡萝卜丝、葡萄干用橄榄油沙拉酱拌匀即可。随量食用。本方有开胃消食,防癌抗癌功效。适用于胃癌、食管癌等消化道肿瘤及放、化疗引起的消化道反应。

(5)糖醋卷心菜:卷心菜250克,白糖30克,醋30毫升,调味品各适量。将新鲜的卷心菜洗净,切成2厘米见方的小块,放入沸水中焯一下,取出后沥去水备用;将白糖、加蒜泥、葱花、姜末、五香粉、食盐、辣椒油、味精等调料加入醋中,搅拌均匀呈糖醋调料浓汁。卷白菜装盘,淋上糖醋浓汁即成。当佐餐小菜，早、中、晚均可随餐食用，当日吃完。本方有益肾健脾，补虚抗癌功效。适用于各类癌症，对食管癌、胃癌、结肠癌、宫颈癌病人及对术后放疗、化疗病人康复尤为适宜。

（6）包心菜炒牛肉丝：包心菜 250 克，牛肉 200 克。将包心菜洗净，切丝，加适量食盐后轻揉数下，挤出汁水，备用；牛肉洗净后，切成细丝，用葱末、姜丝、酱油等加水搅拌后，下油锅急火熘炒，加料酒、白糖，翻炒后出锅。包心菜丝下油锅急炒片刻，加炒好的牛肉丝及味精、五香粉，略炒即成。佐餐当菜，随意服食，当日吃完。本方有补脾益气，解毒抗癌功效。适用于胃癌、大肠癌等各类癌症患者作抗癌食疗菜肴，对消化道癌症患者及术后放疗、化疗病人尤为适宜。

三、水中的抗癌蔬菜——莼菜

莼菜，俗称水葵，古人称其茆，为睡莲科多年生水生草本植物莼菜的茎叶，异名丝莼。我国黄河以南所有沼泽池塘普遍都有生长，根茎横行泥中，茎细，长达 1 米以上，沉浸在水中，叶互生，有细长叶柄，叶片浮出水面，卵形至椭圆形盾状，茎及叶被有琼脂样的黏质。莼菜尤以江苏（太湖）、浙江（西湖）等湖中多产。以莼入菜，在我国历史上源远流长，每年 5～7 月份，采摘其尚未露出水面的嫩茎叶食用，以其做羹做汤，风味奇特，古往今来被列为名震中外的江南三大名菜之一。

古人所谓"莼鲈风味"，出于宋《全芳备祖》，说晋代大司马张翰在洛阳,"辄遇秋风起,乃思吴中菰菜、莼羹、鲈鱼",说的是江南水乡的茭白、莼菜、鲈鱼等地方菜肴独具特色的风味。我国文化习俗史上还有由此引出的"莼鲈之思"的典故,说的是出生在江苏苏州一带的张翰才华出众,在河南洛阳做官,很受齐王器重。有一天,见秋风阵阵,不禁思念起家乡的莼菜羹、鲈鱼脍、茭白炒白虾的美味来,竟感慨地说:"人生贵得适志,何能羁官数千里以要名爵乎?"于是他辞官返故里。可算是为了食莼菜、鲈鱼、茭白,官也不做了。这样做未必可取,但莼菜的奇特价值可概知其要了。

1. 莼菜的营养价值

莼菜的营养价值很高,其茎叶含有维生素 B_{12} 和丰富的氨基酸,如苏氨酸、亮氨酸、苯丙氨酸、蛋氨酸、脯氨酸、天冬氨酸。莼菜茎叶含有黏多糖,叶背分泌类似琼脂的黏液中黏多糖含量甚丰,新叶中所含更多,莼菜的黏多糖可溶于热水,其组成成分中含 L-阿拉伯糖 5.9%,L-岩藻糖 10.9%,D-半乳糖 34.1%,D-甘露醇 13.4%,L-鼠李糖 11.4%,D-葡萄糖醛酸 17.3%,D-木糖 7%;另有文献报道,黏多糖中还含有 D-半乳糖酸、D-果糖、D-氨基葡萄糖及组胺等活性成分。

2. 莼菜的抗癌作用

20 世纪 80 年代以来,在"吃天然食物,抗恶性病症"风靡全球的活动中,科学家们在实验研究中发现许多天然食品具有抗癌作用,而海外研究工作者尤为推崇的是莼菜。这不禁使人想起了《齐民要术》(公元 6 世纪北魏贾思勰编著)中的说法:"诸菜之中,莼为第一。"在"回归自然"这点上,真可谓惊人的一致。

（1）据《日本医学中央杂志》报告，莼菜叶背分泌的一种类似琼脂的黏液中含大量的多糖，对实验动物的某些移植性肿瘤有抑制作用。

（2）美国《化学文摘》报告指出，莼的提取物对未分化细胞的有丝分裂有一定的抑制作用；还有报道说，莼提取物对洋葱根未分化细胞的有丝分裂有较弱的抑制作用。

（3）据日本《每日经济新联》1988 年 9 月中旬报告，东京都大学食品工程系小清水弘一教授领导的研究组，将加入癌病毒遗传基因的 β 淋巴细胞和致癌物质一起培养后，再把莼菜中提取的物质掺入到培养物中，结果发现莼菜提取物对癌病毒的活化性有抑制作用。

（4）据报道，日本肿瘤专家在 1977 年出版的一部防治癌症的交流书刊中，明确提出莼菜可治疗胃癌。

（5）国内有报道，有人对太湖莼菜进行化学分析，生物活性测定及药理研究认为，莼菜含有一种酸性的黏多糖，这种多糖是一种较好的免疫促进剂，它不但能增加免疫器官——脾脏的重量，而且能明显地促进巨噬细胞吞噬异物的功能。人体巨噬细胞吞噬功能的强弱与肿瘤发生发展的关系密切，这一点已为实验研究所证实。临床上，大多数患有恶性肿瘤的病人巨噬细胞功能都有显著下降。莼菜所含的多糖能通过人体中介作用，强化机体的免疫系统，增强免疫功能，达到防治癌症的目的。实验研究发现，莼菜提取物对癌症有抑制作用。

莼菜入药用以治疗胃肠系统疾病，在我国古已有之，而且有许多独到之处；有的食疗方药实际上与当今用来治疗胃癌、肠癌的莼菜食疗方完全一致。在《食疗本草》中有载，莼菜和"鲫鱼做羹，下气止呕，补大小肠虚气"；据《唐本草》载，莼菜"久食大宜人，合鲋鱼为清羹，食之主胃气弱，对不食者至效，又宜老人"；《本草经集注》说，莼菜"杂鳢鱼做羹，补中下气也逐水"，鳢鱼即黑鱼，在《新修本草》及《本经逢原》等医籍中都有这方面的记载，以莼菜与麦冬、莼菜与泽泻（麦冬、泽泻均有抗癌作用）伍用为汤，有"清胃脘之逆"之说。这些清羹汤肴可以在品尝美味之中，得到防癌保健、强身益寿之功，实在是一件好事。

明代李流芳有一首《莼羹歌》，写得真切动人，"琉璃碗盛碧玉光，五味纷错生馨香……血肉腥臊草木若，此味超然离品目"。西湖是历史上有名的产莼地区，楼外楼餐馆是近湖楼馆先得莼，所以餐馆中的莼菜鸡丝汤、莼菜火腿虾仁汤名扬神州四海，不但可以饱人口福，而且有防癌健身之功。有报道说，其做法为煮鸡汤或火腿汤时，待沸后撒入雏莼，随即起锅。菜绿，肉白，汤清，味纯，润滑不腻，无限清香。古人有诗赞道："出盘四座已惊叹，举箸不敢争先尝；浅斟细味意未足，指点杯盘蛮余馥。"相传，清末的康有为曾来此品尝过莼菜汤，结果不胜感慨，疑非人间之蔬。以后每临杭州，必到楼外楼品味莼菜汤。

有学者认为，莼菜为寒凉之品，对热证者尤宜，而对脾胃虚寒，大便溏薄之人应慎用或忌用。如必须用则不宜单味应用，须伍以葱、蒜、姜、醋等温热之品，以中和其寒凉之性，免伤脾胃阳气。

3. 莼菜防癌抗癌食疗验方

(1)莼菜汤:鲜嫩莼菜 300 克,鸡汤 1 000 毫升。将采收的深绿色鲜嫩莼菜用清水轻轻漂洗,沸水锅中烫焯急起,沥净水,盛入大碗中。鸡汤置火锅中煮沸,加葱、姜、蒜末各适量,拌和均匀,再加少许食盐,将烫焯的莼菜放入鸡汤中即可饮用,另备 1 小碗米醋拌食。佐餐当汤,吃莼菜、饮汤。本方有下气止呕,抗病毒,抗癌变功效。适用于癌症病人做康复食疗汤肴,坚持服食有辅助治疗作用。健康人间断或经常饮用,也有防癌保健、延年益寿的作用。

(2)莼菜饮:鲜嫩莼菜 300 克。将采收的鲜嫩莼菜用清水轻轻漂洗后,切碎,捣烂成黏糊状,入锅,加水适量,小火煨煮成黏稠液,收汁至 1 000 毫升。当饮料,每日 2 次,每次 250 毫升。本方有逐水消肿,解毒抗癌功效。适用于胃癌等癌症。

(3)莼菜薏仁赤豆羹:鲜嫩莼菜 200 克,薏苡仁 50 克,赤小豆 50 克,红糖 10 克。将采收的鲜莼菜用清水轻轻漂洗,切碎,捣烂,搅成泥糊状。薏苡仁、赤小豆洗净后,放入砂锅,加水适量,煮沸后改用小火煨炖 1 小时,煮至薏苡仁、赤小豆呈烂花状,加莼菜泥糊、红糖,拌匀,继续煮至沸即成。当点心,每日上下午 2 次分服。本方有清热消肿,解毒抗癌功效。适用于胃癌、食管癌、大肠癌患者食疗用。

(4)莼菜米油糊:鲜嫩莼菜 150 克,粳米 500 克。将采收的鲜嫩莼菜用冷开水轻轻漂洗,切碎,放入家用果汁机内,绞榨取汁;残留物取出,加适量冷开水,混匀,重复 1 次绞榨取汁;合并 2 次浓汁备用。粳米淘净后入锅,加水,煮沸后改用小火煨炖30分钟,撇取粥面上的浮沫层稠米汤约500毫升,置小锅中,小火煮沸时加入莼菜浓汁,搅拌均匀,煨煮片刻即成。当补养饮品,随早晚餐2次分服,饮用时,以温热淡服为佳。本方有补液填精,清热消肿,解毒抗癌功效。适用于食管癌、胃癌、大肠癌、肺癌、宫颈癌、膀胱癌患者及其术后放疗、化疗时作防癌抗癌食疗补养饮品。

(5)莼菜鲤鱼:莼菜200克,鲤鱼1条(约500克)。将采收的鲜嫩莼菜用清水轻轻漂洗,捞出后,入沸水锅中焯一下,急起放入碗中。将鲤鱼去鳞、鳃和内脏,洗净后入砂锅,先以大火煮沸,撇去浮沫,加料酒、葱段、姜片、食盐、白糖、植物油,改用小火煨至鲤鱼熟烂,加焯过的莼菜、味精、五香粉,拌匀,再煮至沸即成。当菜佐餐,随意服食,吃鲤鱼、喝汤、嚼食莼菜。本方有清热消肿,解毒抗癌功效。适用于各类癌症病人作防癌抗癌食疗菜肴。

(6)西湖莼菜汤:莼菜150克,熟火腿25克,熟鸡脯肉50克。将采收的鲜嫩莼菜用清水轻轻漂洗,放入沸水锅中烫焯急起,捞在汤碗内;将火腿、熟鸡脯肉切成薄片,放在烫焯的莼菜上;锅中加高汤、食盐、味精各适量,拌匀后大火烧沸,随即浇在莼菜碗内,淋上鸡油适量即可。当汤佐餐,随意服食,吃鸡脯肉、火腿,喝汤,细细嚼食莼菜,当日吃完。本方有滋补强身,清热解毒,消肿抗癌功效。适用于各类癌症患者作食疗汤肴,坚持服食,有辅助治疗作用;健康人经常服食莼菜汤,有防癌保健、延年益寿作用。

四、果中的抗癌菜——西红柿

西红柿又名番茄、洋柿子、番柿,明代时由国外传入,在我国已有2000年栽培历史。西红柿未成熟时青翠欲滴,成熟后鲜红如火,在同一棵西红柿树上往往多种颜色交织互映,艳丽多彩,所以曾成为庭园中的观赏植物。后来人们发现西红柿汁液酸中带甜,清凉可口,生食可生津止渴、消食健胃,又可加工成餐桌上的菜肴,或为人们喜吃的佐餐佳品,是深受人们喜爱的"果中之菜""蔬菜中的水果"。

1. 西红柿的营养价值

在西红柿中水分含量达90%,用来消暑解渴,可与西瓜媲美,每100克西红柿含蛋白质0.4~1.8克,脂肪0.4克,碳水化合物2.2克,钙8毫克,磷24毫克,铁0.8毫克,胡萝卜素623毫克,维生素C 19毫克;还含有苹果酸、柠檬酸、番茄素等物质。各种维生素的含量比普通水果高2~4倍。西红柿是理想的低热能蔬菜和果品,含热能只有2千卡,所以又是减肥佳品。由于有机酸的保护,人体利用率高,有助于增强人体免疫功能,还可保护血管和皮肤,防治高血压,维持胃液的正常分泌,促进红细胞的形成。西红柿所含有机酸能软化血管,促进钙、铁元素吸收,对肠道黏膜有收敛作用。所含苹果酸和柠檬酸,帮助胃液消化脂肪和蛋白质。所含糖类多半为果糖和葡萄糖,既易于吸收,又养心护肝。所含少量番茄碱,能抑制多种细菌和致病真菌繁殖。西红柿去皮与蜜糖拌服,还可治便秘。西红柿切片熬汤,入少许食盐当茶饮,有祛热消暑功效。西红柿虽含有微量草酸,但又同时含多种能抑制草酸有害作用的盐类,如柠檬酸盐、酒石酸盐、草酸盐,有助于破坏风湿病和痛风病患者的钙质沉淀,所以这两种疾病患者吃西红柿有益无害。西红柿具有红色的天然色素——番茄红素对健康是有益的,在经过加工的番茄食品,特别是番茄汁和罐头番茄酱内该物质的含量很高。番茄红素是一种类胡萝卜素,具抗氧化性,在结构上与β-胡萝卜素相似,但抗氧化性要比前者强,它可以捕捉对人体细胞有害的自由基,因而有延缓衰老的作用。

西红柿所以能防癌抗癌,主要是拥有以下防癌抗癌成分:菌脂色素、β-胡萝卜素、硒、维生素 C、维生素 E 和膳食纤维。

2. 西红柿的防癌抗癌作用

(1)美国癌症学会研究发现,人体内的番茄红素水平低下会大大增加肺癌的危险。他们所做的大量调查研究表明:富含西红柿和西红柿产品的膳食,同减少某些肿瘤紧密相关;番茄红素值最低的人,其患癌症的危险约 3 倍于体内番茄红素最高值的人。经常食用西红柿,使番茄红素得到提高,可起到防癌作用。

(2)西红柿所含 β-胡萝卜素的抗氧化作用,能防止细胞发生氧化、抑制癌变。

(3)西红柿中含有一种菌脂色素,这种物质可以吸收消化过程中产生的"游离原子团"。据有关专家研究分析,"游离原子团"的不断增多,往往是导致癌症和心肌梗死的主要原因之一。从而证实西红柿有良好的防癌抗癌功效。最近人们发现,西红柿中的菌脂色素具有很强的抗氧化作用,约为 β-胡萝卜素的 2 倍。所以,防癌抗癌效果更佳。色彩越红的西红柿,菌脂色素的含量越多,所以鲜红熟透的西红柿防癌抗癌效果更好。

西红柿所含菌脂色素可以增强人体的免疫能力,对预防胃癌、胰腺癌、子宫癌有效。同时,菌脂色素耐热性强,即使加热烹制成菜肴,其损失也很少。

(4)西红柿中高含量的维生素 C 能阻断致癌物质亚硝胺在体内的合成,防止癌症的发生;维生素 A 能防止多种类型的上皮肿瘤的发生和发展。

(5)国外有学者通过实验证实,西红柿对癌细胞有抑制作用,抑制率为 23.8%,优于大葱;美国科学家也发现,西红柿中的谷胱甘肽有显著的抗癌作用,当人体内谷胱甘肽浓度上升时,癌症发生率便会明显下降。

(6)据《世界科技译报》报道,多吃西红柿和配有西红柿的膳食有助于预防癌症,特别是前列腺癌。每周吃 4 次配有西红柿的膳食,患前列腺癌的概率可能减少 20%;每周吃 8 餐配有西红柿的膳食,则可降低 50%。由于西红柿中含有一种与 β-胡萝卜素密切相关的抗氧化剂——番茄红素,因而有抑制癌症的作用。

(7)美国哈佛大学公共卫生学院研究人员最近一项研究表明,喜爱吃西红柿及其制品,如比萨饼、西红柿酱等的男子,患前列腺癌的可能性低 45%。这是研究人员对 4.7 万名 40~75 岁男子进行历时 6 年的研究后得出的结论。

(8)据香港报纸报道,美国的一家研究所经过 9 年的研究,在一份食品与人体的研究报告中宣布了他们的结论:长期坚持每天吃 2~3 个西红柿的人中,60%以上的男人身体细胞组织和健康状况比不吃或者偶尔吃西红柿的要好得多,而且他们的抵抗力增强,疾病减少,特别是癌变的机会大大降低。

(9)有学者计算,一个成人每天食用 300 克的西红柿,就可基本满足对维生素和矿物质的需要,可见其营养之丰富,而且它还有防癌抗癌作用,人体获得维生素 C 的量是控制和提高机体抗癌能力的决定因素。西红柿所含的维生素 C,以及西红柿所含的苹果酸和柠檬酸等有机物,能保护维生素 C 不受烹调的影响,满足了癌症患者对维生素 C 需要量显著增加的需要,能防癌抗癌。

(10)西红柿还含有较多的膳食纤维。纤维素具有防癌通便功效,尤其对预防大肠癌作用明显。

1997 年在美国纽约召开了关于西红柿防癌作用的国际会议,介绍了近年来世界各国大量研究的成果。美国哈佛公共卫生学院对 48 000 名医务人员的研究结果表明,西红柿进食量大的人发生前列腺癌的危险性显著低于西红柿进食量小的人。意大利是西红柿消耗量极高的欧洲国家之一,意大利马里奥·内格里药物研究所分析研究了近 10 年的癌症资料后发现,食用西红柿具有预防消化道癌症的作用。经常进食西红柿的人群发生口腔癌、咽癌、食管癌、胃癌、结肠癌和直肠癌的概率明显减低。

古代有人传说西红柿含剧毒,诚然已被事实证明不可置信,但现代药理研究也发现,未完全成熟的西红柿含番茄碱,若在短时间内大量食入往往容易引起中毒。其中毒症状为恶心、呕吐、头昏、流涎和全身发热,严重者甚至危及生命,故未成熟的西红柿切莫生食,即使熟食也应烧透。若在烧煮时加点醋,则能破坏其中的番茄碱而避免中毒。如果要生食西红柿,尽量在切后立即使用,以避免维生素 C 受到损失。西红柿所含的抗癌成分番茄红素为亲脂性,只有与脂肪混合才能被肠道充分吸收。德国海因里希·海因大学的研究表明,进食用植物油炒过的番茄酱,可使血清番茄红素水平显著增高,摄入番茄酱后吸收的番茄红素量可比摄入鲜西红柿高 2.5 倍。美国的研究提示,进食番茄酱和涂有奶酪和番茄酱的馅饼具有较佳的防癌作用。所以,为了充分吸收番茄红素,做菜烧汤时,西红柿应先用植物油炒一下,让番茄红素充分溶解到植物油中。

凡患急性肠炎、菌痢及溃疡活动期的病人不宜食用西红柿,否则会加重病情。

3. 西红柿防癌抗癌食疗验方

(1)西红柿汁:西红柿 300 克,白糖 10 克。将新鲜、成熟的西红柿洗净,用沸水烫软去皮,然后切碎,用清洁的双层纱布包好,将西红柿汁挤入碗内,加白糖调味,用温开水冲调即可饮用,每日上下午分饮。本方有防癌抗癌,生津止渴功效。适用于胃癌、前列腺癌等癌症的食疗,也用于高血压、动脉硬化症、眼底出血等病症。

(2)西红柿酸奶茶:成熟西红柿 200 克,酸奶 200 毫升。将外表皮用温水浸泡片刻,反复洗净,连皮切碎,放入榨汁机中,快速榨 1 分钟,加酸奶拌匀,取西红柿酸奶汁即成。每日早晚分饮。本方有防癌抗癌,降压降脂功效。适用于胃癌、食管癌等癌症及高血压、高脂血症等患者。

(3)西红柿蜂蜜饮:成熟西红柿500克,蜂蜜30克。将西红柿去蒂,洗净后,用沸水冲烫片刻,连皮切成小块,放入家用果汁机中,快速绞打成浆汁,取汁液,倒入杯中,调入蜂蜜,拌匀即成,每日早晚分饮。本方有防癌抗癌,补血降血压功效。适用于胃癌、大肠癌等癌症及贫血、高血压等疾病患者。

(4)西红柿海带汤:西红柿150克,海带15克,香菇15克,木耳15克,精制植物油、葱末、姜丝、清汤、食盐、味精、五香粉、麻油各适量。将海带放入清水中浸泡6小时,将斑块及沙质洗去,冲洗后切成象眼片(即菱形片),备用;香菇、木耳放入温水中泡发,洗净后香菇切成丝,木耳撕碎成小片状,同放入碗中,待用;西红柿洗净外表皮,去蒂、头,切成片。炒锅置火上,加植物油,大火烧至七成热时,加葱末、姜丝,煸炒出香,加入番茄片煸透,再加清汤(或清水)煮沸,投入海带片、香菇丝、木耳碎片,改用小火煨煮15分钟,加食盐、味精、五香粉,拌和均匀,淋入麻油即成。当菜佐餐,随意食用。本方有防癌抗癌,降压降脂功效。适用于胃癌、大肠癌、前列腺癌等癌症及高血压、高脂血症等疾病患者。

(5)西红柿汁鲜蘑:鲜蘑菇500克,番茄酱罐头半罐,食盐、黄酒、味精、白糖、麻油各适量。将鲜蘑菇去杂,洗净,放入沸水锅中焯一下,捞出冲凉,沥净水。炒锅上火,放入麻油和番茄酱炒至浓稠,将蘑菇下入锅中,加入食盐、黄酒、味精、白糖,如果汤汁较稠,可加上适量清水,用大火烧沸,然后改用小火烧煮,直至番茄汁裹附在鲜蘑菇上即成。佐餐食,量随意。本方有防癌抗癌,益气养胃等功效。适用于胃癌、食管癌及慢性胃炎、贫血等病症患者。

(6)西红柿鱼片:西红柿250克,青鱼250克,鸡蛋2个,黄酒、食盐、味精、鲜汤、湿淀粉各适量。将青鱼去鳞、内脏,洗净,去鱼皮,将鱼肉切成2.5厘米长、1.5厘米宽的鱼片,放入碗内,加食盐、黄酒、味精、鸡蛋清和湿淀粉,拌匀上浆;炒锅上火,放油烧至六成热,下鱼片炸至九成熟,倒入漏勺沥油。炒锅重新上火,加油少许,投入西红柿略炒,加鲜汤、食盐、味精、黄酒调味,用湿淀粉勾芡,放入炸鱼片,炒匀即成。本方有防癌抗癌,益气养胃功效。适用于胃癌、食管癌及慢性胃炎、贫血等病症患者。

五、降脂抗癌佳蔬——茄子

茄子,又名酪酥、昆仑瓜、落苏,是我国百姓夏令常食的蔬菜。其外形似果,肉质鲜嫩,风味独特,可烹制出多种花样的菜肴,被视为价廉物美的佳蔬。茄子为一年生草本,在热带为多年生灌木。浆果圆形、倒卵形或长条形,外表为紫色、绿色或白色。它性喜温暖。原产于印度,汉晋时传入我国,现在我国已普遍栽培。

1. 茄子的营养价值

茄子营养丰富,每100克中含蛋白质2.3克,脂肪0.1克,碳水化合物3.1克,钙22毫克,磷31毫克,铁0.4毫克,胡萝卜素0.04毫克,维生素B_1 0.03毫克,维生素B_2 0.04

毫克,维生素 C 3 毫克,还含有多种生物碱。在紫色茄子中,含有丰富的维生素 P 和皂苷等物质,其中维生素 P 高达 7.2 克,紫茄子含有维生素 E,含量为茄果类之冠。这不仅在蔬菜中出类拔萃,就是一般水果也望尘莫及。此外,在天然食物中,含维生素 D 最丰富的要数茄子,尤其是紫茄,每千克紫茄含维生素 D 7.2 克以上。维生素 D 这种特殊的物质能增强身体细胞之间的黏附力,因而具有保护血管、防止出血的作用。实验证明,茄子确有改善血液循环、防治心血管疾病、紫癜、出血、皮肤创伤和炎症的功效。美国医学界在《降低胆固醇十二法》中,把食用茄子降低胆固醇列在十二法之首。

2. 茄子的防癌抗癌作用

茄子为何能防癌抗癌?是因为它含有龙葵碱、酚、叶绿素、膳食纤维、花色苷等成分。

(1)国外专家发现,茄子中所含的龙葵碱为抗癌有效物质。动物实验表明,龙葵碱能抑制消化系统肿瘤的增殖,同属植物中的龙葵和白毛藤,我国早已用于肿瘤的防治。其抗癌效果毫不逊色于其他蔬菜,甚至位居抗癌效果优异之列。茄子中的其他活性物质尚有胡芦巴碱、水苏碱、胆碱、紫苏苷、色素茄色苷,种子中龙葵碱含量高达 1.2% ～ 1.5%,叶中含 0.03%,由于紫茄子中龙葵碱含量较其他品种茄子含量高,所以抗癌以紫茄子较佳,具有清热活血、防癌抗癌功效,临床用于胃癌、肝癌兼有食欲缺乏的患者。

(2)茄子含有的特质酚、叶绿素及膳食纤维,均有一定的防癌抗癌功效。所含的花色苷为一种紫色色素成分,是黄酮类的物质,因具有抗氧化、抗肿瘤作用,正日益受到科学界关注。

(3)据《人民日报》报道,印度从茄属植物中提取一种对胃癌、子宫颈癌有效的药物,曾对 66 名病人进行治疗,取得显著疗效。

(4)国外有学者报告,食用茄子可使消化液分泌增加,消化道运动增强,因此对于防治胃癌有一定效果。

(5)现代药理实验表明,含有龙葵碱的复方煎剂,对小鼠 H_{22} 腹水型癌细胞的增殖有明显抑制作用,抑制率可达 87.35%,与对照组相比,差异非常显著($P < 0.001$)。癌细胞表面的磷酸二酯酶和 Na^+-K^+-ATP 酶活性明显降低;膜表面的微绒毛明显消退,具有高效的抗癌作用。

(6)据《福州市中草药展览资料选编》介绍,鲜茄子叶晒干研末治疗 50 例乳腺癌溃疡,有效率达 100%,一般上药 15 分钟即可减轻疼痛。

(7)癌症病人常有"癌热"。尤其是放射治疗后,由于癌细胞的大量破坏更易产生热象,而茄子对退"癌热"似乎情有独钟。癌症患者发热时食用茄子可退热,其方法是用紫茄子 500 克,加金银花 15 克,蒸熟后加麻油、食盐各少许,拌匀后食用。

(8)有学者发现,茄子的蒂和皮有一定的抑制癌细胞繁殖功效。制作抗癌食疗时,请好好利用茄子蒂和茄子皮而不要扔掉。

茄子稍有涩味,烹调前最好先用冷水浸泡片刻。茄子对油的吸收率比较高,如果采用炸或者炒的烹制方式,就能有效地摄取植物油中含量较多的维生素 E。维生素 E 具有抗氧化作用，它与茄子的有效成分协同作用能产生成倍的抗癌效果。

茄子性凉滑，脾胃虚寒者不宜多食，肠滑腹泻者慎用。

3. 茄子抗癌防癌食疗验方

（1）麻油拌茄泥：茄子 350 克，麻油、芝麻酱、食盐、香菜、韭菜、蒜泥各适量。将茄子削去蒂托，去皮，切成 0.3 厘米厚的片，放入碗中，上笼蒸 25 分钟，出笼后略放凉。将蒸过的茄子去掉水，加入麻油、食盐、芝麻酱、香菜、韭菜、蒜泥，拌匀即成。当菜佐餐，随意食用。本方有清热活血，止痛抗癌功效。适用于多种癌症及高血压、冠心病、单纯性肥胖症、便秘、痔疮等病症患者。

（2）香菇蒸茄子：嫩茄子 500 克，水发香菇 30 克，食盐、味精、黄酒、素鲜汤、精制植物油、麻油、蒜蓉、葱段、生姜块各适量。将嫩茄子洗干净，去蒂、皮，从尖端用十字花刀顺茄长劈成 4 瓣，接近蒂处相连，不要切断；水发香菇洗净，摘去柄；葱洗净，切成段；生姜去皮，洗净，用刀背拍松。取一大碗（或大瓷盆）将香菇放在碗底部，上面放茄子，加入食盐、味精、黄酒、素鲜汤及葱段、生姜块，再浇上植物油，上笼蒸透后取出，将葱段、生姜块拣去不用，撒上蒜蓉，淋上麻油，拌匀即成。当菜佐餐，随意食用。本方有清热解毒，益气抗癌功效。适用于多种癌症及贫血、神经衰弱、冠心病、心绞痛、心力衰竭、习惯性便秘、痔疮出血等病症患者。

（3）鱼香茄子：鲜嫩紫茄 300 克，猪瘦肉 50 克，精制植物油、蒜泥、豆瓣酱、姜丝、葱花、料酒、湿淀粉各适量。将鲜嫩紫茄洗净,去蒂后切成手指粗的条;猪肉洗净后切丝,备用。锅置火上,加植物油烧至七成热,加入肉丝煸炒,再加入蒜泥、豆瓣酱炒至肉发红,倒入紫茄条继续炒到皱皮,加姜丝、葱花、料酒,烧片刻后用湿淀粉勾芡,淋入麻油即成。当菜佐餐,随意食用。本方有宽中活血,消肿降血压,抗癌等功效。适用于多种癌症及高血压、冠心病、高脂血症患者。

(4)青椒茄子:茄子1000克,青柿椒100克,竹笋25克,精制植物油、麻油、姜末、黄酒、酱油、香菜、食盐、蒜片各适量。将茄子切成1.5厘米见方的丁,笋切薄片,青椒切丝。炒锅烧热,先用温油将青椒丝炸一下,随即捞出,然后用大火将茄子炸成金黄色,捞出。锅留底油,用姜末、蒜片炝锅,烹黄酒、酱油,加水,下茄子、青椒丝、笋片、食盐,用大火焖烧,待茄子涨起,加味精,淋上麻油出锅。最后,在茄子上面放香菜即成。当菜佐餐,随意食用。本方有清热消肿,祛风通络功效。适用于多种癌症及动脉硬化、冠状动脉供血不足、心绞痛、脑卒中等病症患者。

(5)蒜蓉烧茄子:大蒜25克,茄子500克,鲜汤、葱花、姜末、食盐、白糖、酱油、味精、淀粉、精制植物油各适量。将茄子去蒂,洗净,剖成片,在每片的表面上划成约1厘米宽的十字花刀,然后切成4厘米长、2厘米宽的长方形片;大蒜去皮,洗净,捣成蓉。炒锅上火,放油烧至五成热,放入茄子翻炒,再加入葱花、姜末、蒜蓉、食盐、酱油和鲜汤,烧沸后用小火烧10分钟,翻匀。再用白糖、淀粉加水调成芡,淋入锅中,勾芡后加入味精,起锅装盘即成。当菜佐餐,随意食用。本方有凉血止血,消肿抗癌功效。适用于多种癌症及疖病、扁桃体脓肿、牙龈炎、牙龈出血、鼻出血、便秘、痔疮出血等病症患者。

(6)辣味茄子:茄子 300 克,辣椒糊 3 克,精制植物油、酱油、姜末、味精、白糖、鲜汤各适量。将茄子洗干净,切成 6 厘米长、0.3 厘米见方的条。炒锅上火,放油烧热,待油略有烟,放入姜末炸一下,随即放进茄条,用手勺翻搅几下,再加入酱油、白糖、辣椒糊、鲜汤,移小火上烧 3 分钟左右,再转到大火上,放入味精,待汤汁快烧干时,淋上剩余的植物油,随即翻身即成。当菜佐餐,随意食用。本方有清热消肿,祛风抗癌功效。适用于多种癌症及高血压、高脂血症、脑卒中、慢性关节炎等病症患者。

六、"菜人参"——胡萝卜

胡萝卜为伞形科植物胡萝卜的根,又名红萝卜、黄萝卜、金笋等。原产地在中亚细亚和北非一带,于汉武帝时代由出使西域的张骞带入我国,现各地均有栽培。因其有一种似野蒿的特殊药气味,所以有些人就不爱吃,其实它却是一种营养十分丰富的佳蔬,是一种生熟皆可吃的蔬菜,而且还是一种良药,有"菜人参""小人参"的雅称。

1. 胡萝卜的营养价值

胡萝卜含有多种维生素,世界上目前已发现的维生素共有 20 多种,胡萝卜竟占了一半以上。并且含有多种糖类——葡萄糖、果糖、蔗糖。据科学测定,这 3 种糖加在一起,竟占其本身重量的 7% 左右,高于一般蔬菜。此外,胡萝卜还含有淀粉、果胶、蛋白质及钙、铁等矿物质；另含有人体必需的 5 种氨基酸，其中尤以赖氨酸含量为最高。胡萝卜中还含有"琥珀酸钾盐"，有降低血压作用。所含丰富的胡萝卜素被人体吸收后能转变成维生素 A，可维护眼睛和皮肤的健康，被称为眼睛和皮肤的益友。

胡萝卜性平，味甘。有降血压、强心、抗炎、抗过敏之功效，适用于消化不良、久痢、咳嗽、痘疹等病症。所含的维生素能维护上皮细胞的完整性和正常的新陈代谢功能，有能使身体免遭细菌、病毒感染的作用，还含有一种免疫能力很强的物质——木质素，它可提高人体巨噬细胞的能力，减少罹患感冒，且对胃肠有保护作用。

2. 胡萝卜的防癌抗癌作用

胡萝卜拥有如下防癌抗癌成分：β-胡萝卜素、萜、甾、醇、叶绿素、维生素 C、维生素 E。其防癌抗癌功效已被近代大量的实验研究和临床实践所证实。

（1）营养学测定，每 100 克新鲜的胡萝卜中含胡萝卜素达 9 毫克以上，比西红柿、菠菜高 1.5 倍，比生菜高 2 倍，比菜花高 9 倍。β-胡萝卜素与 α-胡萝卜素的比率约为 3：1。胡萝卜素是食物中一种重要的抗氧化剂，它能提高机体的免疫功能，清除单氧自由基。临床检验证明，癌症患者，尤其是肺癌、胃癌、食管癌患者血液中 β-胡萝卜素的含量比正常人明显偏低。胡萝卜素是抗氧化剂，能清除自由基并能使癌细胞诱导分化。胡萝卜素能转变成大量的维生素 A。缺乏维生素 A 的人，癌症发病率比正常人高 2 倍多。因此每天如能吃一些胡萝卜就可减少癌症的发生。胡萝卜素有很好的抗癌效果,几种物质协同作用,可有效地使致癌物失去活性。据报道,它对癌细胞抑制率达46.5%。所以,许多国家制定的防癌指南中,把多吃胡萝卜作为重要的防癌手段。

(2)英国癌症研究会药理实验表明,维生素A能使动物患癌症的机会减少40%。近年来研究发现,维生素A缺乏的人癌症发病率要比普通人高2倍多。每天若吃一定量的胡萝卜素,可以大大降低肺癌发病率。研究还证明:胡萝卜中含有较多叶酸,也有抗癌作用;胡萝卜中的木质素可以提高机体抗癌免疫力。意大利医学专家调查结果表明,吸烟人群中不吃胡萝卜的与每周吃一次以上胡萝卜的相比,前者发生肺癌的危险是后者的2.9倍。又据美国和加拿大科学家大量研究材料提示,摄入维生素A的数量与肺癌发病率呈反比。β-胡萝卜素对致癌物质引起的鳞状上皮化生与重度吸烟者气管上皮化生起逆转作用,β-胡萝卜素则来源于胡萝卜。对于嗜烟成癖者,多食胡萝卜可预防肺癌发生,意义十分重大。

(3)美国谢克尔博士曾做调查:在488名食入最低量胡萝卜的人中,有14人患了肺癌,而在同样数量的人中,由于大量食用胡萝卜,只有2人患肺癌。谢克尔博士警告人们不要服用大量的维生素A丸,因为大剂量的维生素A对人体有害,人们应该长期食用富含胡萝卜素的食物。

(4)有学者认为,人体患癌的重要原因之一,是体内所含的自由基过剩。每个人的体内都含有自由基,如果含量过多,便容易形成癌细胞。近些年经国内外专家研究证实,胡萝卜中含的胡萝卜素可以抑制自由基生长,防止癌细胞形成。如美国专家用天然胡萝卜素投喂小白鼠做癌细胞的抑制生长对比实验,结果表明,没有投喂天然胡萝卜素的小白鼠的肿瘤,要比投喂天然胡萝卜素的肿瘤高17倍。这是因为天然胡萝卜素有分解癌细胞,再将其诱变为正常细胞的功能,而且对体内正常的细胞无任何不良反应。

(5)胡萝卜所含有的萜对致癌物质具有解毒作用,并能抑制癌遗传因子的功能,从而抑制癌的发生。另外,甾醇这种化合物也具有抑制癌发生的作用。

(6)穆恩博士研究证实:维生素A或它的前体β-胡萝卜素能阻止癌症的恶化。当人们吃了用油或肉炒的胡萝卜、菠菜、杏仁时,就能使这些食物中1个分子的β-胡萝卜素在人体内转化为2个分子的维生素A。常吃含有β-胡萝卜素食物的人患肺癌的机会显著减少,尤其是对吸烟的人预防肺癌的效果更为突出,这在本文已做介绍,据资料报道,认为可降低患肺癌率的70%左右。该博士还证实:人工合成维生素A还能大大降低乳腺癌手术切除后的复发率。法国癌症和免疫研究所主任麦塞博士也报道:维生素A能逆转大量吸烟者的肺内癌前期病变,他肯定了人工合成维生素A有防治肺癌的作用。

(7)国外有专家通过动物实验发现,喂食胡萝卜有延缓二乙基亚硝胺诱发大鼠肝癌的作用。实验以二乙基亚硝胺诱发大鼠肝癌(饮水中加二乙基亚硝胺,共10周,总剂量为500毫克/千克体重);以胡萝卜喂食4~5天,共120~160克,不给其他食物。结果发现喂胡萝卜的大鼠延缓了肝癌发生的时间。吃一般饲料不喂胡萝卜的对照组大鼠于20周时全部因肝癌而死亡，而喂胡萝卜组长达40周才全部死亡。此外还发现，即使以较浓的合成β-胡萝卜素加入饲料中却不能延缓肝癌的发生。

(8)有报道认为，对吸烟者通过简单的食疗可以达到降低患肺癌的风险，即每日食用胡萝卜、菠菜或任何其他含有胡萝卜素的蔬菜和水果。每天饮用半杯胡萝卜汁，对肺部有良好的保护作用，这对于吸烟者来说，显得尤为重要。

(9)前苏联鲁本契克综合了大量动物实验材料也证明，维生素A缺乏能提高机体对致癌物作用的敏感性，维生素A的衍生物有抑制化学致癌的作用能力。

(10)有学者认为，β-胡萝卜素能防癌，一是它与糖蛋白合成有关，而糖蛋白又与正常生理功能有关，这样就使维生素A类具有左右上皮细胞分化的能力，增强机体的免疫反应。二是对微粒体混合功能氧化酶具有抑制作用，从而阻断致癌活性产物的形成。三是与靶细胞的特定受体相结合，在控制有丝分裂和DNA的合成方面起着重要作用。

(11)美国国立癌病研究所的科学家们，经过20多年的观察后断定，经常吃胡萝卜的人，比起不吃者得肺癌的机会少40%。

胡萝卜为脂溶性物质，最好用油炒或与肉共烹调，食后易在肠壁所含胡萝卜素酶的作用下，转变为维生素A，从而被充分吸收。有专家研究发现，用油脂或肉炖食可保存胡萝卜素93%，炒食则存留达80%，生食或凉拌仅吸收10%，如此看来，以炖食为佳，炒食次之。黄色胡萝卜的胡萝卜素含量大于红色胡萝卜,也广泛存在于红、黄、绿色蔬菜和红、黄色水果中。

过多食入胡萝卜会引起高胡萝卜素血症,即人的皮肤出现黄色素沉着。首先从手掌和足掌开始,逐渐向躯干和面部蔓延,并伴有恶心呕吐、食欲差、乏力等症状,易被误诊为肝炎,应注意鉴别。停止食用含维生素 A 原的食品后,黄色素沉着可逐渐消退,多喝水也有助于促进维生素 A 原的排泄。胡萝卜素在空气中易被破坏,因此胡萝卜制作菜肴不宜放置过久。

3. 胡萝卜防癌抗癌食疗验方

(1)胡萝卜山楂汁:胡萝卜 50 克,新鲜山楂 30 克,红糖 15 克,蜂蜜 10 克。选用根头整齐、心柱细小、色泽鲜艳且无病虫及冻害的胡萝卜,择洗干净,晾干,切成片或切碎,放入凉开水中浸泡片刻,连浸泡水一起入锅,加热煮沸 20 分钟,备用。将新鲜完好的山楂择洗干净,切碎,不去核,放入砂锅,加水煎煮 5 分钟,待凉,与胡萝卜及煎煮液汁同放入果汁机中,绞打成浆汁,用洁净纱布过滤,所取滤汁放入容器,加适量温开水,并加入红糖、蜂蜜,搅拌均匀即成。每日早晚分饮。本方具有防癌抗癌,降血压强心功效。适用于肺癌、宫颈癌等癌症及高血压、冠心病等病症患者。

(2)胡萝卜豆浆:胡萝卜 100 克,黄豆 40 克,柠檬汁 5 毫升,麻油 10 毫升。将胡萝卜洗净,切片,与浸泡后的黄豆同入榨汁机中,加适量水搅拌取汁,煮沸后小火再煮 3～5 分钟倒入杯中,加入柠檬汁及麻油搅匀即成。每日早、晚分饮。本方有养肝明目,防癌抗癌功效。适用于肺癌等癌症的辅助治疗,也可用于夜盲症、结膜干燥症等病症患者。

(3)凉拌胡萝卜丝:胡萝卜 250 克,香菜 2 克,姜丝、酱油、白糖、食盐、味精、麻油各适量。将胡萝卜洗净,切成细丝,晾干待用;香菜去杂,洗净,切碎。将胡萝卜丝放在温开水中泡软,取出,挤干水分,用姜丝拌匀装盘,上面撒上香菜。另取小碗,放酱油、白糖、食盐、味精、麻油,调和均匀,浇在胡萝卜丝上即成。当菜佐餐,随意食用。本方有防癌抗癌,明目降脂功效。适用于肺癌、皮肤癌等多种癌症及高血压、高脂血症等病症患者。

(4)胡萝卜烧羊肉:羊肉 500 克,胡萝卜 250 克,桂皮 5 克,小茴香 3 克,生姜片、料酒、酱油、食盐、味精、红糖、五香粉各适量。将胡萝卜洗净切片,羊肉洗净切块,同生姜片一起入油锅翻炒 5 分钟,加入料酒、酱油、食盐、红糖、清水焖烧10 分钟,再加入桂皮、小茴香、清水,大火烧沸后改小火煨炖,至羊肉熟烂,调入味精、五香粉即成。佐餐食,量随意。本方有防癌抗癌,温阳散寒,祛风止痛功效。适用于肺癌、宫颈癌等癌症及风湿性关节炎、类风湿关节炎等病症患者。

(5)胡萝卜炖肉片:胡萝卜 250 克,猪瘦肉 100 克,精制植物油、食盐、料酒、葱花、姜末、湿淀粉、酱油、味精各适量。将胡萝卜洗净,纵剖后切成薄片,备用;猪肉洗净,切成薄片,放入碗中,加食盐、料酒、葱花、姜末、湿淀粉拌均匀,待用。炒锅置火上,加少许植物油,烧至六成热,倒入胡萝卜片,熘炒至八成熟,盛入碗内。锅中加植物油,中火烧至六成热,将肉片倒入,翻炒片刻,炒至肉片将熟时,加清汤少许,熘匀,加入胡萝卜片,再翻炒 3 分钟,加盖焖 7~8 分钟,加酱油、味精、食盐，拌炒均匀即成。佐餐食，量随意。本方有防癌抗癌，补中益气，润燥生津功效。适用于肺癌等癌症的辅助治疗及免疫功能低下者食用。

（6）烩五圆：胡萝卜、白萝卜各 250 克，莴苣 300 克，蘑菇、草菇各 100 克，食盐、味精、湿淀粉、精制植物油、麻油、素鲜汤各适量。将胡萝卜、白萝卜、莴苣修切成球形，与蘑菇、草菇同放在沸水锅中焯透。锅烧热，加油，放入素鲜汤，再放入五圆料，加入味精、食盐，略加焖烧，用湿淀粉勾薄芡，淋入麻油，出锅装盘即成。佐餐食，量随意。本方有防癌抗癌，开胃止咳功效。适用于肺癌、宫颈癌、膀胱癌等多种癌症及慢性支气管炎患者。

七、"天赐的药物"——花菜

花菜又称花椰菜、菜花，为十字花科甘蓝属蔬菜。它原产于地中海一带，大约在清朝末年传入我国，我国温暖地区栽培较普遍。在古代，西方人对它就格外重视，称它是"天赐的药物"。公元 18 世纪，西欧国家出售专治咳嗽、肺结核病的布哈尔夫糖浆，疗效甚佳，成了医学界轰动一时的专利品。其实这种专利品是一位内科医生布哈尔夫用花菜茎叶榨出的汁液煮沸后，调入蜜糖制成的。花菜现已成为大众化家常蔬菜，一般以花球完整紧密、表面无绽裂、色淡洁白、新鲜脆嫩者为佳。

1. 花菜的营养价值

花菜营养丰富。每 100 克中含蛋白质 1.4 克，脂肪 0.3

克,碳水化合物 3.2 克,热能 20.8 千卡,粗纤维 0.88 克,灰分 0.6 克,钙 16 毫克,磷 53 毫克,铁 0.96 毫克,胡萝卜素 0.064 毫克,维生素 B$_1$ 0.072 毫克,烟酸 0.56 毫克,维生素 C 68 毫克。此外,还含有多种糖类、多种吲哚类衍生物等成分。特别引人注目的是每 100 克花菜含维生素 C 88 毫克,是大白菜的 4 倍、西红柿的 8 倍、芹菜的 15 倍、苹果的 20 倍。这足量的维生素 C 被人体摄入后,不但能够增强肝脏解毒能力,促进生长发育,而且能提高机体免疫力,能够防止感冒及坏血病的发生。

2. 花菜的防癌抗癌作用

花菜已被国际上公认为防癌抗癌食物,它具有如下防癌抗癌成分:硫化物(异硫氰酸盐、MMTS)、吲哚、甾醇、食物纤维、槲皮酮、β-胡萝卜素、维生素 C、维生素 E、硒等。

(1)据报道,花菜具有优良的抗癌效果,它对癌细胞的抑制率达 90.8%。经常食用菜花和其他甘蓝属蔬菜,可有效地预防胃癌、食管癌、肝癌、肺癌和乳腺癌等癌症的发生。美国有专家研究发现,常吃花菜的人患宫颈癌的可能性很低,菜花对结肠癌的抑制力比包心菜还强。

(2)花菜中含有异硫氰酸盐、MMTS 等硫化物及吲哚等成分。吲哚是一种植物化学物质,它能消除 3,4-苯并芘、亚硝胺和黄曲霉毒素的毒性,从而可预防由这些致癌物诱发的癌症。异硫氰酸盐能抑制使致癌物质的代谢活性化的酶的功能,MMTS 能抑制癌细胞的增殖,而吲哚则能使致癌物质失去毒性。MMTS 不但对大肠癌,而且对肝癌的发生也具有抑制效果。

（3）有学者对动物实验研究发现，花菜含有硫代萝卜素及多种吲哚类衍生物。前者能促进人体细胞产生具有保护作用的酶，有效抵御人类生存环境中多种致癌物质；后者中的吲哚-3-甲醇，具有最强烈的酶诱导能力，可使肝脏中的芳烃羟化酶活性提高54倍，使小肠黏膜中的这种酶的活性提高30倍，有分解3,4-苯并芘致癌物质的作用，成为人体抵抗癌症的有力武器。

（4）据美国营养学家的研究，花菜中所含有的氮化合物——吲哚有较肯定的降低人体内雌激素水平的作用，可预防乳腺癌的发生。花菜中的吲哚物质除了可把体内活性雌激素进行降解处理外，还能通过无活性的雌激素阻止活性雌激素对乳房细胞的刺激作用，达到防癌抗癌的目的。

（5）国内外科学研究发现，患胃癌时，人体血清硒的水平明显下降，胃液中维生素C的浓度也显著低于正常人。而花菜不仅能给人补充一定量的硒和维生素C，同时还能供给丰富的胡萝卜素，起到阻止癌前病变细胞形成的作用，遏制癌瘤生长。

（6）有学者研究发现，花菜能提高人体的免疫功能，从而增强人的抗癌能力和防癌功能，尤其是在防治胃癌、乳腺癌方面效果更好。

（7）花菜含有较多的膳食纤维，有学者认为花菜茎部的膳食纤维及营养价值优于花球部分，对防治大肠癌有良好的效果，所以食用时应保留茎部，与花球部一同食用。

（8）国内外营养学界与医学界的专家们一再建议，患有胃病的人和妇女，尤其是具有乳腺癌家族史的女性，要多食花菜,以防胃癌、乳腺癌的发生。

花菜应适时采收,过迟则花球松散色黄。又因花菜外部无法包裹,采收、运输、保管、出售过程要注意避免损坏。以保持花球的鲜嫩。烹调时应注意掌握火候,加热时间不宜长,应采取猛火快炒法。这样,既可使花菜脆嫩清香,又可保持维生素 C 和吲哚类物质减少损失。花球表面有褐色或黑色霉点的菜花不宜食用。

3. 花菜防癌抗癌食疗验方

(1)海米花菜汤面:面条 500 克,海米 50 克,花菜 150克,黑木耳 10 克,黄酒、植物油、食盐、味精、葱花、姜末各适量。将花菜洗净,切成小朵,用沸水烫一下,捞出;黑木耳用温水泡开,洗净;海米泡软。炒锅上火,放油烧热,下入葱花、姜末煸炒出香,再放入海米,加水烧沸,下入面条煮熟,然后放入黑木耳、菜花、食盐、黄酒、味精,拌均匀,倒入大碗中即成。作主食。本方有防癌抗癌,健脾养血,益肾助阳等功效。适用于胃癌、乳腺癌等癌症及慢性胃炎、贫血、慢性前列腺炎、性功能减退等疾病的调养。

(2)茄汁花菜:花菜 500 克,植物油 20 克,番茄酱 20 克,白糖、食盐、味精各适量。将花菜洗净,掰成小块,放入沸水锅中烫透。炒锅上火,放油烧热,将调料下锅炒透后下花菜略炒一下,放入番茄酱、白糖、食盐、味精调味,炒熟出锅即成。佐餐食用。本方有促进食欲,防癌抗癌功效。适用于胃癌、乳腺癌等癌症及慢性胃炎等疾病的调养。

(3)虾仁烩花菜:花菜 200 克,大虾仁 50 克,熟冬笋 25克,火腿、熟鸡脯肉、水发香菇各 15 克,麻油、青豆、湿淀粉、鲜汤、植物油、猪油、食盐、味精、黄酒各适量。将花菜入沸水烫过,捞入清水盆内漂凉洗净,控干水,用手掰成小块;火腿、鸡脯肉、冬笋、香菇切成同青豆一样大小的丁。炒锅上火,放油烧至四成热,投入虾仁,用手勺轻轻滑散,随即加入火腿丁、鸡脯肉丁、冬笋丁、香菇丁和青豆,用手勺翻炒,见虾仁呈乳白色时,将锅内原料捞出,控干油。炒锅再上火,放入猪油烧热,倒入花菜稍煸,随即加入食盐、味精、鲜汤,烧2分钟,滗去原汤,将花菜码在盘中。炒锅重新上火,加入黄酒、粗盐、味精、鲜汤,投入虾仁等配料,烧沸后用湿淀粉勾成薄芡,淋上麻油,用手勺推匀,浇在菜花上即成。佐餐食用。本方有补肾抗癌,双补气血等功效。适用于胃癌、乳腺癌等癌症及贫血、疲劳综合征、性欲低下、勃起功能障碍等疾病的调养。

(4)山楂拌花菜:罐头山楂、花菜各200克,白糖30克。将菜花择洗干净,切成小朵,放入沸水中烫一下,捞出,沥干水分,放于盘内。将罐头山楂连汁一起浇在花菜上,加入白糖即成。佐餐食用。本方具有促进食欲,止痛消瘀,防癌抗癌功效。适用于胃癌、乳腺癌等癌症及慢性萎缩性胃炎、胃酸缺乏症、溃疡性结肠炎等病症的调养。

(5)鲫鱼花菜羹:鲫鱼1尾(重约250克),花菜120克,生姜10片,胡椒粉、食盐、味精、麻油各适量。将鲫鱼活杀,用盐水浸泡5分钟,去鳞、鳃及内脏,用清水洗净;拣去花菜杂质,用清水洗净,切成段;生姜去外皮,洗净后切成片。炒锅上火,放油烧热,下生姜片炝锅,再将鱼煎至微黄,加沸水适量,煮半小时,再下麻油、花菜煮熟,下胡椒粉、食盐、味精调味即成。佐餐食用。本方有防癌抗癌，益气健脾，开胃消食功效。适用于胃癌、乳腺癌等癌症的辅助治疗及食少、乏力、水肿、消渴、产后缺乳、痢疾、便血等病症的调养。

（6）红乳花菜：花菜500克，红腐乳汁15毫升，植物油5克，麻油5克，食盐、味精、辣椒油、生姜丝各适量。将花菜洗净，掰成小朵，放入沸水中烫透捞出，用凉水过凉后控干水分。小盆内加入红腐乳汁、食盐、味精、植物油、麻油、辣椒油、生姜丝，与花菜拌匀，腌约30分钟取出。取一扣碗，将入味的花菜小朵朝下摆放入碗内，放满压实后再反扣入平盘内即成。佐餐食用。本方有防癌抗癌，开胃消食功效。适用于多种癌症的辅助治疗，以及高脂血症、糖尿病、急性支气管炎、产后缺乳等的调养。

八、"十月萝卜小人参"——萝卜

萝卜是十字花科植物莱菔的新鲜根茎，又名莱菔、芦菔、萝白等。我国是萝卜起源地之一，素以"萝卜之乡"著称于世。现全国各地普遍栽培，品种繁多，有白皮、红皮、青皮红心及长形、圆形等，味道甘美，既可生吃，又可熟食，酱、泡、腌、干，各具风味。也有较好的药用价值，素有"十月萝卜小人参""萝卜赛梨"之说法。

1. 萝卜的营养价值

萝卜含多种营养成分，每100克中含蛋白质0.6克，碳水化合物5.7克，钙49毫克，磷34毫克，铁0.5毫克，胡萝卜素0.02毫克，维生素C 30毫克，还含有锌、淀粉酶、葡萄糖氧化酶、苷酶、胆碱、芥子油、木质素等成分,具有消食化痰、解毒散瘀、利尿止渴、理气除胀等多种功能。萝卜含有的芥子油可促进胃肠蠕动,增进食欲,帮助消化;其中的维生素C和锌有助于增强机体免疫功能;所含木质素可提高巨噬细胞的吞噬能力。有学者做营养成分测定,萝卜所含的维生素 B_2 及钙、铁、磷量,居然比梨、橘子、苹果还要高,尤其是维生素C含量比梨和苹果高 8~10 倍,被誉为"不是水果,胜似水果"。科学实验显示:一个成年人维生素的需要量,每日若能吃上 250 克萝卜,就可满足需要。

2. 萝卜的防癌抗癌作用

(1)日本国立遗传学研究所的贺田恒夫将 1 份亚硝胺加10 份蔬菜汁,对约 100 种蔬菜和水果逐一进行分析和研究,结果发现,萝卜、芜菁等完全消灭了亚硝胺的致突变性,亚硝胺可被萝卜汁转变为非致癌物,这可能是萝卜等蔬菜中含有某类能分解亚硝胺的酶。亚硝胺通常稳定,不易分解,而萝卜汁能分解它,则意义非常重大。

(2)以色列的 Moden 提出在萝卜汁中含有吲哚类物质,其可能诱发肠内苯并芘羟化酶的活性,在实验条件下能够减少动物肿瘤细胞的生长。

(3)萝卜所含的木质素可使人体内巨噬细胞的活力提高 2~3 倍,能把癌细胞逐个吞噬。非洲人吃萝卜比欧洲人多 6 倍,所以非洲农村结肠癌发病率为 3.5/10 万左右,而欧洲人则为 51.8/10 万。

(4)萝卜中含有大量的食物粗纤维,经常食用萝卜可保持大便通畅,减少结肠癌的发病率。

（5）萝卜中的大量维生素 C 可有效防止由亚硝酸盐及某种胺类引起的食管癌,阻断外来致癌物在体内的活化,有效预防和减少癌症的发生。

（6）中国预防医学科学院研究还发现,萝卜中含有一种抗肿瘤抗病毒的活性物质,能刺激细胞产生干扰素,名为"干扰素诱生剂"。有学者试验证明,此物质对人的离体食管癌、胃癌、鼻咽癌、宫颈癌等的细胞均有显著的抑制作用。动物实验结果表明,通过皮下注射可以抑制大鼠网状细胞肉瘤的生长。这种干扰素诱发剂不仅对口腔中酶的耐受较高,吞咽中不易被降解,而且无任何不良反应。

为提高萝卜的防癌抗癌效果,有学者建议萝卜应尽量生吃,萝卜一旦煮熟,其有效成分即被破坏;吃时必须细嚼,细嚼才能使萝卜中的有效成分全部释放出来;食后半小时内不吃其他饮食,以防止有效成分被其他食物稀释或干扰;每次吃萝卜 100～150 克,每日或隔日 1 次。

萝卜属辛辣食物,空腹时忌食生萝卜,以免耗气伤阴。

3. 萝卜防癌抗癌食疗验方

（1）萝卜蜂蜜汁:萝卜 500 克,蜂蜜 30 克。将萝卜放入清水中刷洗干净,用温开水冲洗 3 次,切碎,压榨后取其滤汁与蜂蜜拌均匀即成。每日早晚分饮。本方有化痰顺气,生津止渴,防癌抗癌功效。适用于慢性气管炎、肺结核、便秘及胃癌、乳腺癌等多种癌症的调养。

（2）白萝卜豆奶茶:新鲜白萝卜 250 克,豆奶 250 毫升。将新鲜白萝卜用清水反复洗净,用温开水冲一下,连皮(包括根在内)切碎,放入家用果汁机中,快速绞取浆汁,所取滤汁与豆奶充分混合,放入砂锅,用小火或微火煮沸即成。每日早晚分饮。本方有生津止渴,解毒降糖功效。适用于多种癌症及糖尿病、慢性气管炎、慢性咽喉炎等病症的调养。

(3)白萝卜肉蛋蒸饺:白萝卜 100 克,新鲜猪肉 50 克,鸡蛋 2 个,砂仁 2 克,鲜芦笋 15 克,食用调和油、葱花、姜末、食盐、味精、麻油各适量。砂仁用水洗净,晒干或烘干,研为细粉备用;鲜芦笋洗净,切成碎末备用;白萝卜洗净,切成细丝,剁成细末,入锅中加少许油略煸炒至五成熟,盛起;猪肉洗净,去筋膜,剁成肉糜,与萝卜末同拌,同时加入芦笋末、砂仁粉、葱花、姜末、食盐、味精、麻油,充分混合,拌匀成馅。将鸡蛋打入碗内,调匀;锅内置少许油,用小火烧至四五成热,将鸡蛋分煎成 20 个小圆片。将白萝卜肉馅分成 20 份,抹在蛋片上,捏合成饺状,装入盘,上蒸锅蒸熟,出锅即成。佐餐食,量随意。本方有防癌抗癌,健脾消食,增进食欲功效。适用于多种癌症及慢性胃炎、吸收不良综合征、胃肠神经官能症等病症的调养。

(4)白萝卜饼:白萝卜 150 克,面粉 150 克,猪瘦肉 100 克,姜、葱、食盐、油各适量。将白萝卜洗净,切丝,用油翻炒至五成熟,待用;猪肉剁碎,加入姜、葱、食盐、油及油炒白萝卜丝,调成白萝卜馅。将面粉加水和成面团,揉成面剂,压成薄片,填入萝卜馅,制成夹心小饼,放锅内蒸熟即成。佐餐食,量随意。本方有防癌抗癌,健胃理气,消食化痰功效。适用于多种癌症的预防及慢性胃炎、支气管哮喘、吸收不良综合征等疾病的调养。

(5)海带白萝卜汤:海带 30 克,白萝卜 250 克,食盐、味精、蒜末、麻油各适量。将海带用冷水浸泡12小时,其间可换水数次,洗净后切成菱形片,备用。将白萝卜放入冷水中浸泡片刻,反复洗净其外皮,连皮及根须切成细条状,与海带菱形片同放入砂锅,加水足量,大火煮沸后,改用小火煨煮至萝卜条酥烂,加食盐、味精、蒜末,拌匀,淋入麻油即成。佐餐食,量随意。本方有软坚散结,防癌抗癌功效。适用于单纯性甲状腺肿、乳腺癌及其术后放疗、化疗康复期调养。

(6)紫菜萝卜汤:萝卜250克,紫菜15克,陈皮2克,食盐适量。将萝卜洗净后切丝,紫菜、陈皮剪碎,一并放入锅内,加水适量,煎煮30分钟,加食盐调味即成。佐餐食,量随意。本方有防癌抗癌,降糖祛脂功效。适用于多种癌症的防治及糖尿病、高脂血症、肥胖症等疾病的调养。

九、"红嘴绿鹦哥"的抗癌菜——菠菜

菠菜为藜科植物菠菜的带根全草,又叫菠棱菜、赤根菜、鹦鹉菜等,是一种常年供货的绿叶蔬菜。菠菜的祖籍在伊朗,初唐时由尼泊尔传入我国,至今已有2 000多年栽培史,现我国各地均有种植。它是冬日宴席上和火锅中的佳肴美食。曾被清乾隆赐为"红嘴绿鹦哥"美称,所以它是绿叶蔬菜中的佼佼者,有"蔬菜之王"的桂冠。

1. 菠菜的营养价值

菠菜营养丰富,它含有维生素(A、B族、C、D、E)等多种维生素,其中维生素A原的含量可以与胡萝卜相比,与蛋黄相似;B族维生素和维生素C、磷质、蛋白质的含量比一般蔬菜高；蛋白质含量可与牛奶媲美，500克菠菜中含蛋白质相当于2个鸡蛋的含量。100克菠菜可满足人体一昼夜对维生素C的需要和两昼夜对胡萝卜素的需要。它含有丰富的铁，是人体铁质的良好来源，对增进身体健康有很好的作用；还含有碳水化合物、脂肪、芦丁、氟、α-生育酚、6-羟甲基喋啶二酮及微量元素等物质，这些物质对人体新陈代谢功能有良好的效果。菠菜所含的酶对胃肠和胰腺的分泌功能起良好的作用。国外学者最近又研究发现，菠菜具有抗衰老和增强青春活力的作用，这与它所含的维生素E和另一种辅酶——Q_{10}有关。菠菜还含有丰富的膳食纤维。

2. 菠菜的防癌抗癌作用

菠菜不仅是抗贫血的食疗佳品，也具有良好的防癌抗癌作用。

（1）营养学家认为，菠菜的防癌抗癌成分为β-胡萝卜素、维生素C、维生素E、膳食纤维、黄体素、叶酸、叶绿素、甾醇、酚。

（2）β-胡萝卜素可以防癌，这一点在"菜人参"——胡萝卜一节做了详细论述。每100克菠菜中含有3毫克的胡萝卜素，仅比黄胡萝卜低0.62毫克，比红胡萝卜多0.2毫克。菠菜含维生素C也很丰富。有资料显示，每天吃菠菜、胡萝卜等黄绿色蔬菜的人与不吃这些蔬菜的人相比，从40岁以上的致癌危险率来看，其胃癌降低了约33%，大肠癌降低了约40%。

（3）日本千叶大学医学部名誉教授林丰等学者在动物实验中，把摄入了能引发胃癌物质的老鼠分成A组和B组，并向 A 组老鼠提供普通饲料,向 B 组老鼠提供混有叶酸的饲料以检测胃癌的发病率。实验开始后第 52 周他们发现,A 组老鼠有 72％发生了胃癌,而 B 组老鼠中只有 1 只老鼠发生了早期的胃癌。

(4)东京医科大学教授加藤治文等经临床实验发现,叶酸和维生素 B_{12} 并用能有效地抑制肺癌。在实验中,他们向已经出现肺癌癌前症状即扁平上皮化生的患者提供大量的叶酸和维生素 B_{12} 等药物,约 3 个月后,60％患者的易于转化为肺癌的细胞群消失了,大多数患者的细胞异常情况得到了改善。菠菜中含有较多的叶酸与维生素 B_{12},同样有效。

(5)国外有学者将 22～26 厘米长的小麦苗割下磨碎,用致癌物质涂片做体外试验,发现有抑制癌细胞的作用,经分析抑癌物质是小麦苗中的叶绿素。并经进一步用含叶绿素的菠菜试验,结论是含叶绿素越高的植物抑癌作用越强,并发现 95％的叶绿素口服后不被消化道中酸碱物质所破坏,仍有抑癌作用。

(6)菠菜中含有的酚、甾醇成分也能抑制癌症。

菠菜中的草酸含量较高,每 100 克可食部分中含草酸 100 毫克以上。草酸在肠道中会与其他食物中的锌、钙等矿物质结合而使之排出体外。锌是人体中 100 多种酶的重要成分,缺锌会使人食欲缺乏,味觉迟钝,性功能降低,并影响少年儿童的生长发育;缺钙不利于儿童骨骼与牙齿发育,甚至会造成软骨症;成人长期缺钙则会发生手足抽筋的痉挛症。菠菜的涩味即是草酸较多的缘故,若烹调时先将洗净的菠菜在沸水里焯一下,可去掉草酸,消除涩味。但是,烫煮时间不宜过长,否则会导致维生素的过多损失,再则煮得太烂,吃起来腻口。同时,也不应片面强调过多的食用菠菜。一些肾炎患者食用菠菜后,尿中可见管型或食盐类结晶增多,尿色变浑,这可能是菠菜中所含的钙与草酸结合生成难溶性草酸钙的原因。菠菜性冷滑,肠胃虚寒腹泻者忌食。

3. 菠菜防癌抗癌食疗验方

(1)香油拌菠菜:新鲜菠菜 250 克,食盐、味精、麻油各适量。将菠菜去黄叶,留根,择净,清水冲洗后入沸水锅中烫熟(菠菜叶片仍保持翠绿色泽),沥去水分,用麻油、食盐、味精拌匀,装盘即成。当菜佐餐,随意食用。本方有补血润肤,疏通血脉,防癌抗癌功效。适用于高血压,缺铁性贫血及多种癌症的防治。

(2)芝麻拌菠菜:菠菜 500 克,黑芝麻 20 克,醋、酱油、麻油、食盐、味精、蒜末各适量。将菠菜择洗干净,放入沸水中略烫捞出,投入凉水中过凉,捞出挤干水分,切成 5 厘米长的段;黑芝麻淘洗干净,沥干水分,炒锅上小火,放入芝麻,炒至松酥脆香时取出。将菠菜段放入盘中,加入食盐、味精、醋、酱油、麻油、蒜末拌匀。上桌前再撒上炒香的芝麻,拌匀即成。当菜佐餐,随意食用。本方有滋补肝肾,润肠通便,防癌抗癌功效。适用于腰腿痛、贫血、习惯性便秘及多种癌症的防治。

(3)鲜蘑炒菠菜:鲜蘑菇 100 克,菠菜 500 克,食盐、生姜汁、精制植物油各适量。将鲜蘑菇去杂,洗净,下沸水锅中焯一下,捞出切成厚片;菠菜去掉老叶、根,洗净后切段。炒锅上火,放油烧热,下鲜蘑菇片煸炒片刻,加入食盐、生姜汁、菠菜,炒熟入味时,出锅即成。当菜佐餐,随意食用。本方有补血健脾,防癌抗癌功效。适用于贫血、慢性气管炎、支气管哮喘及各种癌症的防治。

(4)菠菜炒鸡蛋:嫩菠菜350克,鸡蛋3个,精制植物油、食盐、葱花、生姜末、黄酒、味精、麻油各适量。将嫩菠菜去杂,洗净,切成3厘米长的段,再放入沸水中略烫捞出,放入凉水中过凉。鸡蛋打入碗中,加入少许食盐,用筷子搅散待用;炒锅上火,放油烧热,下鸡蛋炒熟,盛出备用。炒锅内再加油,烧热,用葱花、生姜末炝锅,烹入黄酒,加菠菜、食盐,略煸炒入味,然后加入炒好的鸡蛋及味精、麻油,翻炒均匀即成。当菜佐餐,随意食用。本方有补气益血,防癌抗癌功效。适用于缺铁性贫血及多种癌症的防治。

(5)菠菜饼:菠菜100克,鸡蛋2个,面粉150克,虾仁10克,食盐、味精各适量。将菠菜洗净后放入沸水中烫一下,取出剁碎,挤去水分。将鸡蛋打散后放入菠菜中;虾仁洗净,切碎,放在菠菜中,放入食盐、味精等拌匀。将面粉慢慢放入以上原料中搅成面糊。将饼铛烧热放点油,再放入面糊抹平,煎成饼即成。当点心,随意食用。本方有养血止血,补铁补钙,防癌抗癌功效。适用于贫血、鼻出血、便血、便秘、夜盲症及多种癌症的防治。

(6)菠菜虾仁:菠菜250克,鲜虾仁250克,黄酒、味精、食盐、蒜片、生姜片、精制植物油各适量。将菠菜去杂,洗净,切段。虾仁去杂,洗净;炒锅上火,放油烧热,下菠菜,用大火快炒,加食盐、黄酒,炒入味后出锅装盘。炒锅上火,放油烧热,加入蒜片、生姜片煸香,倒入虾仁煸炒,加入食盐、黄酒、味精,待虾仁变白入味,稍炒几下,出锅,倒在菠菜上即成。佐餐食,量随意。本方有防癌抗癌,补血养颜,滋养肝肾功效。适用于多种癌症防治及贫血、性欲减退、月经不调、骨质疏松症等病症的调养。

十、富含粗纤维的抗癌菜——韭菜

韭菜为百合科植物韭菜的茎叶,又名起阳草、长生韭、扁菜等。全国各地均有栽培。其栽培历史在我国有 3 000 多年。韭菜一年四季都能生长,尤以春季食用为佳。韭菜为我国特有的一种蔬菜,生命力极强,割数十次乃至上百次仍然生长茂盛,杜甫有"夜雨剪春韭,新炊间黄粱"的诗句。韭叶挺秀娇美,韭花素雅可爱,韭味鲜香,可谓色、香、味俱佳,很得人们喜爱,为多数人喜食的蔬菜之一。它既可作为调味的香料,又可入馔作主料、配料。作主料可单炒,也可用开水焯后凉拌。作配料可与很多原料组配,适宜于炒、爆、熘、煮或做汤等,若用韭菜做馅制成饺子、包子,尤为清香可口。

1. 韭菜的营养价值

韭菜营养丰富,每 100 克韭菜含蛋白质 2.1 克,脂肪 0.6 克,碳水化合物 3.2 克;还含有胡萝卜素、维生素 C、钙、磷、铁、硫化物、苷类、挥发油、纤维素等成分。所含的胡萝卜素、维生素 C 在蔬菜中处领先位置,有助于增强机体免疫功能,可防治多种疾病。韭菜中的粗纤维能增强胃肠蠕动,治疗便秘。韭菜中的挥发油有降低血脂、扩张血管的作用。韭菜中的钙、磷有利于骨骼和牙齿生长。韭菜中还含有性兴奋物质,可辅助治疗阳痿、早泄、遗精等男性病。

2. 韭菜的防癌抗癌作用

运用韭菜治疗癌症的历史已很久远。古代所称的噎膈,类似于如今的食管癌、贲门癌、胃癌。古代医家朱震亨在《本草衍义补遗》中认为,韭菜"主……打扑损伤及噎嗝病。捣汁澄清,和童尿饮之,能消散胃脘瘀血,甚效"。明·兰茂《滇南本草》也说:"韭菜……除噎散结。"李时珍在《本草纲目》中特意记载了一验案,"一叟病噎嗝,食入即吐,胸中刺痛,或令取韭汁,入盐梅卤汁少许,细呷,得入渐加,忽吐稠涎数升而愈"。在后世医生及民间治疗噎嗝的中药处方及食疗方中使用韭汁的频率都很高。《汤头歌诀》有一首方歌为:"韭汁牛乳反胃滋,养营散瘀润肠奇,五汁安中姜梨藕,三般加入用随宜。"在近代治疗食管癌、胃癌的临床中,有一张叫"五汁安中饮"的方剂,名气颇大,它是韭汁、牛乳汁、姜汁、梨汁、新藕汁组成,组方少而精,配伍合理,早已收编入方剂书中,颇受中医界、食疗界推崇。韭菜汁加牛奶的民间验方在不少地区广为流传。

近代对韭菜防治癌症的研究、实验观察及临床实践正在深入开展。

(1)现代营养学研究发现,韭菜中含有硫化物(硫化丙烯)、β-胡萝卜素、叶绿素、维生素 C、维生素 E、硒、膳食纤维等多种抗癌成分。

(2)韭菜中辛香气味的成分为硫化丙烯等硫化物,为抗癌成分,对胃癌、贲门癌、食管癌、大肠癌、肺癌均具有一定的抑制癌细胞作用。

(3)韭菜中β-胡萝卜素含量超过胡萝卜,每100克韭菜中的β-胡萝卜素高达7.99毫克。β-胡萝卜素的防癌抗癌作用已在"菜人参——胡萝卜"一节中详细论述,这里不再赘述。

(4)韭菜中所含的维生素C、维生素E及微量元素硒为世界公认的防癌抗癌物质,已在其他章节中做过介绍,这里不再重复。

(5)韭菜中含有较多的膳食纤维,在人体内可刺激胃肠蠕动,缩短粪便在肠道内的停留时间,从而减少了粪便中致癌因子与肠壁接触时间,同时韭菜中的膳食纤维吸收水分增大了粪便的体积,降低了致癌因子的浓度,从而对预防大肠癌的发生有积极意义。

(6)日本西部佐贺医学院最新研究结果表明,韭菜籽、韭黄中含有一种名叫多元酸人参萜三醇的物质,该物质可有效抑制微粒体混合功能氧化酶的再生,从而阻断了致癌活性物质的形成,具有较强的防癌、抗癌作用。

韭菜不宜过食,以免上火,胃虚有热、阴虚火旺者及疮疡、眼疾者均须忌食。夏韭纤维多,不易被消化吸收,易引起胃肠不适,老年人、儿童、胃病及大便稀溏者慎食。

3. 韭菜防癌抗癌食疗验方

(1)韭菜粥:新鲜韭菜250克,陈粟米100克。将新鲜韭菜择洗干净,切成细碎末,备用。将陈粟米淘洗干净,放入砂锅,加水适量,大火煮沸后,改用小火煨煮30分钟,待粟米熟烂,加入韭菜碎末,拌均匀,继续用小火煨煮至沸即成。每日早晚分食。本方有防癌抗癌,温中行气,助阳散寒功效。适用于食管癌、胃癌防治及胃寒疼痛、手足发凉、便秘等病症的调养。

(2)韭菜牛奶:生姜25克,韭菜250克,牛奶240毫升。将生姜洗净,切片;韭菜洗净,切成2.5厘米长的段,然后一同捣烂,用洁净纱布包好绞汁。将生姜韭菜汁放在锅中,再倒入牛奶,用小火加热,煮沸3分钟即成。每日早晚分饮。本方有防癌抗癌,温补肾阳等功效。适用于食管癌、胃癌的防治及阳痿、早泄等疾病的调养。

(3)韭黄香干:韭黄200克,五香豆腐干100克,食盐、香醋、味精、麻油各适量。将韭黄用水洗净,控净水分,切成3厘米长的段,用沸水略烫一下,摊开凉透。五香豆腐干切成与韭黄一样长的丝,放入碗内,将食盐、香醋、味精、麻油倒入盛装韭黄和豆腐干的碗内拌匀,倒入盘中即成。佐餐食,量随意。本方有防癌抗癌,健胃益气,生津润燥,补肾壮阳功效。适用于食管癌、胃癌防治及眩晕症、腰腿痛、性欲低下等病症的调养。

(4)韭黄鸡丝:鸡脯肉200克,韭黄100克,鸡蛋1个,食盐、黄酒、味精、湿淀粉、熟猪油各适量。将鸡脯肉剔去筋膜,切成薄片再切成丝,放入碗中,加食盐、鸡蛋清(蛋黄不用)、湿淀粉上浆;炒锅上火,下熟猪油烧至四成热,将上好浆的鸡丝放入锅中,用筷子轻轻划散,倒入漏勺沥去油。韭黄洗净,切成3厘米长的段。原锅重新上火,放入鸡丝,依次加入黄酒、食盐、味精及清汤少许,颠翻炒锅,用湿淀粉勾芡,再加入韭黄,淋上油,推匀出锅即成。佐餐食,量随意。本方有防癌抗癌,温中益气,补精添髓功效。适用于食管癌、胃癌的防治及疲劳综合征、失眠等病症的调养。

(5)韭菜炒绿豆芽:韭菜150克,绿豆芽400克,食盐、味精、精制植物油、生姜各适量。将韭菜择洗干净,切成约3厘米长的段;绿豆芽摘去根须,洗净,沥干水;生姜去皮,洗净,切成丝备用。炒锅上火,放油烧热后用生姜丝炝锅,倒入绿豆芽翻炒至断生,加少许食盐,翻锅即盛起。炒锅重新上火,放植物油,待油烧至七成热,用食盐炝锅,立即倒入韭菜急炒几下,再倒入绿豆芽,加味精,迅速翻炒几下,出锅装盘即成。佐餐食,量随意。本方有防癌抗癌,散瘀解毒,调和脏腑功效。适用于食管癌、胃癌的防治及贫血、疲劳综合征、习惯性便秘等病症的调养。

(6)韭菜蛋花汤:嫩韭菜100克,鸡蛋1个,水发香菇30克,水发黑木耳30克,鲜汤、黄酒、食盐、味精、麻油各适量。将韭菜择洗干净,切成3厘米长的段;水发香菇、水发黑木耳切成丝;鸡蛋打入碗中,用筷子搅散。炒锅上火,加入鲜汤、黑木耳、香菇、黄酒、食盐、味精,烧至汤沸后撇去浮沫,淋入鸡蛋液,再放入韭菜,用手勺轻推炒锅底部,待鸡蛋花漂浮于汤面时,淋入麻油搅匀,倒入汤碗内即成。佐餐食,量随意。本方有防癌抗癌,补骨健脾,调和脏腑功效。适用于食管癌、胃癌的防治及眩晕症、腰腿痛、慢性关节炎等病症的调养。

十一、"百菜之王"——大白菜

大白菜为十字花科植物白菜的叶球，又称白菜、黄芽菜等。以菜身干洁、菜心结实、菜叶软糯、老帮少、根子小、形状圆整、菜头包紧为上品。大白菜一年四季皆可上市场，冬季最为多见，素有"百菜之王、冬蔬一宝、蔬中神品"之美称。

1. 大白菜的营养价值

大白菜为我国北方冬、春两季的主菜，它营养丰富，所含的矿物质和维生素的量大致与萝卜相似，钙和维生素 C 含量均比苹果和梨高 5 倍以上，维生素 B_2 含量高于苹果和梨 3~4 倍。成人每天吃 350~400 克大白菜就可满足维生素 C 的需要量。大白菜所含微量元素锌高于肉和蛋类。锌对身体很重要，有促进幼儿的生长发育、促进男子精子活力、促进外伤愈合等作用。白菜里还含较多的粗纤维，能促进肠壁蠕动，增进食欲。每 100 克大白菜含钙 140 毫克，磷 50 毫克，有学者认为一杯熟的大白菜汁，几乎能提供一杯牛奶同样多的钙。钙既是构成骨骼和牙齿的主要原料，又能在维持神经肌肉的正常活动等方面起重要作用。

2. 大白菜的防癌抗癌作用

（1）大白菜中含有大量的粗纤维，可促进肠管蠕动，帮助消化，避免大便干燥，保持大便畅通，预防各种肠癌。

（2）大白菜中含有丰富的维生素 C。维生素 C 是体内一种重要的抗氧化剂，在胃内有抗亚硝胺合成的作用，并有抗过氧自由基的作用。维生素C可以提高人体免疫力,促进白细胞更具有活力,直接攻击癌细胞,抑制癌细胞的生长和扩散,减轻癌症引发的疼痛感。

(3)大白菜中含有微量元素硒及微量元素钼,这两种物质对癌细胞有很强的抑制作用,可以防止亚硝胺的合成,因而具有较强的防癌作用。

(4)大白菜含有活性成分吲哚-3-甲醇,每棵白菜(干品)含量约为1‰。实验证实,这种物质能帮助体内分解与乳腺癌发生相关的雌激素,如果妇女每天吃500克左右的白菜,就能获得500毫克的这种物质,它可使雌激素分解酶增加,从而减少乳腺癌的发生率。这是常吃大白菜的亚洲女性少患乳腺癌的原因之一。

大白菜含水量多,易腐烂不易保存。白菜一旦腐烂,即不可食用。因为白菜中含有大量的硝酸盐,腐烂后经细菌作用,可转变成亚硝酸盐。亚硝酸盐不仅能使血液中的低铁血红蛋白变成高铁血红蛋白,使血液失去载氧能力而引起食物中毒,还会引起皮肤、黏膜发绀、青紫等症状,严重危害人体健康,还能与胺形成亚硝胺,后者是一种强致癌物。所以,贮存大白菜一定要保管好,防止腐烂。腐烂的大白菜不能再食用。大白菜滑肠,气虚胃寒、肺寒咳嗽之人宜少食,更不宜冷食。

3. 大白菜防癌抗癌食疗验方

(1)大白菜汁:大白菜500克。将大白菜洗净,切碎,榨汁。早晚2次分饮。本方有防癌抗癌,养胃清热功效。适用于肠癌、乳腺癌等癌症的防治及慢性胃炎、暑热症等病症的调养。

（2）胡萝卜拌白菜心：白菜心 500 克，胡萝卜 100 克，芝麻酱、白糖、麻油、醋各适量。将白菜心和胡萝卜分别洗净，切成细丝，放入汤盘内。将芝麻酱用麻油调开，浇在白菜丝上，撒上白糖，吃时加醋即成。佐餐食，量随意。本方有防癌抗癌，清热止渴，润肠通便功效。适用于肠癌、乳腺癌等多种癌症的防治，以及维生素 A 缺乏症、习惯性便秘的调养。

（3）海带拌白菜：海带 100 克，白菜 300 克，食盐、味精、麻油各适量。将海带、白菜切成丝；锅中加水烧沸，然后将白菜、海带分别用开水焯后捞出，用冷开水冲一下，挤干水分。白菜丝中加入食盐、麻油、味精拌匀，装盘时将海带丝放在白菜丝上面，拌匀即成。佐餐食，量随意。本方有防癌抗癌，消痰软坚，降血压降脂功效。适用于肠癌、乳腺癌等多种癌症的防治，以及单纯性甲状腺肿、高血压、高脂血症、单纯性肥胖症的调养。

（4）鲜奶白菜：鲜牛奶 50 毫升，大白菜 250 克，植物油 10 克，食盐、味精、芡粉各适量。将大白菜洗净，切成 3 厘米长的小段；在炒锅内把油烧热，将白菜倒入，再加些肉汤或水，烧至七八成熟，调入食盐及味精。芡粉用少量水调匀，将牛奶加入芡粉内混匀，倒在白菜上成为乳白色汁液，再烧沸即成。佐餐食，量随意。本方有防癌抗癌，补益肝肾，生津润肠等功效。适用于多种癌症的防治，以及慢性肝炎、慢性胃炎、贫血、牙龈出血等病症的调养。

（5）冬菇烧白菜：冬菇 10 克，白菜 200 克，猪肝 100 克，精制植物油、食盐、味精各适量。将猪肝切成片；冬菇用温水泡发后去蒂，洗净；白菜洗净后切成 3 厘米长的段。炒锅上火，放植物油烧热，加白菜烧至半熟，再将冬菇、猪肝、食盐放入，加水适量，盖上锅盖烧烂，调入味精拌匀即成。佐餐食，量随意。本方有防癌抗癌，补益肝肾，清热利水功效。适用于肠癌、乳腺癌等多种癌症的防治，以及慢性肝炎、高血压病、冠心病、单纯性肥胖症、结核病、胃炎、慢性支气管炎等病症的调养。

（6）烩白菜三丁：嫩白菜帮 250 克，猪肉 50 克，水发香菇 100 克，鸡蛋 1 个，精制植物油、酱油、黄酒、湿淀粉、鲜汤、麻油、葱花、生姜片、食盐、味精各适量。将洗净的白菜帮、猪肉、香菇分别切成 1.5 厘米见方的丁。将猪肉丁用食盐、鸡蛋清、湿淀粉浆好，用温油滑透，捞出。香菇丁在沸水锅内焯一下。炒锅上火，放油烧热，下葱花、生姜片炝锅，下入白菜丁爆炒至七成熟，倒出。往锅内加鲜汤烧开，下入香菇丁、白菜丁、猪肉丁，再加入食盐、酱油、味精，煮沸后稍烩片刻，同时调好口味，用湿淀粉勾芡，淋上麻油即成。佐餐食，量随意。本方有清热止渴，补中益气，防癌抗癌功效。适用于肠癌、乳腺癌的防治及病后体虚、慢性胃炎、胃下垂等病症的调养。

十二、"君子菜"——苦瓜

苦瓜是葫芦科植物苦瓜的果实，因其瓜瓤、肉有苦味而得名。苦瓜外皮和茎、叶形似荔枝，又似葡萄，所以有"锦荔枝""癞葡萄"之称。

苦瓜熟食多作为其他菜的配料,如用苦瓜焖鱼,鱼肉块不沾苦味,因此苦瓜又有"君子菜"的美名。

1. 苦瓜的营养价值

苦瓜为夏令良蔬,营养丰富,每 100 克苦瓜中含有水分93.4 克,蛋白质 1 克,脂肪 0.1 克,膳食纤维 1.4 克,碳水化合物 3.5 克,胡萝卜素 0.1 毫克,维生素 B_2 0.03 毫克,烟酸0.4 毫克,维生素 C 56 毫克,钙 15 毫克,磷 35 毫克,铁 0.5毫克。苦瓜所含的苦瓜苷和苦味素能健脾开胃,增进食欲。其大量的维生素 C 有助于增强机体免疫功能。近年来发现,苦瓜中还含类似胰岛素的物质,可降低血糖,是糖尿病患者的理想食品。苦瓜性寒、味苦,有养血滋肝、和脾补肾、清热祛暑、明目解毒的功效,可治热病烦渴、中暑发热、痢疾、疮肿、风热赤眼等病症。在盛夏炎热之季,常吃它有增进食欲和清热、提神、防暑的功效。

2. 苦瓜的防癌抗癌作用

(1)美国科学家发现,苦瓜中含有一种或几种具有明显抗癌生理活性的蛋白质,这种蛋白质能够激发体内免疫系统的防御功能,增强免疫细胞的活性,"吃掉"有毒细胞、异常细胞和致癌物。临床观察对淋巴肉瘤和白血病有效。

(2)苦瓜中所含的苦瓜素可抑制恶性肿瘤分泌的蛋白质,防止癌细胞的生长和扩散。有学者做体外试验,发现能使人的舌、喉、口腔底部、鼻咽部癌细胞的生长受到抑制。

(3)日本医生曾用苦瓜全植株的浸出液给一位淋巴细胞性白血病患者进行治疗发现,其可使血红蛋白明显增加。

在实验动物和试管中,确认可以抑制肿瘤细胞的生长。

(4)台湾台大医学院从苦瓜种子中成功地提炼出一种胰蛋白酶抑制剂,可以抑制癌细胞所分泌出来的蛋白酶,能阻止恶性组织的扩大,阻遏恶性肿瘤的生长。

(5)日本研究人员发现,苦味食物中含有较多氨基酸。他们曾对30多种氨基酸的味道进行测试和分析发现,其中有苦味的多达20余种。研究显示,某些苦味食物是维生素B_{17}的重要来源。维生素B_{17}的主要成分是氰化物、苯甲醛和葡萄糖。这种氰化物化学性质并不活泼,对于正常的人体细胞不起破坏作用,但对癌细胞却能产生较强的杀伤力。

食用苦瓜好处虽多,但脾胃虚寒者不宜生食,以免食后导致吐泻、腹痛。孕妇也不宜食用。

3. 苦瓜防癌抗癌食疗验方

(1)苦瓜粉:将苦瓜洗净,切片,晒干或烘干,研成极细粉,瓶装备用。每次10克,每日3次,口服。本方有防癌抗癌,清热降糖功效。适用于乳腺癌、胃癌等多种癌症的防治及糖尿病、暑热症、慢性胃炎的调养。

(2)苦瓜泥:苦瓜250克,白糖10克。将苦瓜洗净,捣烂如泥,加入白糖后拌匀,两小时后将菜汁滗出即成。每日早晚分食。本方有清热祛暑,防癌抗癌功效。适用于多种癌症的防治及夏季中暑、疮疖肿痛的调养。

(3)苦瓜茶:鲜苦瓜1个,茶叶50克。将鲜苦瓜截断,去瓤,纳入茶叶后,用细线扎合,挂通风处阴干。苦瓜干后,外部用洁净纱布蘸温开水擦净,连同茶叶切碎,混合均匀。每次取10克,放入保温杯内,用沸水冲泡,30分钟后即可。当茶频频饮用,可连续冲泡3～5次。本方有防癌抗癌,清热利尿,明目减肥功效。适用于多种癌症的防治及结膜干燥症、单纯性肥胖症、高血压、高脂血症、糖尿病的调养。

（4）苦瓜粥:苦瓜100克,粟米100克,冰糖10克。将粟米淘净,与切好的苦瓜片共煮粥。待粥将好时加入冰糖溶化,拌匀即成。每日早晚分食。本方有防癌抗癌,清暑解热,降血糖功效。适用于多种癌症的防治及糖尿病、痱子、疖病、老年糖尿病患者并发视网膜病变的调养。

（5）苦瓜蜂蜜牛奶:苦瓜1个(约100克),蜂蜜20克,牛奶200毫升。将苦瓜洗净,去籽后切成片,或切碎,与牛奶放入家用果汁机中,快速捣搅成浆汁,放入杯中,兑入蜂蜜,拌匀即成。每日早晚分饮。本方有防癌抗癌,解热清心,益气降血压功效。适用于多种癌症的防治及高血压、高脂血症、习惯性便秘的调养。

（6）五味苦瓜:新鲜苦瓜250克,麻油、番茄酱、醋、蒜蓉、香菜末各适量。将苦瓜洗净,去瓜瓤,只用外面一层,用刀削成透明的薄片,放入碗中,加入麻油、番茄酱、醋、蒜蓉拌匀,再撒上香菜末即成。佐餐食,量随意。本方有防癌抗癌,开胃消食,清暑美容功效。适用于多种癌症的防治及慢性胃炎、吸收不良综合征、中暑、单纯性消瘦的调养。

十三、"魔力食品"——魔芋

魔芋,也称蛇六谷、黑芋头,为天南星科多年生草本植物魔芋的块茎。魔芋块茎扁球形,先花后叶,叶一枚,具三小叶,小叶裂片呈椭圆形至卵状长圆形;叶柄长达80厘米,青绿色,有暗紫色或白色斑纹。夏季开花,花单性,淡黄色,着生在肉质的穗轴上,外包暗紫色漏斗状佛焰苞。魔芋多产于我国和越南,我国西南及长江中游各地栽培较多。据记载,魔芋原产于印度、斯里兰卡,大约在1000多年前传入我国。现在,我国江南各省及台湾省等都有野生的和栽培的,且以四川、云南、贵州、湖南、福建、浙江、江苏等地出产为多。魔芋喜高温和雨水适宜的气候,以肥沃沙质土及腐质土为宜,秋末采收备用。

1. 魔芋的营养价值

魔芋同芋头(俗称芋艿)属同一家族,在植物分类上属天南星科。魔芋的块茎相当大,有的大如排球,味淡,辣而麻舌,含有丰富的营养,所含淀粉量高。魔芋因具有奇特的保健和医疗功效,日益引起人们的注意,被称为"魔力食品"而身价倍增。食用魔芋制品是我国南方人民早已有的习惯,单就四川来说,以魔芋块茎加工制成的魔芋豆腐、黑豆腐等多种菜肴别有一番风味,几乎家喻户晓,魔芋还可加工成糕、丝、片等各种食品,并可酿酒。如今,在我国香港地区,人们把魔芋豆腐视为一种名菜佳肴;在日本,魔芋制品的销量正逐年递增,已经越来越多地走向平民百姓的餐桌。

魔芋入药始载于宋朝《开宝本草》一书,中医学认为,魔芋性味辛、寒,有小毒,功能有化痰散积、行瘀消肿、攻毒等。

魔芋是一种低热能、低蛋白质、低维生素、高膳食纤维的食品。每100克魔芋精粉中含蛋白质1.64克,脂肪0.04克,灰分3.86克,钙148毫克,磷57毫克,铁4.06毫克,锌

1.23 毫克,锰 0.2 毫克,铬 0.25 毫克,铜 0.08 毫克,葡聚甘糖 79.37 毫克。

现代营养学研究发现并证实,魔芋所含葡聚甘糖是一种半纤维素,吸水性极强,吸液膨胀后可使体积增长 50～80 倍,形成体积很大的凝胶纤维状结构,提高了食物的黏滞度,延缓了胃排空和食物在肠道内的消化和吸收,不仅可有效降低餐后血糖,还有降脂、抗脂肪肝作用。据药理研究显示,魔芋精粉具有降低胆固醇和抗脂肪肝的作用。

2. 魔芋的防癌抗癌作用

(1)国内外实验研究发现,魔芋所含的高纤维素成分可以吸附有害物质,抑制变异诱发物的产生。

(2)有学者证实,魔芋热水提取物对小鼠肉瘤 S_{180} 抑制率达 49.8%,其主要成分葡聚甘糖能有效地干扰癌细胞的生长,可用于治疗多种癌症。药敏试验对贲门癌、结肠癌细胞敏感。对癌性疼痛亦有较好的疗效。常用于头部、颈部肿瘤和恶性淋巴瘤。

据报道,魔芋已制成可供食用的精粉,并加工制成魔芋挂面、魔芋饼干、魔芋粉丝、魔芋脆片等各种食品,魔芋食品可望成为理想的高纤维食品,这对癌症患者来说,真可谓是一个福音。

3. 魔芋有毒应合理食用

魔芋有小毒,就魔芋全株而言,以根头毒性最大,故需要经化学方法加工或用石灰水漂煮后,再烹调菜肴或制成食品,一般情况下不宜多食,在食前必须经过去毒加工。具体方法如下:将魔芋洗净,去皮,切成薄片,每 0.5 千克魔芋片用12％食用碱溶液1 000毫升浸泡4小时(也可用石灰水或草林灰水浸泡1天),再用清水漂洗至无麻辣味即可。魔芋去毒后,可供烹饪做菜,也可晒干成魔芋片或磨成魔芋干粉。市场上已有加工好的魔芋精粉或微粉,购买时需要注意质量。

若为药用,有学者提醒,勿误服药渣,以免中毒。若不慎或误食引起中毒,其症状为:喉舌灼热、痒痛、肿大。此时需要随即采取解毒法,饮服稀醋(可用家用香醋替代)或鞣酸、浓茶、蛋清;或用食醋30~60毫升,加生姜汁少许,内服或含漱。也可取防风60克,生姜30克,甘草15克,以4碗清水煎成2碗,先含漱1碗,后内服1碗。任用上述方法中的一法,均可奏效。每次服食魔芋的量不宜过大,以免消化不良。

4. 魔芋防癌抗癌食疗验方

(1)魔芋甜粥:魔芋精粉3克,粳米100克,蜂蜜30克。将粳米淘洗干净,入锅加水适量,大火煮沸,改小火煮成稠粥,粥熟后调入蜂蜜即可。每日1次,温热服食;也可隔日食1次。本方有防癌抗癌,降脂减肥,抗脂肪肝功效。适用于多种癌症的防治及脂肪肝、高脂血症的调养。

(2)魔芋酸奶:魔芋精粉2克,酸奶200毫升。将魔芋精粉调入酸奶中,搅匀即成。每日早晚分服。本方有补虚通脉,防癌抗癌,降血脂等功效。适用于多种癌症的防治及各种类型的脂肪肝、糖尿病的调养。

(3)魔芋苹果酸奶:苹果1个,魔芋精粉2克,酸奶200毫升,蜂蜜20克。将苹果外表皮反复洗净,连皮切碎,放入家用果汁机中,绞打 1 分钟,收取苹果汁,与魔芋精粉、酸奶、蜂蜜充分混合均匀即成。早晚分服。本方有抗癌益气,活血降脂等功效。适用于各种癌症的防治及脂肪肝、糖尿病的调养。

(4)魔芋毛豆甜浆:魔芋精粉 2 克,毛豆 100 克,清水450 毫升,红糖 20 克。将新鲜毛豆去壳、洗净,加适量清水,用果汁机打碎,约 2 分钟后即成汁状。将豆汁倒入锅中,用大火烧煮至沸,加入魔芋粉及红糖,用小火煮沸 5 分钟,离火即成。早晚分服。本方有防癌抗癌,润燥化痰,健脾活血,降血脂。适用于多种癌症的防治及脂肪肝、糖尿病的调养。

(5)魔芋豆浆:豆浆 150 毫升,红糖 20 克,魔芋精粉 2克。豆浆煮沸后冷却,备用。将红糖置容器中,加少许豆浆混合均匀,再加入魔芋精粉,搅拌后倒入剩余的豆浆,混合均匀,以大火煮沸即成。每日早晨随餐服食。本方有防癌抗癌,健脾和血,通脉降脂功效。适用于多种癌症的防治及脂肪肝、糖尿病的调养。

(6)魔芋牛奶面饼:面粉 200 克,鲜牛奶 250 毫升,魔芋精粉 2 克,白糖 20 克,精制植物油 50 克,果酱 200 克。将面粉、白糖、魔芋粉、牛奶调成面糊待用。烧热平锅,在锅上抹一点油,然后用铁勺盛面糊倒入锅中煎,并转动平锅,使面浆均匀摊成一张圆形薄饼。至饼呈金黄色时翻个身,使另一面也呈金黄色后即成。吃时在饼上放果酱卷起来吃。当早点食用。本方有防癌抗癌,健脾益气功效。适用于多种癌症的防治及脂肪肝、糖尿病的调养。

十四、药食两用抗癌野菜——荠菜

荠菜为十字花科植物荠菜的带根全草，又称地菜、香荠、地儿菜、枕头草、护生草、青明草、榄豉菜等。生长于田野、路边及庭院，目前全国均有人工栽培。荠菜是一味药食兼用的时鲜物品，既能治病也能补气养血，古书中谓荠菜糊为"百岁羹"，我国江南一带至今还流传"到了三月三，荠菜可以当灵丹"的谚语。初春采其嫩苗作野菜食，清香可口。

1. 荠菜的营养价值

荠菜所含营养成分、种类较大多蔬菜为多，对机体有全面营养作用，其鲜味也能增进食欲；尤以蛋白质、钙、维生素C的含量为多；钙含量比其他蔬菜都高，还超过豆腐。蛋白质含量在叶菜、瓜果类中屈指可数；也含一定量磷、铁、钾、钠、氯、锰、维生素 B_1、维生素 B_2、β-胡萝卜素、烟酸等。胡萝卜素含量与胡萝卜相仿。其维生素C含量30.3毫克，远胜于梨、苹果。氨基酸达11种之多，所以荠菜很鲜，而含水量在叶类蔬菜中最少，且所含营养既丰富又均匀；还含荠菜酸、多肽、黄酮苷、肥碱、乙酰肥碱等物质。

荠菜叶微甘，性平。有清热解毒，利尿止血，软坚散结，明目，益胃等功效，且可催产、降低血压、兴奋呼吸。主治产后子宫出血，尿血、崩漏、目赤肿痛等病，荠菜具有济世护生之功能，有"天然珍品"之美誉。

2. 荠菜的防癌抗癌作用

（1）有学者实验研究发现，荠菜提取物剂量0.14克/千克腹腔注射,对小鼠艾氏实体癌的抑制率为 $50\% \sim 80\%$,其活性成分为荠菜所含的延胡索酸,剂量 10 毫克/千克腹腔注射对小鼠艾氏实体癌有效。

(2)有学者用 0.2% 的荠菜水提取物,并设对照组进行动物实验研究发现,对照组 12 只大鼠中有 10 只发生肝肿瘤,主要为肝小梁癌、胆管癌、未分化癌及它们的混合癌,并伴有肝脏其他病变。而荠菜防治组的大鼠的肝脏大小、重量均正常,表面光滑,组织病理未发现有肝癌,从而显示荠菜是一种很好的防癌食物。研究指出:荠菜中的延胡索酸是防癌的主要活性物质,在肿瘤的化学预防药中是属第三代药物。

(3)据日本报道,荠菜对动物肿瘤及致癌物诱发肿瘤有抑制作用,与佛耳草伍用,可防治消化系统癌症(胃癌、胰腺癌、肝癌)和慢性萎缩性胃炎。

(4)荠菜有类似麦角碱作用,其浸剂对离体肠管、膀胱、子宫平滑肌等均有明显收缩作用;所含吲哚类化合物、芳香异硫氰酸,可抑制癌细胞产生,所以有防止癌症功效。

千百年来,我国民间已形成了一种习俗,在春节之后要吃一顿荠菜,以消腻秽,调剂口味。每年 $3 \sim 5$ 月份,人们采其嫩叶炒食、做汤,风味清香,与肉做馅,味道很美。荠菜具有独特的美味,不但可以烹调出鲜美无比、令人馋涎欲滴的佳肴来,而且可做馅,包饺子、包包子等。用荠菜做羹汤更是风味特别,屡吃不厌。食用荠菜无明显禁忌,但风疹患者应忌食。

3. 荠菜防癌抗癌食疗验方

(1)荠菜粥:新鲜荠菜150克,粳米100克。将荠菜洗净,切好备用。粳米淘洗干净后入锅,加水适量,大火煮沸,改小火煮成稠粥,粥将成时加入荠菜段,再煮5分钟即成。早晚2次分食。本方有防癌抗癌,平肝降血压功效。适用于多种癌症及高血压等疾病的防治。

(2)荠菜虾皮饺:面粉800克,荠菜1500克,虾皮50克,葱花、食盐、酱油、植物油、香油、味精各适量。将荠菜去杂,洗净,切碎,放入盆中,加入虾皮、食盐、味精、酱油、葱花、植物油、香油,拌匀成馅;将面粉用水和成软硬适度的面团,切成小面剂,擀成饺子皮,包馅成饺,下沸水锅煮熟,捞出装碗。当主食食用。本方有防癌抗癌,清热解毒,止血降血压的功效。适用于多种癌症及高血压、眼底出血、眩晕头痛、呕血、肾炎水肿等的防治。

(3)蒜泥拌荠菜:荠菜200克,蒜泥20克,麻油2克,食盐、醋各适量。将荠菜洗净,切段,烫熟,捞出晾凉,加蒜泥、麻油、食盐、醋拌匀。佐餐食用。本方有防癌抗癌,清热解毒,利尿减肥功效。适用于多种癌症及单纯性肥胖症的防治,对兼有慢性肠炎、高脂血症者尤为适宜。

(4)荠菜炒鸡片:鸡脯肉350克,竹笋100克,荠菜50克,鸡蛋1个,食盐、味精、麻油各5克,白糖2.5克,黄酒10毫升,鲜汤50毫升,干淀粉15克,猪油50克。将鸡脯肉切成5厘米长的薄片,放入碗中,加入鸡蛋清、食盐、味精、干淀粉拌和上浆;竹笋切去老根,削去根头、老皮,下锅烫熟捞出,切成3厘米长的片;荠菜剪去根,拣去老叶洗净,放入沸水锅烫熟捞起,放入冷水中过凉后捞出,挤干水分,剁成碎末,待用。炒锅上火,放油烧至五成热,将鸡片放入锅中,用铲刀划散至熟后,连油倒入漏勺中,沥干油。在锅中留余油,放入笋片、荠菜末略编一下,烹黄酒,加食盐、白糖、味精搅匀后,即将鸡片投入炒匀,待烧沸后,下湿淀粉勾芡摊匀,浇上麻油,翻炒均匀后,盛起装盆即成。佐餐食用。本方有平肝开胃,补虚强身等功效。适用于多种癌症的防治及糖尿病、水肿、贫血、崩漏、带下、产后缺乳等的调养。

(5)海米烧荠菜:净荠菜 500 克,海米 25 克,猪油 40 克,生姜末 10 克,葱花 10 克,味精 1.5 克,黄酒 10 毫升,麻油 10 克,食盐、鲜汤各适量。将海米用温水泡 1～2 小时,控去水;将荠菜用沸水烫一下,见沸捞出,用冷水过凉,切成 3 厘米段。炒锅烧热,放猪油炸海米,待出味,炝葱花、生姜末,下荠菜,翻炒,烹黄酒,放味精、食盐,加鲜汤,颠翻出锅,盛入盘中,淋麻油,拌一下即成。佐餐食用。本方有防癌抗癌,醒脑降血压,补肾壮阳功效。适用于多种癌症的防治及勃起功能障碍、筋骨疼痛、手足抽搐、全身瘙痒、气血虚弱、产后乳汁不下等病的调养。

(6)荠菜豆腐羹:豆腐 500 克,荠菜 150 克,水面筋 50 克,素鲜汤 750 毫升,胡萝卜 30 克,熟笋 30 克,水发香菇 30 克,植物油 25 克,湿淀粉 25 克,食盐、麻油、味精、生姜末各适量。将嫩豆腐切成小丁;香菇去蒂,洗净,切成小丁;荠菜去杂,洗净,切成细末;熟笋、面筋切成小丁待用。炒锅下油烧至七成热,放入食盐、素鲜汤、嫩豆腐、香菇、胡萝卜、荠菜、熟笋、面筋,再加入味精、生姜末、素鲜汤烧沸,用湿淀粉勾芡,出锅前淋上麻油,起锅装入大汤碗便成。佐餐食用。本方有防癌抗癌,益气降血压等功效。适用于癌症的防治及高脂血症、糖尿病、急性支气管炎、产后缺乳等病症的调养。

十五、防癌抗癌豆类植物——刀豆

刀豆,别名挟剑豆、刀鞘豆等,为豆科一年生缠绕草质藤本植物刀豆、洋刀豆、线刀豆的种子。主产于江苏、湖北、安徽等地。每年秋季采收成熟荚果,晒干后剥取种子,或先剥取种子然后晒干。除种仁外,其根、果壳亦共药用。嫩荚食用鲜美可口,清香素雅,是菜中佳品。刀豆可炒食、烧食,也可做泡菜吃,或荤或素,吃法可多种多样,都别具一番风味,甘甜,松脆,能够大大增进食欲。

1. 刀豆的营养价值

刀豆的营养很丰富,含有较多的蛋白质,且属于半全类蛋白质,很容易被人体吸收。刀豆含有一定数量的矿物质、氨基酸、脂肪、糖类(单糖、多糖类)、维生素 B_1、维生素 B_2、维生素 C,以及微量元素钼、锌等,能满足人体发育的多种需要。此外,刀豆尚含有尿素酶、血细胞凝集素、刀豆氨酸,嫩豆中可分离出刀豆赤霉素 I 和 II 等。洋刀豆含血细胞凝集素等多种球蛋白;其他类含糖苷酶、精氨基琥珀酸酶、精氨酸酶、刀豆酸、刀豆氨酸等。

中医学对刀豆所具有的药用价值早有认识。中医学认为,刀豆味甘、性温,温中下气、强肾补元,历来被视为治呃逆的要药。据《本草纲目》记载,有人病后呃逆不止,声闻邻家取刀豆子烧存性,白汤调服 6 克,即止。刀豆对气滞痰喘,呕吐腹胀,胸闷不舒诸症,也有奇效。在数百年前的中医临床经验效方中,就有用刀豆种仁、刀豆壳治疗某些肿瘤的记载,如《经验广集方》记载,治"妇女血痞,胀痛欲死"(类似于子宫良性或恶性肿瘤),用陈年刀豆壳焙干为末,好酒调服 5 克,"若加麝香少许克亦妙"。《洪氏一盘珠方》记载,治"牙根臭烂"(可能类似牙龈癌),取刀豆壳烧存性,加冰片少许,研末,时时撒于患处。另据《张氏必效方》记载,本方治疗喉痹(咽喉肿瘤)也佳,方法是以其少许,时时吹于患处即可。

2. 刀豆的防癌抗癌作用

十分可喜的是,应用现代研究方法从刀豆中分离并得到的提取物具有抗肿瘤作用。

(1)药理实验证明,刀豆含有的血细胞凝集素对肿瘤有抑制作用。

(2)自从 Assmann 于 1911 年从洋刀豆中分离出血细胞凝集素(植物性血细胞凝集素,简称 PHA)之后,人们从很多豆科植物的种子中都发现了 PHA,并且把它们正式命名为选择素,这些物质均为大分子化合物。有报告指出,选择素已在 800 多种植物的提取液中发现(以豆科植物为多),对血细胞均呈凝集反应,在肿瘤临床上可作为扶正祛邪剂来应用。

(3)洋刀豆中的血细胞凝集素直接注射在小鼠病毒性肿瘤上,对肿瘤细胞有明显地抑制作用,使小鼠存活率增高。

(4)对于受癌细胞侵犯的胸膜渗出液中的淋巴组织,洋刀豆血细胞凝集素有促进淋巴细胞转化率升高的作用,对机体的抗癌防御起重要作用。

(5)洋刀豆血细胞凝集素对小鼠腹水型淋巴瘤细胞显示出直接杀灭作用。在体内实验中,给成年小鼠注射这种淋巴瘤细胞后 1 小时、2 天、5 天再分别注射洋刀豆血细胞凝集素 1 毫克,可分别抑制肿瘤 70%、50%、20%。在体外实验中,以 125 微克的洋刀豆血细胞凝集素与此种淋巴瘤细胞共孵 24 小时,可使 95%的细胞溶解。

(6)实验研究进一步表明,洋刀豆血细胞凝集素是与肿瘤细胞膜上的葡萄糖或甘露糖类的受体结合而起到凝集肿瘤细胞作用的,但它对正常细胞不形成凝集反应,这是由于正常细胞中的这类受体被某种生物膜包盖而不裸露的缘故。用金田鼠胚做实验,洋刀豆血细胞凝集素对用病毒或化学致癌剂处理后所致变性细胞的毒性大于对正常细胞的毒性,由此肯定了洋刀豆血细胞凝集素是有抗癌活性的物质。

(7)据报道,洋刀豆血细胞凝集素经胰蛋白酶处理后,能使肿瘤细胞重新恢复到正常细胞的生长状态。

近代临床应用洋刀豆血细胞凝集素治疗恶性肿瘤已相当广泛。在中医肿瘤临床上,也常用刀豆治疗食管癌、胃癌、贲门癌之反胃、呃逆。据报道,《泉州本草》载治膈食呕吐、不能吞咽,取刀豆壳 15 克,咸橄榄 3 枚,半夏 9 克,煎汤服;治喉痹(包括喉癌),以刀豆壳(烧存性)、青黛,共研末吹之。

据浙江医科大学报告,对 10 例急性白血病患者,在已经使用且无效的常规化疗方案中加用洋刀豆血细胞凝集素后，获得出人意料的疗效：完全缓解 1 例，一级部分缓解 2 例，二级部分缓解 2 例。结果显示，洋刀豆血细胞凝集素与抗白血病化疗药联合应用，可使已"失效"的化疗药物重新显效或增加白血病细胞对药物的敏感性而获得疗效。

国外 M·Harada 有报告，对 15 例急性非淋巴细胞性白血病患者给予洋刀豆血细胞凝集素治疗，并分别给患者做过敏皮试、玫瑰花结试验、淋巴细胞有丝分裂反应等检查发现，洋刀豆血细胞凝集素可明显提高机体的免疫功能，并与缓解的程度呈正相关。

现在临床上，常以大剂量刀豆，一般 30 克左右为佳，用于晚期肿瘤脾胃虚寒、嗳气呃逆等症，收效良好。在家庭餐饮中，可用刀豆配菜制作成色泽悦人、美味可口的佳肴，如刀豆烧肉就是很有特色的家常菜，刀豆也可与豆腐干、黑木耳、香菇等同炒，不但营养丰富，而且有保健防癌作用。正常健康人、肿瘤患者在刀豆采收上市季节，适量多吃些刀豆、刀豆制品和刀豆菜肴，无疑是大有裨益的。由于刀豆性温，要加以注意的是"胃热盛者慎服"。

3. 刀豆防癌抗癌食疗验方

（1）刀豆蜜饮：刀豆 20 克，红枣 15 枚，蜂蜜 30 克。将刀豆、红枣洗净，入锅，加水适量，浓煎 2 次，每次 30 分钟，取汁留渣；将 2 次浓煎汁液合并，加清水后继续煨煮至 300 毫升，趁热调入蜂蜜，拌匀即成。当茶饮，早晚 2 次分服。饮服中嚼食刀豆、红枣。本方有温中下气，解毒抗癌功效。适用于消化道癌症病人做辅助食疗，对晚期肿瘤患者出现脾胃虚寒、嗳气呃逆等症尤为适宜。

(2)刀豆粥:刀豆20克,粳米100克,红糖20克。将刀豆洗净,晒干或烘干,研成细粉状。粳米淘净后入锅,加水适量,煨煮成黏稠粥,粥将成时调入刀豆粉、红糖,搅拌均匀,继续煨煮至沸即成。每日早晚餐时温热服食。本方有温中益胃,下气止呃,补肾抗癌功效。适用于虚寒症胃癌患者,对癌症手术后身体虚弱者有辅助治疗作用。

(3)刀豆猪肤汤:老熟刀豆子50克,猪皮150克。将刀豆子洗净,与洗净切成小块状的猪皮同入砂锅,加水适量,先以大火煮沸,撇去浮沫,加料酒、葱段、姜丝、红糖等作料,改用小火煨炖1~2小时,炖至猪皮块烂熟酥软呈松花状,加食盐、五香粉、味精,拌均匀即成。佐餐食,饮汤,吃猪皮,嚼食刀豆子。本方有益肾补元,温中下气,解毒抗癌功效。适用于各类癌症患者作辅助食疗,对消化道癌症、白血病等患者出现胃虚乏力,虚寒呃逆,腹胀呕吐,肾虚腰痛等症尤为适宜。

(4)刀豆煲猪腰子:刀豆30克,猪腰子1个。将猪腰子剖开,去臊腺,洗净,切成小块,与洗净的刀豆同入砂锅,加水适量,先以大火煮沸,撇去浮沫,加料酒、葱末、姜丝,以小火煲成香醇浓汤,刀豆熟烂时加植物油、食盐、五香粉、味精,再煮一二沸即成。当菜佐餐,喝汤,吃猪腰子,嚼食刀豆。本方有温中补肾,强体抗癌功效。适用于肾癌、消化道癌症、白血病患者做辅助食疗,对癌症病人术后化疗、放疗后脾肾两虚者尤为适宜。

(5)蜜饯刀豆:老熟刀豆子1 000克,蜂蜜450克,红糖

100克。将刀豆洗净,入锅,加水适量,煨煮1～2小时,烧至刀豆熟烂,小火收汁至将稠干时调入蜂蜜、红糖,轻轻搅拌均匀,再煮熬至干,晾凉后,装瓶,贮入冰箱备用。当蜜饯点心,每日数次咀嚼服食,每次15克为宜。本方有补虚益肾,温中下气,解毒抗癌功效。适用于各类癌症患者做蜜饯点心,坚持每日适用服食,有辅助治疗作用。

(6)刀豆鸽肉汤:鸽肉50克,刀豆30克,山药20克。先将鸽肉煮酥,加入刀豆和山药,置入适量调味品,再煮沸,连肉及汤一起饮服,连食数次。本方有防癌抗癌,健脾胃,强精力,增食欲等功效。适用于各种癌症的防治,对伴有体质虚弱者尤为适宜。

十六、受宠于欧美的防癌菜——豆芽菜

豆芽菜,又名黄豆芽,或称豆芽,为豆科一年生草本植物大豆成熟种子经润湿发酵出芽而成。黄豆芽价钱便宜,菜质细嫩,吃起来清香可口,是人喜人爱的大众化蔬菜。我国古代就十分崇尚豆芽菜,常是入馔的上等佳蔬。

说起豆芽菜,还真的驰名欧美世界各国,当您步入德国餐厅时,可见菜单上列有不少豆芽菜谱,如豆芽鱼片、豆芽鸡丝、豆芽牛肉、豆芽丸子汤等,这些豆芽菜肴深受欢迎。德国人为什么这般钟爱豆芽菜?其原因是豆芽菜不但脆嫩香甜,营养丰富,而且还具有防癌保健作用。在美国还掀起了豆芽菜热,不只是华人开设的中餐馆里增加了多种多样的豆芽菜肴品名,许多西餐馆也把豆芽菜广泛用于各种烹

饪食品中,如用豆芽菜制作肉丸、肉饼、汉堡包、马铃薯煎饼等。

1. 豆芽菜的营养价值

黄豆芽源于大豆,大豆所含的营养成分都包蕴在豆芽中,而且其营养价值比大豆更高,增添了大量的维生素 C;与大豆相比,许多原有的营养物质都大为增加了,其中 β-胡萝卜素增加 $2\sim3$ 倍,维生素 B_2 增加 $2\sim4$ 倍,维生素 B_{12} 竟增加 10 多倍。黄豆芽含丰富的蛋白质、脂肪、碳水化合物,还含有烟酸、叶酸、唾液酸、生物素、异黄酮类、大豆黄酮苷、染料末苷、大豆皂苷、纤维素及微量元素硒、铁和钙、磷、镁等矿物质。黄豆芽中含有多种人体必需的氨基酸,对人体有特殊的保健价值。对于黄豆芽的药用价值,古典医籍《神农本草经》上早有记载:"大豆黄卷(即指黄豆芽)味甘、性平,主湿痹筋挛膝疼。"黄豆芽兼有健脾宽中,润燥消水,解毒除痈等功效。

我国学者编著的《中药大辞典》记载有黄豆芽治疗皮肤疾病的例子,"治疗寻常疣,用黄豆发芽,清水煮熟,连汤淡食,每日 3 餐,吃饱为止,连食 3 天为 1 个疗程。治疗期间不吃其他任何粮食、油类。第四天起改为普通饮食,并可继续以豆芽佐餐。治疗 4 例,全部治愈,未见复发。"

2. 豆芽的防癌抗癌作用

现代实验研究发现,黄豆芽具有防癌抗癌作用,引起了国内外研究者的极大关注和重视。

(1)我国预防医学科学院病毒研究所许兆祥副教授等经过 6 年研究后证明,豆芽中含有一种干扰素诱生剂,能抗病毒和抑制肿瘤。

(2)据报道,据美国得克萨斯州霍斯顿防癌研究所初步试验结果表明,豆芽菜中所含的叶绿素,确有防治癌症的作用;另有实验结果表明,含叶绿素越高的植物抑癌作用越强,并发现95％的叶绿素口服后不被消化道中酸碱物质所破坏,仍有抑癌作用。

(3)国外研究发现,黄豆配甘草与化学抗癌同用,可减轻抗癌的不良反应,因此黄豆及黄豆芽可作为癌症放疗、化疗时的辅助饮食。

(4)有学者在研究中发现,黄豆、豆芽中含有一种酶,可阻碍致癌物质亚硝胺在体内的合成;另有报告说,埃及癌症研究中心从黄豆中提取到一种蛋白酶,经动物实验表明,这种蛋白酶可以溶解癌变细胞,起到预防和治疗癌症的作用。

(5)豆芽菜中所含的维生素 C、胡萝卜素(在体内可转化为维生素 A)、B 族维生素、维生素 E 等都具有防治癌症的作用。

(6)豆芽中含有的微量元素硒,据实验研究结果表明,硒的抗氧化能力要比维生素 E 强 100 倍(甚至更多),可抑制致癌因素的过氧化物及自由基的形成,阻断致癌物质与细胞内脱氧核糖核酸(DNA)的结合,有明显的防癌作用。

(7)豆芽菜中含有较多的木质素(纤维素),能激活巨噬细胞,提高消灭癌细胞的能力达 2～3 倍。

豆芽来源广泛,制作也很方便,一年四季均可获得。对于家庭来说,也可随时制备,只要将大豆用水浸泡后,散放在湿蒲包内,保持适宜温、湿度,隔天(或每天)淋洒清水,待芽茎及根长至4～5厘米时取出,或洗净直接使用,或晒干或低温烘干(还可研成粗粉)备用。据报道,黄豆芽的食用方法很多,炒、拌、煸、焯或制馅心,或作配料等都可以,并且还可以做汤。豆芽中增加的维生素C多集中在豆芽瓣内,为了便于维生素C的消化吸收,应注意将豆芽瓣咀嚼至烂糊状,再缓咽下去。

有人提醒,市售的无根豆芽多为加化肥等催化剂泡发而成,这类豆芽不宜食用。市场上一些人为了使黄豆快发芽,发芽大,便用化肥来催发,结果化肥污染了豆芽,如果再洗不干净,人们吃了用化肥水浸泡的豆芽会发生慢性中毒,危害健康。因而,防癌保健应选择有根的豆芽。

3. 豆芽菜防癌抗癌食疗验方

(1)黄豆芽粥:黄豆芽100克,粳米100克。将黄豆芽与粳米淘洗干净,一同放入砂锅中,加水1 000毫升,用大火烧开后转用小火熬成稀粥。佐餐食用。本方有防癌抗癌,清热解毒,利尿通便功效。适用于多种癌症的防治及高脂血症、糖尿病、急性支气管炎、产后缺乳等病症的调养。

(2)醋熘黄豆芽:黄豆芽250克,醋适量。将黄豆芽洗净,锅烧热,放醋,再倒入黄豆芽煸炒,加水少许,熘炒至熟,装盘出锅即成。佐餐食用。本方有防癌抗癌,解毒散瘀功效。适用于多种癌症的防治及高脂血症、糖尿病、急性支气管炎、产后缺乳等病症的调养。

(3)芦笋炒豆芽:芦笋250克,黄豆芽250克。将芦笋洗净,切成丝,加食盐少许,在碗内腌渍片刻;黄豆芽去杂,除根须,洗净。锅置火上,加植物油适量,烧至八成热时,加入芦笋丝、豆芽,急火翻炒,加酱油、大蒜碎末、姜丝、白糖、味精、食盐等调料,炒匀即成。佐餐当菜,随量服食,当日吃完。本方有清热利尿,生津抗癌功效。适用于膀胱癌、淋巴结癌等癌症,作辅助食疗菜肴。

(4)紫菜豆芽汤:干紫菜 20 克,黄豆芽 250 克。将紫菜撕碎,冷开水漂洗 10 分钟,捞起后与洗净的黄豆芽同入锅中,加水适量,大火煮沸后,改小火煨煮 10 分钟,加大蒜末、食盐、味精、麻油各适量,拌匀即成。佐餐当汤,随量服食。本方有化痰散结,抑制肿瘤生长功效。适用于鼻咽癌、甲状腺癌、乳腺癌等癌瘤伴有淋巴结转移者。

(5)黄豆芽茶:大豆(黄豆、黑豆均可应用)500 克。将大豆用水浸泡后,散放在湿蒲包内,保持适宜温度、湿度,待芽茎及根长至 4～5 厘米长时取出,晒干或低温烘干,研成细末备用。每日 2 次,每次 20 克,放入杯中,用沸水冲泡,加盖闷 10 分钟,当茶频频饮用,一般可冲泡 3～5 次。本方有健脾宽中,解毒消痈,防癌抗癌功效。适用于各类癌症患者作防癌保健饮料食用。

(6)豆芽猪血薏仁羹:黄豆芽 200 克,猪血 100 克,薏苡仁 30 克,红糖 30 克。将黄豆芽用冷水浸泡片刻,去根须,洗净,入锅,加水适量,煎煮 1 小时,捞出豆芽,切碎,加煎汁研磨成豆芽糊。猪血入锅,加水煮沸,捞出切成 1 厘米见方的小块,与淘洗干净的薏苡仁同入砂锅,小火煨煮至稠黏状,加入红糖及豆芽糊,拌匀后继续煨煮至沸即成。当餐饮点心,吃饭时分服,当日服完。本方有健脾除湿,解毒抗癌,补血强身功效。适用于各类癌症患者作防癌食疗点心,有辅助治疗作用。

十七、廉价的抗癌食物——南瓜

南瓜,又名番瓜、饭瓜等,为葫芦科一年生草本蔓茎植物南瓜的果实。南瓜起源于中南美洲,在中美洲有很长的栽培历史,16世纪传入欧洲,再传到亚洲,现在世界各地都有栽培,亚洲种植面积最大。我国种植南瓜大约始于元代,至今也有700多年的历史了。南瓜对环境的适应性很强,无论是干旱贫瘠的山坡、河滩,还是屋上、地头,甚至园篱、路边都能顽强地生长。每年夏秋,果实成熟时采收,南瓜和南瓜子都是人们十分喜爱的食物,而且有较高的药用价值。

中医学认为,南瓜味甘、性温,无毒,具有补中益气,消炎止痛,解毒杀虫之功效。民间把南瓜比作"素火腿",色、香、味、形,均有其独到之处。

1. 南瓜的营养价值

南瓜营养相当丰富,含有多种维生素(B_1、B_2、B_6、C、E和A等),多种矿物质(钾、钙、磷、镁、锌、铁、铜、钴、硅、锗等),以及蛋白质、糖、脂肪、果胶、纤维素、叶红素,还含有胡芦巴碱、腺嘌呤、精氨酸、多缩戊糖、天冬素、胡萝卜素、甘露醇等活性成分。据现代医学研究,南瓜能促进人体胰岛素的分泌;能帮助肝肾功能减退的患者,增强肝肾细胞的再生能力;可以有效地防治糖尿病、高血压和一些肝肾疾病。

2. 南瓜的防癌抗癌作用

南瓜含有 β-胡萝卜素、维生素 C、维生素 E、黄体素、酚、硒等抗癌成分。

(1)β-胡萝卜素能使致癌元凶活性氧丧失毒性。活性氧是我们体内产生的极具活性的氧,其攻击性很强,能攻击和破坏体内细胞。细胞膜或遗传因子受到活性氧的破坏,就会出现突然变异而产生癌细胞。β-胡萝卜素通过承受活性氧带来的损害而防止癌细胞的生成,即具有抗氧化作用。

(2)南瓜中所含有的丰富维生素 C 和维生素 E,与 β-胡萝卜素一样都具有很强的抗氧化作用。其中维生素 C 不仅自身具有杀死活性氧的作用,还能促进维生素 E 的抗氧化作用。因此,同时摄入维生素 C 和维生素 E,抗癌效果会进一步提高。

(3)南瓜呈鲜艳的黄色,因为含有一种金黄色的色素即黄体素,其含量甚微但作用不小。黄体素对防癌所做的贡献并不亚于 β-胡萝卜素。多项免疫学调查表明,黄体素具有广泛的防癌效果,特别对肺癌、子宫癌、乳腺癌、皮肤癌和大肠癌具有良好的抑制效果。

(4)南瓜还含有近年来引人注目的抗癌成分硒。硒和硫这种众所周知的温泉成分是同类元素。含量甚微,但它是维持身体健康必不可少的一种矿物质。硒是谷胱甘肽过氧化物酶必不可少的构成成分,这种酶能使活性氧失去毒性。与 β-胡萝卜素、维生素 C 和维生素 E 一样,硒也是击退活性氧的协作伙伴。

(5)日本国立防癌中心有报告,每天食用南瓜等黄绿色蔬菜,可以减少肺癌的患病率,降低肺癌的死亡率。

(6)国内有报道,用陈南瓜蒂煅焦研末,以陈米酒、开水各半调服,能起到防治早期乳腺癌的作用。

(7)南瓜里的甘露醇具有较强的通便作用,老年人适量食用南瓜可保持大便通畅,减少粪便中毒素对身体的危害,有助于防止结肠癌的发生。

(8)南瓜中含有一种可以分解致癌物亚硝胺的酵素,可以消除亚硝胺的致癌作用,从而减少消化系统癌症的发生率。

(9)科学家对接触高浓度 3,4-苯并芘的地鼠给予维生素 A 后发现,其肺癌的发生率显著下降;用致癌物刺激地鼠子宫颈时,若在其饲料中加入一定量的维生素 A,则可避免宫颈癌的发生。南瓜中含有相当丰富的胡萝卜素,根据测定分析,每 100 克鲜南瓜中含 β-胡萝卜素 2.4 毫克,被人体吸收后在肝脏转化为维生素 A,可阻止和抑制癌细胞的增长,并使正常组织恢复功能。1987 年,英国癌症研究会主席理·多尔报道,维生素 A 能使动物患癌症的机会减少 40%;并证实,富含维生素 A 的瓜果、蔬菜,均具有良好的防癌抗癌功效。

数百年来,由于南瓜甘甜可口,又兼具红薯和蛋黄的香酥味,在民间多以之代粮,常用老熟后的南瓜与粳米(或小米)同煮为饭,称为"南瓜饭",相当好吃。南瓜还可做成可口的菜肴,并且可以酿酒、做成蜜饯。近年来,我国已加工制成 10 多种南瓜制品,如南瓜粉、南瓜果脯、南瓜软糖、南瓜蜜饯、南瓜素火腿、南瓜麻饼、南瓜饼干、什锦南瓜糖、南瓜饮料、南瓜罐头、南瓜酱油、南瓜肉酱、南瓜八宝饭、南瓜色拉、南瓜丁甜酱等,均受到人们的青睐。特别是用优质南瓜经过冷冻干燥加工成的南瓜粉,被称为纯天然的"特级保健食品",尤为国内外医药界所推崇。在日本,南瓜粉被誉为"保健食品新星",因此日本从我国大量进口南瓜,再将其加工成多种南瓜制品倾销于医疗保健市场。一向被人们视为不值钱的南瓜,如今在日本却身价倍增,什么"南瓜菜式饭店、南瓜糕点店、南瓜保健食品店"等比比皆是。

3. 南瓜防癌抗癌食疗验方

(1)南瓜粥:南瓜 250 克,粳米 100 克,红糖 20 克。将南瓜洗净,连皮切成小块与淘净的粳米同入锅中,加水适量,煨煮成稀黏粥,粥成时加入红糖,拌匀即成。早晚 2 餐温服。本方有补中益气,解毒防癌功效。适用于各类癌症患者作抗癌食疗,对消化道癌症患者有辅助治疗作用;健康人经常服食,也有较好的健身防癌作用。

(2)南瓜饭:粳米 250 克,南瓜 200 克,猪油、青葱花各适量。将猪油、葱花和削皮切块的南瓜放在铁锅中略炒备用。把洗好的粳米与南瓜块、葱花及清水适量一起放入锅中,盖上锅盖,慢慢用柴火煮,再以炭灰火焖至锅内散发出焦香味为止。经常食用。本方有防癌抗癌,益中补气,解毒止痛功效。适用于胰腺癌等多种癌症的防治及血糖增高者的调养。

(3)玉米南瓜饼:玉米面 500 克,南瓜 1 000 克,食盐、葱花、植物油各适量。将南瓜去皮、瓤,洗净后切成细丝,放入盆内,加入玉米面、葱花、食盐和适量水,拌匀成稀糊状。平底锅放入油烧热,用勺盛糊入锅内,摊成饼,烙至色黄,翻过来再烙,出锅即成,作主食食用。本方有防癌抗癌,健脾益气,解毒降糖功效。适用于多种癌症的防治及慢性胃炎、糖尿病、营养不良性水肿、慢性肝炎、肝硬化、习惯性便秘、痔疮出血等疾病的调养。

(4)南瓜葱油虾皮饼:南瓜 200 克,大葱 50 克,虾皮 50 在,面粉 250 克。将南瓜洗净,连皮切成小碎块;大葱洗净,切成小段;虾皮放入冷开水中浸泡片刻,洗净后与南瓜小碎块、大葱段混合,剁成糜糊状,加入麻油、料酒、酱油、食盐、味精等调料,调拌均匀制成馅泥。将面粉加水适量调如糊状。平锅置火上,加植物油,油烧至八成热时取 1 勺面糊摊成饼状,加 1 勺馅泥摊匀,馅上再摊一层面糊,遂炸成一个个"油煎馅饼"即可。佐餐当点心,每日 2 次,每次 2 个(或每次不超过 3 个),米汤或牛奶送服。本方有补虚益肾,解毒防癌功效。适用于宫颈癌、皮肤癌、大肠癌、白血病的防治。

(5)南瓜蒂蜜饮:南瓜蒂 4 枚,蜂蜜 30 克。将南瓜蒂洗净、晒干或烘干,研成细末,以蜂蜜调和拌匀。分早晚 2 次用温开水送服,当日吃完。本方有消炎镇痛,解毒抗癌功效。适用于乳腺癌、大肠癌等癌症。

(6)南瓜红枣藕粉羹:南瓜粉 100 克,红枣 15 枚,藕粉 100 克,红糖 30 克。将南瓜洗净,连皮切碎,晒干或烘干,研成极细粉。红枣拣净后用冷开水浸泡,去核,入锅,加水适量,煎煮 2 次,每次 30 分钟,合并煎液;取出红枣肉放入碗内,研成稠糊状,加南瓜粉、藕粉、煎液,调匀,加适量清水调成稀糊状,和入红糖,放入隔水锅中,边煮边搅,拌和至羹即可。当点心,随意服食,当日吃完。本方有补虚益气,健脾和胃,解毒抗癌功效。适用于各类癌症患者作防癌保健饮品,坚持长期服食,对消化道癌瘤、乳腺癌、宫颈癌有较好的辅助治疗作用。

十八、抗癌豆科佳蔬——扁豆

扁豆,又名白扁豆,异名茶豆、沿篱豆、藤豆等,为豆科多年生或一年生缠绕藤本植物扁豆的白色种子。主产于江苏、河南、安徽、浙江等地,9月间果实成熟时采收晒干。扁豆原产于亚洲,印度自古栽培,在汉代以前传入我国,晋代陶弘景《名医别录》中就有关于扁豆入药治疗病症的记载。在我国江、浙、沪一带,以及南方农村房前屋后,经常可以看到扁豆沿墙及篱蔓延而生,花色白紫交错,豆蔓攀枝缠绕,给周围环境平添了翠纱的田园景象。扁豆可食之充饥。扁豆种子有白色、黑色、红褐色之不同,以白者为优;扁豆肥厚的嫩荚和种子可食用,食法也较多,可菜、可汤、可甜食,也可配制成各种糕点的馅料,是豆科植物中的佳蔬。

1. 扁豆的营养价值

扁豆的营养很丰富,现代药理研究表明,每100克扁豆种子含蛋白质22.7克,脂肪1.8克,碳水化合物57克;其所含的热能、蛋白质、粗纤维均高于莲子。扁豆含有钙、磷、钾、铁、镁、锌等多种人体营养需要的元素,所含的β-胡萝卜素、维生素C都相当高;还含有氰苷、谷氨酸酶、豆甾醇、磷脂、氨基酸、葡萄糖、蔗糖、半乳糖、棉籽糖、淀粉、果糖,以及维生素 B_1、维生素 B_2、烟酸等。扁豆的补益养人作用是十分明显的,俗话说:"夏秋吃扁豆,强身不用愁",是很有道理的。

2. 扁豆的防癌抗癌作用

近年来的医学研究发现,白扁豆具有防癌抗癌的功效,而且发现其叶、花、茎都有不同程度的防癌抗癌作用。

(1)上海医科大学华山医院曾检测了 100 例恶性肿瘤病人的 IgG 和 IgA 发现,生地扁豆汤(生地黄、扁豆、党参、黄芪、龟甲)能提高患者的细胞免疫功能。他们以此方治疗 56 例恶性肿瘤患者,有效率达 53.6%。

(2)研究报告指出,扁豆有提高鼻咽癌病人淋巴细胞转化率的功能。

(3)抗癌药理也证明,扁豆体外实验有抑制肿瘤细胞生长的作用。

(4)扁豆所含的植物性血细胞凝集素体外实验证明,能使恶性肿瘤细胞发生凝集反应,使肿瘤细胞表面结构发生变化,进而发挥细胞毒的作用。

(5)扁豆含有的植物性血细胞凝集素可促进淋巴细胞的转化,从而增强人体对肿瘤的免疫能力。

目前在肿瘤防治临床实践中,国内外皆有用扁豆叶汁治疗恶性肿瘤的报道,具体方法是以鲜扁豆叶 750 克,压榨其清汁,不拘多少,时时饮服,且多用于治疗胃癌。

在我国民间不少地区有这样的习俗,每年夏、秋季节都要吃些扁豆粥(即以扁豆与粳米同煮粥),中医古籍文献中也多有记载。《延年秘旨》中曾说:"扁豆粥和中补五脏。"《养生随笔》还说:"扁豆粥兼消暑除湿解毒。"据报道,现代著名老中医岳美中在论述老年病补法临床应用时,曾强调扁豆粥专补脾胃。有些老中医治疗久痢不止，还用白扁豆和白术同煮元米煨炖成粥服食，疗效显著。在此季节中，新鲜扁豆荚更是大众常食的菜蔬，用其烧煮或炒食，清香四溢，别具风味，格外受到人们的青睐。

由于白扁豆还含有一种凝血物质和溶血性皂素，如果不煮透，半生半熟吃了，会引起中毒现象，临床上多见头昏、头痛、恶心、呕吐等症状，因此吃扁豆一定要煮熟、煮烂、煮透。

3. 扁豆防癌抗癌食疗验方

（1）扁豆粥：白扁豆 30 克，粳米 100 克，红糖 20 克，生姜 6 克。将白扁豆洗净，晒干或烘干，研成细粉；生姜洗净后切碎，剁成糊。粳米淘净后入锅，加水适量煮沸，加扁豆粉、生姜糊，搅拌均匀，改以小火煨炖至粥呈黏稠状，调入红糖，煮沸即成。每日早晚餐 2 次分服，温热食用。本方有补虚健脾，解毒抗癌功效。适用于各类癌症病人作防癌粥疗，对胃癌、大肠癌及其术后化疗、放疗体虚者尤为适宜，坚持服食有辅助治疗作用。

（2）扁豆木瓜饭：白扁豆 50 克，木瓜 30 克。白扁豆洗净，用温开水泡发。将木瓜洗净切片，与泡发捞出的白扁豆同入砂锅，加水浓煎 2 次，每次 45 分钟，合并 2 次滤液；白扁豆及木瓜片留取备用。早晚 2 次分服浓煎汁液，并可温热嚼食白扁豆及木瓜片，当日吃完。本方有健脾祛湿，解毒抗癌功效。适用于胃癌、大肠癌患者及术后放疗、化疗出现脾胃虚弱，肠炎腹泻等症者。

（3）扁豆薏仁莲枣粥：白扁豆 50 克，薏苡仁 50 克，莲子

30克,红枣15枚,红糖30克。扁豆洗净,晒干或烘干,研成细粉。将薏苡仁、莲子、红枣用冷水泡发,红枣去核,分别洗净后,入砂锅,加水适量,先以大火煮沸,调入白扁豆粉,拌匀,再以小火煨煮1~2小时,薏苡仁、莲子煮熟烂黏稠至羹时,加红糖搅匀即成。当点心,随意服食,早晚2次分服,当日吃完。本方有补虚益气,健脾养血,解毒抗癌功效。适用于各类癌症患者作防癌食疗饮品,对癌症病人在化疗、放疗期间及其后出现食欲缺乏,纳少腹胀,呕吐泄泻等症时服食尤为适宜,坚持服食,可理气化湿、健脾助运,起辅助治疗作用。

(4)扁豆红烧肉:新鲜扁豆嫩荚500克,猪瘦肉250克。将新采收的扁豆嫩荚洗净,除去嫩荚两端,切成段。将猪肉洗净后,切成2厘米见方的小块,放入盛有酱油的碗中腌渍15分钟,取出后入油锅煎熘片刻(勿焦),加料酒、葱段、姜片,继续翻炒出香,加清水适量,加扁豆嫩荚,以中火煨煮1小时,煮至猪肉、扁豆荚熟烂,加红糖、食盐、酱油、五香粉、味精等调料,再煮至沸并收汁,待汁浓溢香时撒上青蒜碎末,翻炒即成。佐餐当菜,随意吃猪肉、嚼食扁豆嫩荚,当日吃完。本方有健脾化湿,补虚抗癌功效。适用于胃癌、大肠癌、鼻咽癌、肺癌、膀胱癌患者作防癌抗癌食疗,坚持服用,可改善临床症状,缓解病情,增强机体抗癌能力。

(5)炒扁豆泥:白扁豆250克,葡萄干、京糕各适量,核桃仁20克,白糖100克,猪油10克。将扁豆洗净,放入锅中,加清水适量煮烂,搓揉、去皮,倒入纱布上滤去水分,做成豆泥待用。炒锅置大火上,放猪油烧热,加入白糖、核桃仁、葡萄干、扁豆泥同炒,待水分炒干后装盘,并将京糕剁成末撒在上面即成。佐餐食用。本方有防癌抗癌,健脾益气,渗湿利尿功效。适用于子宫癌,症见湿浊性带下过多,体倦乏力。

(6)豆腐炒扁豆:豆腐500克,扁豆荚100克,食盐、味精、葱花、姜末、鲜汤、湿淀粉、麻油、植物油各适量。将扁豆荚洗净,摘去筋,从中间切一刀,放入沸水锅中烫透,捞出后沥水备用。炒锅上火,放油烧热,下豆腐块煎至两面金黄时出锅,锅内留适量底油,放葱、姜煸香,加入食盐、鲜汤烧沸,下豆腐、扁豆荚,烧至入味,用湿淀粉勾芡,淋上麻油,出锅装盘即成。佐餐食用。本方有防癌抗癌,补中益气,清热化湿功效。适用于多种癌症的防治及脾胃虚弱、骨质疏松症、便秘等病症的调养。

十九、"菜中皇后"——洋葱

洋葱为百合科多年生草本植物洋葱的鳞茎,又名葱头、圆葱、球葱等。洋葱具有扑鼻的香气,是深受人们喜欢的一种蔬菜。洋葱已具有5 000余年的栽培史,原产于亚洲西部高原地区,印度西北部、乌兹别克等地为其发源地,我国早已普遍栽培。新鲜的洋葱按压时有坚实感,外皮薄欲裂,干爽且带深茶色,富有光泽。紫色洋葱通常辣味不太浓,可以生吃;深茶色洋葱辛辣味浓,宜煮食。洋葱一直受到国外重视。欧美国家誉之为"菜中皇后",一位美食家说:"没有葱头,就不会有烹调艺术。"

1. 洋葱的营养价值

洋葱的营养丰富,每 100 克洋葱中含有水分 89.2 克,蛋白质 1.1 克,脂肪 0.2 克,膳食纤维 0.9 克,碳水化合物 8.1 克,钙 24 毫克,磷 39 毫克,铁 0.6 毫克,锌 0.23 毫克。此外,还含有维生素 A 20 微克,维生素 B_1 0.03 毫克,维生素 B_2 0.03 毫克,烟酸 0.3 毫克,维生素 C 8 毫克;并含咖啡酸、芥子酸、柠檬酸盐、多糖、槲皮素等,还含硫醇、二甲二硫化物、硫化丙烯等油脂性挥发液体,具有辛辣味,有增进食欲作用。它所含的二烯丙基二硫化物及大量蒜氨酸,可降低人体血液中的胆固醇和三酰甘油。现代研究证实,洋葱能溶血栓,也能抑制高脂肪饮食引起的血胆固醇升高。洋葱中还含有一种能够降低血糖的物质甲苯磺丁脲,对肾上腺性高血糖有明显降糖作用。洋葱中还含有前列腺素 A,而前列腺素 A 是较强的血管扩张剂,能降低外周血管阻力,使血压下降。它能增加肾血流量和尿量,促使钠和钾的排泄。洋葱内的槲皮苦素在人体黄酮醇的诱导作用下,可以成为一种药用配糖体,具有很强的利尿作用。洋葱中的挥发性物质硫化丙烯具有杀菌作用,能杀灭金黄色葡萄球菌、白喉杆菌等。

洋葱不仅是冠心病、高脂血症、高血压病、糖尿病患者的佳蔬良药,也是防癌抗癌的妙品。

2. 洋葱的防癌抗癌作用

(1)洋葱中含有大量抗变异原性物质和微量元素硒。抗变异原性物质能抑制致癌的变异原物质产生;硒是一种强抗氧化剂,能促进机体产生大量谷胱甘肽。谷胱甘肽的主要生理功能是转化氧气,供细胞呼吸。当这种物质浓度在体内升高时,癌症的发生率就会大大降低。硒元素能刺激人体免疫反应,使环磷腺苷酸增多,抑制癌细胞的分裂和生长,还能使致癌物的毒性降低。

(2)近代研究还发现,洋葱中含有一种称为肽的物质,它能使人体内产生一定数量的化学物质——谷胱甘肽,而人体内谷胱甘肽成分增多,癌的发生机会就会减少。

(3)洋葱富含维生素,尤其是维生素 C 含量较高。B 族维生素已被证实可抗癌防癌,有阻止化学致癌物的致癌作用。

(4)有学者认为,洋葱可作为烟草尼古丁中毒的解毒剂,能减少尼古丁致癌的发病率。

食用洋葱过多易产气,引起腹部胀气、矢气增多。洋葱性温、味辛辣,阴虚火旺,容易"上火"的人慎食。

3. 洋葱防癌抗癌食疗验方

(1)洋葱葡萄酒:洋葱 250 克,干红葡萄酒 500 毫升。将洋葱洗净,切丝,浸泡于葡萄酒中,每天摇动 1 次,7 天后开始饮用,每晚 20 毫升(1 小盅),同时嚼食洋葱丝适量。本方有防癌抗癌,活血化瘀功效。适用于多种癌症及高脂血症、冠心病的防治。

(2)洋葱蜂蜜饮:洋葱 100 克,蜂蜜 20 克。将洋葱洗净,切成细丝,放入砂锅,加水煎煮 10 分钟,停火后趁温调入蜂蜜,拌匀即成。每日早晚分饮。本方有防癌抗癌,滋阴祛痰,解毒降血压功效。适用于多种癌症及高血压、高脂血症的防治。

(3)炸干葱:洋葱 250 克,精制植物油、面粉、食盐、味精各适量。将葱头除去外皮,洗净后整个葱头横切成圆盘状,放入盘,撒入食盐、面粉拌匀,待用。锅置火上,加植物油中火烧至四成热,下葱头片炸数分钟,炸至将熟时改用大火稍炸,捞出控净油,拌入食盐、味精,盛入盘中即成。佐餐食,量随意。本方有防癌抗癌,活血化痰,降脂降血压功效。适用于多种癌症及高脂血症、高血压的防治。

(4)洋葱炒牛肉丝:洋葱150克,牛肉100克,精制植物油、料酒、葱末、姜丝、食盐、味精、酱油、湿淀粉各适量。将洋葱与牛肉洗净,分别切成细丝,牛肉丝用湿淀粉抓芡,备用。炒锅加植物油,大火烧至七成热,加葱末、姜丝,煸炒出香,加牛肉丝、料酒,熘炒至九成熟,加洋葱丝,再同炒片刻,加食盐、味精、酱油,炒匀即成。佐餐食,量随意。本方有防癌抗癌,益气增力,化痰降脂,降血压,降血糖等功效。适用于多种癌症的防治及高脂血症、高血压病、糖尿病等病症。

(5)洋葱豆腐:豆腐400克,洋葱150克,花椒粉、大茴香、桂皮粉、生姜、酱油、黄酒、鸡汤、湿淀粉、味精、食盐、植物油各适量。将豆腐切成小长方块,用油炸成金黄色;洋葱、生姜切成小长方条。炒锅上火,放油烧热,放入洋葱、大茴香、桂皮粉、生姜、花椒粉和酱油炝锅,然后将炸好的豆腐及黄酒、鸡汤入锅内焖一会儿,待汤不多时放入食盐、味精,用湿淀粉勾芡,出锅即成。当菜佐餐,随意食用。本方有防癌抗癌,健脾益气,降血脂,降血压功效。适用于多种癌症的防治及慢性胃炎、高脂血症、脂肪肝、高血压、冠心病、糖尿病等。

(6)洋葱牛肉蒸饺:洋葱300克,面粉500克,牛肉末

250克,麻油50克,酱油50毫升,食盐、味精、花椒、大茴香、生姜末各适量。将泡花椒、大茴香的水分3次搅入肉末内,待搅至浓稠时,分2次搅入酱油,加入生姜末、食盐、味精、麻油调匀,最后将切碎的洋葱花拌入肉馅内。用沸水将面粉150克搅烫、揉匀,另将面粉350克用清水和制,上案与烫面团揉好;然后搓成长条,做成50个剂子,按扁后擀成圆皮。将馅心抹在圆皮上,包挤成月牙形,码入笼内,用旺火蒸8分钟即成。当主食食用。本方有防癌抗癌,降血压降血脂,降血糖功效。适用于多种癌症的防治及高血压、高脂血症、糖尿病等病症的调养。

二十、世界公认的防癌抗癌佳品——大蒜

大蒜为百合科植物大蒜的鳞茎,别名有胡蒜、葫、独蒜、独头蒜、蒜头、大蒜头等。全国各地都有栽培。据载2 000多年前由西汉张骞出使西域时带回内地,因比内地蒜个头大,所以称大蒜。大蒜在我国和国外用来食养和治病的历史很悠久,有地里生长的"青霉素"之称。

1. 大蒜的营养价值

现代研究分析,大蒜新鲜鳞茎每100克中含水分70克,蛋白质4.4克,脂肪0.2克,碳水化合物23克,粗纤维0.7克,灰分1.3克,维生素A 3毫克,维生素B_1 0.24毫克,维生素B_2 0.03毫克,烟酸0.9毫克,以及钙、磷、铁、硒、锗等矿物质。大蒜含挥发油约0.2%,具有辣味和臭味,内含蒜素或大蒜辣素,以及多种烯丙基、丙基和甲基组成的硫醚化

合物。此外,挥发油中尚含柠檬醛、牛儿醇、芳樟醇、α-水芹烯、β-水芹烯、丙醛、戊醛等。大蒜辣素有杀菌作用,但在新鲜的大蒜中并不存在,是大蒜中所含的蒜氨酸(S-烯丙基-L-半胱氨酸亚砜)受大蒜酶的作用水解产生的。大蒜辣素的溶液遇热后很快失去作用,遇碱也失效,但不受稀酸影响,大蒜辣素和硫胺素反应的产物为大蒜硫胺素。大蒜中还含有多种 γ-谷氨酰肽等成分。

　　大蒜中,以独头紫皮大蒜为最佳,有人做过试验,如将一个蒜瓣放入口中嚼食 3～5 分钟,即可杀灭口腔内的各种细菌。大蒜还可以杀灭阴道滴虫,抑杀恙虫立克次体。一些学者研究后证实,大蒜有 2 种以上抗生素,其活力能抵抗 15 种以上的有害细菌。

　　大蒜所含的蒜氨酸和蒜氨酸酶,捣碎后能充分地释放出来,生食具有抗癌效果,煮熟后则遭到不同程度的破坏。有学者调查发现,多食大蒜的国家和地区癌症的发生率和死亡率较低,而这些地区的居民无一不是以食生蒜为生,就是这个道理。流行病学调查发现,朝鲜人癌症发生率较低,原因可能和他们常食大蒜有关。另据报道,江苏邳州市食管癌发病率仅为邻近县的 1/6,山东苍山县的胃癌发病率只有山东栖霞县的 1/12。其因何在呢? 原来,邳州市和苍山县都是种植大蒜的主要地区,居民有生食大蒜的习惯。国内一项肿瘤学对照研究表明:在 5 年中平均食蒜量小于 2.5 千克的一组人中,患胃癌死亡 13 例;食蒜量大于 2.5 千克的另一组(人数与前一组相仿)人中无 1 例胃癌发生。有专家们指出:大蒜对胃癌、食管癌、大肠癌、乳腺癌、卵巢癌、肝癌、胰腺癌等都有良好的预防和辅助治疗作用。

2. 大蒜的防癌抗癌作用

（1）大蒜能抑制体内致癌物质亚硝胺的形成。大蒜提取液在体外模拟胃液条件下，能直接对抗亚硝胺类的诱癌作用。亚硝胺由亚硝酸和胺类合成，亚硝酸可以由胃内细胞作用于硝酸盐而生成，大蒜有很强的杀菌作用，可阻断亚硝酸的来源。一些胃肠道疾病的患者消化功能紊乱，肠内菌群失调，蛋白质在肠道可腐败生成氨，细菌再进一步把它变成亚硝酸，从肠壁吸收入血再分泌至唾液中，使唾液中亚硝酸明显上升，吞入胃后就会生成亚硝胺。经服用生大蒜后，肠内发酵受阻，唾液中亚硝酸含量即恢复正常，口苦、口臭、头昏等症状也随之减轻甚至消失。

（2）大蒜提取液在体外试验中能直接抑制肝癌细胞和鼻咽癌细胞。有专家研究证明，大蒜中含有的大蒜素能强烈抑制腺癌细胞集中，且功效优于常用抗癌药物，也无严重不良反应。

（3）大蒜素能激活体内的抗癌免疫细胞（T 淋巴细胞、B 淋巴和巨噬细胞）的生物活性，使这些人体内的"警卫部队"密切配合，加强了对癌细胞的识别、吞噬和清除作用。因而大蒜是免疫激发型药。

（4）大蒜中含有的硒是一种抗氧化剂，能加速体内过氧化物的分解，使恶性肿瘤得不到氧的供给，从而发挥了抑癌作用。硒还能使人体产生较多的谷胱甘肽，体内谷胱甘肽含量高就相对降低了癌症的发病危险性。据研究，谷胱甘肽能抑制肝癌细胞的生长，并使其失去活性，继之再由消化道把它们驱出体外,从而使癌魔降服于发病之前。锗化物是新发现的抗癌物质,颇有发展前景。每克大蒜中含锗量达 60～754 微克,这也是大蒜防癌有效的原因之一。

(5)20 世纪 50～60 年代,美国等国的科学家发现,大蒜素和大蒜素的同系物能杀灭体外培养的癌细胞,也能抑制动物体内癌细胞的增殖。癌细胞是一类特殊的细胞,新陈代谢过程比正常细胞快得多。癌细胞新陈代谢中的一类酶比正常细胞活跃,而大蒜素及其同系物能有效地抑制这类特殊酶的活性,使癌细胞不能进行正常的生长代谢,最终导致癌细胞的死亡,而正常细胞很少受影响。

(6)日本科学家实验,将肿瘤细胞在新鲜的生大蒜提取液中加以处理后制成癌症"疫苗",注射到实验动物体内,再注入大量癌细胞,结果全部未发生肿瘤,有效率达 100%。

(7)大蒜具有明显的抗菌作用,能阻断细菌或霉菌对亚硝胺的化学合成。从而在数量上减轻了亚硝胺这类致癌物对人体的危害。大蒜的抗菌作用,能减少慢性炎症的癌变机会,对于防治食管癌、胃癌及多种癌症均有一定作用。

3. 大蒜防癌抗癌实验研究和临床应用

(1)大蒜液及大蒜粗提物对大鼠腹水肉瘤 MTK-Ⅲ 及小鼠艾氏腹水癌的瘤细胞具有抗丝分裂作用。喂以鲜大蒜的雌性小鼠,可完全抑制其乳腺癌的发生。

(2)天然蒜油(自大蒜中提取的大蒜油)对肝癌腹水型及实体型两种病株均有显著延长小鼠生命作用。采用腹腔或瘤体注射 50～100 毫克/千克天然蒜油,对动物多种实体肉瘤均有显著抑制作用,抑制率为 40%～50%。经天然蒜

油治疗的小鼠肉瘤 S_{180}，切片镜检发现蒜油对细胞核分裂有抑制作用。

（3）大蒜对网状细胞肉瘤和肝癌腥水瘤株的生命延长率分别为 51.5% 和 42.9%，大蒜液的抗癌成分可能主要是二烯丙基硫代碘酸酯。将大蒜提取液对鼻咽癌、肝癌和宫颈癌细胞进行实验，结果均有一定的抑制能力，其所含的大蒜辣素直接或间接地损伤癌细胞遗传物质的载体即染色体的结构，发生染色体退行性改变，从而导致癌细胞核的退行性改变，最终致癌细胞死亡。

（4）日本学者用热水煎煮大蒜的提取液进行试验，发现对人体宫颈癌细胞 JTC-26 抑制率为 $70\%\sim90\%$，这显示大蒜中有遇热不被破坏的抗癌物质存在。

（5）早在 1957 年，美国的两位科学家就在大蒜油中分离出一些蒜素，并用此提取物投给一批接种了癌细胞的豚鼠体内，结果没有 1 只豚鼠患癌症。1958 年，美国科学杂志《肿瘤学总是》报道：有两名前苏联医生采用生蒜捣烂外敷的方法，给患有唇癌前期白斑的 194 位病人治疗，184 位患者迅速治愈，其中 166 位患者仅经过 1 次治疗，便制服了这种癌前期病症。不久前，有两位日本学者研制出一种治疗癌症的疫苗，该疫苗是含有一些与新鲜大蒜提取液接触过的癌细胞。他们将这种"疫苗"注入实验鼠体内，同时又给这些实验鼠注入上百万的癌细胞，令人惊奇的是竟没有 1 只实验鼠发生癌症。这项实验研究结果提示，大蒜"疫苗"的防癌效果非常显著，由此进一步肯定了大蒜是很有希望的抗癌防癌的食疗佳蔬良药。

（6）据临床报道,有人用大蒜制剂治疗各种晚期癌症54例,最短用药14天,最长治疗90天。治疗结果:有效者27例,显效者6例,临床治愈者1例,总有效率为62.96%。

（7）据报道,有个名叫柯尔比·阿伦的美国人,因过度暴晒而患有多处皮肤癌,妻子要他去医院开刀,他未去,而是在家中自己动手把大蒜捣烂,用纱布包贴在患处,仅1天患处就流出气味难闻的黏液,以后开始结痂,10天之内换了4次蒜泥,患皮肤癌的部位奇迹般地痊愈了。这件事引起了美国科学家极大的关注。美国研究人员从大蒜头中提取出一种蒜臭素类化学物质,经实验研究证实能治结肠癌,认为蒜臭素有防癌作用;在另一项研究中发现,把蒜汁加入到白细胞上,能使白细胞抗癌能力提高100倍。

目前,世界各国科学家正在掀起大蒜防癌抗癌的研究热潮。不少科学家研究发现,大蒜中含有一种新的氨基酸,能抑制肿瘤细胞的繁殖,有抗癌作用。大蒜的抗癌作用已被中国、日本、美国、英国等众多国家的科学家们认可,目前国内外已研制出大蒜片剂、丸剂、注射剂、栓剂、复方滴注剂、β-环糊精色化合物、胶囊、软胶囊等各种制剂,并应用于临床。开发和应用大蒜及大蒜制剂防癌抗癌已成为人们日益增长的需要,前景十分广阔。

大蒜也有弊端。其一是大蒜辛温,多食容易动火耗血,所以阴虚火旺者应慎食;其二是大蒜有股特殊的气味,嗜者谓其"香",恶者谓其"臭",或许惹人讨厌。如果在食大蒜后嚼上一点儿茶叶,用浓茶漱口,或嚼几枚大枣、熟花生仁,可以减轻或消除大蒜的难闻之味。俗话说,"蒜有百益,独损于目"，眼病患者忌用。蒜对消化道黏膜有一定刺激，消化道溃疡病人必须慎用。

4. 大蒜防癌抗癌食疗验方

（1）大蒜萝卜汁：生大蒜头 1 个（30 克），生萝卜 30 克，冰糖少许。将大蒜去皮，萝卜洗净后切碎，加少量凉开水，捣烂取汁，加冰糖后分 2 次服食。本方有杀菌，消炎，防癌抗癌功效。适用于各种癌症，对消化道肿瘤尤为适合。

（2）紫皮大蒜粥：紫皮大蒜 50 克，粳米 60 克。将紫皮大蒜去皮，放入沸水中，用大火煮 1 分钟捞出，然后将洗净的粳米放入煮蒜的水中煮成粥，再将蒜头重新放入粥中，煮一二沸即可食用。本方有杀菌消炎，抗癌，抗结核功效。适用于多种癌症及肺结核咯血。

（3）蜂蜜蒜头：大蒜头 500 克，去外皮，用刀拍碎，加蜂蜜适量，均匀拌和，腌渍 3 天后开始服用。每日 2 次，每次 15 克。本方有益气润肠，杀菌抗癌等功效。适用于多种癌症的防治。

（4）蒜头拌海带：海带 20 克，蒜头 30 克。先将海带放入水中浸泡 24 小时，勤换水，漂洗干净后切成细丝；大蒜去皮，拍碎，与调料一同拌入海带丝中即成。本方有防癌抗癌，降脂，降血压，补碘等功效。适用于乳腺癌、大肠癌等多种肿瘤的防治。对地方性甲状腺肿大、高脂血症、高血压也有防治作用。

（5）苦瓜拌蒜头：苦瓜 150 克，蒜头 30 克。苦瓜洗净，切开，用盐稍腌片刻。将蒜头去皮，拍碎，与苦瓜片拌匀，加麻油、白糖、味精、五香粉、食盐等调味品即可食用。本方有清热祛暑,解毒抗癌等功效。适用于癌症病人夏季作为佐膳菜肴。

(6)糖醋大蒜头:大蒜头 500 克,红糖 500 克,米醋 500 毫升。将大蒜头洗净,沥水,放入大口瓶内,加红糖拌和,兑入米醋,加盖,摇动大口瓶,每日摇动 1～2 次,浸泡 10 天即可。每日 2 次,每次连皮嚼食 1 个蒜头(6～7 瓣)。本方有解毒消炎,防癌抗癌,健脾开胃,化积杀虫功效。适用于多种癌症的防治,尤其对泌尿系统及呼吸系统的癌症有较好疗效。

二十一、辛温的抗癌佳品——姜

高良姜,又名佛手根,为姜科多年生宿根草本植物高良姜的根茎。主产于我国广东、福建、海南、台湾等地。栽培或野生于树林中,夏秋开花。中医学上以根状茎入药,性热味辛,温中止痛,治反胃呕吐,腹痛泄泻等症。因其含挥发油,气味芳香,特别沁人,是多种卤菜的上等调味品,深受广大群众喜爱。

姜,别名生姜,也是多年生宿根草本植物,根状茎为药食两用的妙品,我国除东北外,其他大部分省区均有栽培,多栽培于肥厚的土质中,以山东省产量最高,尤以块大、丰满、质优者为佳。生姜与高良姜一样,性温味辛,擅长温中止呕,发表散寒,且有明显的解毒功效,在民间有"随身带干姜,寒邪都能降"的谚语。

高良姜、生姜常可互用,由于生姜产量较高,分布面广,而且在烹调鱼、蟹、禽等食品时,其辛辣芳香和祛腥除膻的特性适宜作调料,因此,人们在日常生活中几乎离不开生姜,生姜的名气自然比高良姜还大。

约在公元3世纪,我国的姜传入日本。到13世纪,意大利旅行家马可·波罗来到我国,欧洲人才第一次认识了姜。马可·波罗在他的《东方见闻录》中,对中国的生姜大加称赞。并由此传入欧洲,并被当作非常贵重的香料。那时,在英国1磅生姜就可以交换1只绵羊,姜的价值及其贵重程度由此可见一斑。随着哥伦布的远航,姜又传到墨西哥。现在我国的姜仍在欧洲市场上占有相当大的比重。

1. 姜的营养价值

现代医学研究分析,高良姜根茎含有 $0.5\%\sim1.5\%$ 的挥发油及黄酮类,山柰酚和高良姜酚等活性成分。生姜与高良姜一样,含有多种有效成分,如挥发油、姜辣素及树脂、淀粉、纤维等;挥发油中含姜油酮、姜醇、姜苯酚、姜烯、姜油萜、水芹烯、水茴香萜、柠檬醛、樟脑萜、天冬素等。高良姜(包括生姜等在内)所具有的特异功效,是与其所含有的活性成分密切联系在一起的。

2. 姜的防癌抗癌作用

近代研究认为,高良姜和生姜还具有抗癌活性,已被实验研究所证实。临床运用高良姜或生姜治疗癌症的实例已不少,有些经验方在民间广为流传。

(1)据现代药理研究,高良姜热水提取物对小鼠肉瘤 S_{180}(腹水型)体内实验,其抑瘤率达 51.8%,具有明显的抗癌活性。

（2）实验证明，高良姜对黄曲霉毒素 B_1 的抑制率高达 100%，具有防癌抗癌作用。黄曲霉毒素 B_1 20 微克/千克，即可使大鼠发生肝癌。国外报告，1 微克/千克也能使动物发生肝癌。

（3）有专家发现，生姜有抑制细菌和抑制癌细胞活性的作用，从而可降低癌的毒害性。例如，日本大阪汉医研究所试验了 800 种生药，发现干姜水提取液外用，对人宫颈癌细胞有明显抑制作用，抑制率高达 90% 以上；东京药科大学进行动物体内实验证实，生姜水提取物对腹水癌小鼠癌细胞抑制率为 82.2%。

（4）据报道，德国科学家发现，生姜汁能在一定程度上抑制癌细胞生长，生姜对艾氏腹水癌有抑制作用。

据报道，美国有一则治乳腺癌的民间方，即外敷桔梗科植物山梗菜的泥罨剂，同时口服生姜或姜汁和小苏打。

（5）我国安庆肿瘤研究小组研制的治疗脑瘤及其他肿瘤的"安庆消瘤散"的主要成分即为生姜。其制法为：老生姜、雄黄各等份。取老生姜，除去叉枝，挖一洞，掏空，姜的外壁约留半厘米厚，然后装进雄黄粉末，再用挖出的生姜把洞封紧，放在陈瓦上用炭火慢慢烘干；经 7～8 小时，焙至金黄色且脆而不煳，一捏就碎时，研为极细粉，并用 80 目筛过筛后收集其粉，装入瓶内，密封备用。另有，以麻油与铅粉如法炮制而成的膏药用于肿瘤治疗，也有较好效果。有病例报道，一例右顶区占位性病变的脑瘤患者用安庆消瘤散治疗 10 天后，头痛基本消失。两周后视力好转，一个半月后眼底视盘水肿消失，瘫痪肢体恢复功能，视力恢复至右 0.1，左 0.1，已基本临床治愈。

（6）中医有治疗噎膈的食疗验方，取生姜 500 克，红糖 500 克，共入砂锅，加水适量，浓煎 2 次，每次 45 分钟，取汁再熬 30 分钟，冷藏后分 8 次用温开水冲服，4 天内服完。

对于癌症患者来说，应用高良姜（或生姜）治疗时也须注意，由于药性辛温，不能服食过多，因为服食过多，可见口干咽痛、大便干结、目糊、汗多，甚至鼻部出血等生火伤阴现象。阴虚内热患者，放疗后期阴津亏虚，津伤血热，均不宜服食。

生姜不能多食滥用。腐烂的生姜会产生黄樟素等有害物质，食用后可使人体肝细胞变性，影响肝脏功能，因黄樟素也是一种致癌物质，因此切不可误食腐烂的生姜，以免中毒。

消化道癌症或接受化疗的病人常有呕吐的症状，生姜为"呕家圣药"，止呕效果颇佳。具体用法是：嚼服生姜，咽下其汁，把渣吐掉；或者将生姜片含咽，或者用生姜煮汤代茶。肺癌患者多痰，也可嚼食生姜或将生姜挤汁，与鲜竹沥同饮。食管癌病人常因食管堵塞而致口中痰涎增多，吃些姜汁也有好处。胃癌病人手术后常常发生腹泻，可吃干姜汤，其中稍加食糖，与乌梅一同煎汤饮用。

3. 姜防癌抗癌食疗验方

（1）生姜粥：高良姜（或干生姜）6 克，红枣 15 枚，粳米 100 克。将高良姜（或干姜）洗净，切碎，剁成糊状。红枣洗净，与淘净的粳米同入锅中，加水适量，煨煮成稠粥，粥将成时加入姜糜，调匀，再煮一二沸即成。早晚用餐时温服。本方有散寒止呕,补血抗癌功效。适合消化道恶性肿瘤出现脾胃虚寒、反胃呕吐、泛清水、腹痛便溏者服食;健康人经常服食,也有强体防癌功效。

(2)姜汁茶:鲜生姜 500 克,茶叶 5 克。将鲜生姜洗净,在凉开水中浸泡 30 分钟,取出后切片,放入家用榨汁机中绞榨取汁,装瓶贮存于冰箱备用。将茶叶放入杯中,用沸水冲泡,加盖闷 15 分钟,再加姜汁即可频频饮用。一般可冲泡 3～5 次,每次加 3 滴生姜汁,加后搅匀即可。本方有解毒散寒,止呕防癌功效。适用于各类癌症放疗、化疗中出现恶心呕吐等症。

(3)生姜饴糖饮:生姜 30 克,饴糖 50 克。将生姜洗净,切片,与饴糖同入锅中,加水浓煎 2 次,每次 45 分钟,过滤取汁。早晚 2 次温服。本方有散寒止吐,补血抗癌功效。适用于肺癌、消化道癌症,对胃癌患者肺脾胃虚出现的虚寒咳嗽,恶心呕吐,有一定的辅助治疗效果。

(4)牛奶蜂蜜生姜汁:牛奶 250 毫升,蜂蜜 30 克,鲜生姜 50 克。将鲜生姜洗净,在沸水中浸泡 30 分钟取出后,连皮拍碎,入锅,加水适量,煎取浓汁 100 毫升,兑入牛奶中,小火煮沸,停火时立即调入蜂蜜,拌匀即成。早晚 2 次分服,当日服完。本方有温中止呕,益脾抗癌功效。适用于食管癌、肝癌等癌症。

(5)姜汁半夏金橘饮:鲜生姜 30 克,制半夏 10 克,金橘 30 克。将鲜生姜洗净,在冷开水中浸泡 30 分钟,取出后切碎,捣烂,绞取浓汁。将制半夏洗净,切片,装入纱布袋中,扎紧袋口,与洗净、切片的金橘同置锅内,加水适量,煎煮 2

次,每次 30 分钟,合并 2 次煎液,小火浓缩至 300 毫升,兑入姜汁,拌匀即成。每日 2 次,每次 150 毫升,温服。本方有消痞散结,解痉止呕,调理脾胃,防癌抗癌功效。适用于宫颈癌等妇科癌症,对宫颈癌术后放疗、化疗出现恶心呕吐,食欲缺乏等消化道反应者尤为适宜。

(6)萝卜生姜饮:萝卜 250 克,生姜汁 10 毫升。萝卜洗净,捣烂取汁,加入生姜汁,搅匀。代茶饮。本方有防癌抗癌,发散表邪,化痰止嗽功效。适用于食管癌、胃癌等癌症及外寒内饮型慢性支气管炎的防治,对痰多色白者尤为适宜。

二十二、防癌调料——小茴香

小茴香,又名茴香、谷香、蘹香、香子、小香等,为伞形花科多年生草本宿根植物茴香的成熟果实。全国大部分地区有栽培,主产于山西、内蒙古、甘肃、辽宁等地。以颗粒较大、均匀、饱满、香浓、味甜者为上品。其性温而略平,可作食料,也可供药用。据传因臭肉、臭酱加入此物即可转臭为香,故取名为回香,后加草头写成茴香。我国南方还有木兰科的大茴香,俗称八角茴香、大料等。虽然形状与小茴香不同,科属也不同,小茴香似米粒般,大茴香种子呈扁卵形,但其调味与药用功效大致相同,应用价值也相当,常可互用。

1. 小茴香的营养价值

小茴香以其所独具的香味,加入各种食品中能驱臭而挥发出浓郁芳香之气,给嗅觉神经以良性刺激,进而诱发人的食欲而具有特殊营养价值。中医学认为,茴香味辛、性温,功专温肾散寒,和胃理气,健脾止痛,为药食兼用之妙品。小茴香有多种食用方法,以果实为香料作为各种菜肴的作料,是最常用的,这是因为小茴香子(果实)中含有挥发油、茴香脑、茴香酮等,还含有希-小蒎烯、希-小水芹烯、二戊烯、茴香酸、对聚伞花素、洋芫荽子酸、豆甾醇、油酸、亚油酸、棕榈酸、花生酸、7-羟香豆精等成分。有学者测定,小茴香中维生素 A 的含量比芹菜、黄瓜高 20 多倍;维生素 C 比胡萝卜要高 2～5 倍;还有大量的矿物质、糖类和其他成分。

2. 小茴香的防癌抗癌作用

近年来,人们发现小茴香具有一定程度的防癌抗癌作用,这是十分有意义的。

(1)据药理实验证实,小茴香所含有的多聚糖,有抗肿瘤作用;小茴香对小鼠实体癌有抑制作用,并有提升白细胞的活性。

(2)有文献报道,小茴香对照射致死量放射线的小鼠有保护作用,可使其生存期明显延长。

(3)药理实验还表明,茴香挥发油中的活性成分能提高免疫功能,并能减轻抗癌药物的不良反应。

(4)有资料报道,大茴香热水提取物体外培养细胞的实验证实,对人宫颈癌 JTC-26、HeLa 细胞等抑制率达 90%以上。

(5)伊东岩等学者在《现代东洋医学》载文认为,由小茴香分离的植物聚多糖,有抗癌作用。

(6)小茴香所含挥发油可促进胃肠蠕动,增强胃肠动力,排除肠内气体,对腰酸冷痛,虚寒内结的胃癌、肠癌有一定的治疗作用。

实际上,茴香(包括大茴香在内)的防癌保健功效已蕴含在大众日常餐饮食用之中,这样的例子是很多的。比如,在熬取动物油时放入少量茴香面,可以防油变质而延长食油的保存期。小茴香的幼嫩叶茎具有与小茴香果实同样的药用功效,在膳食中可当菜食用。人们常用小茴香做茴香炒鸡蛋、茴香煮鱼、茴香焖肉,还用茴香粉和馅做茴香肉包子等。家庭饮食中汤羹菜肴所加的五香粉,多以小茴香、大茴香、胡椒、花椒、辣椒等原料经特殊工艺操作研制而成,加用之后不但味美可口,芳香沁人,而且保健强体,防癌有功,这种得益于食疗的有效抗癌措施,人们在不知不觉之中愉快笑纳。在使用茴香(包括大茴香)的过程中,要注意一点,古籍《得配本草》有载:"肺胃有热及热毒盛者禁用。"

小茴香用于防癌保健的最简捷有效的方法之一,是在烹饪菜肴中只要适宜加用小茴香的都加用一点儿,长期使用并坚持服食,就可以发挥令人意想不到的作用。

小茴香性温,凡阴虚火旺、湿热痰多者不宜食用。

3. 小茴香防癌抗癌食疗验方

(1)二香饮:小茴香 10 克,大茴香 10 克。将大、小茴香同置锅中,加水适量,浓煎 2 次,每次 30 分钟,合并 2 次煎液,兑入少量清水,小火煨至 300 毫升。每日 2 次,每次 150 毫升,温热服食之。本方有温肾散寒,健脾止痛,解毒抗癌功效。适用于食管癌、胃癌、大肠癌、肾癌、膀胱癌的防治,对肾癌、膀胱癌术后放疗、化疗后出现脾肾两虚症者尤为适宜,有改善临床症状,延缓病情发展,减轻抗癌药物不良反应等效果。

(2)茴香二仁粥:小茴香 10 克,杏仁 15 克,薏苡仁 30 克,粳米 100 克,红糖 20 克。小茴香拣净,晒干或烘干,研极细末;杏仁用温开水泡发片刻,去皮尖,研磨成稀糊状。将粳米淘净,与薏苡仁同入砂锅,加水适量,小火煨煮成稠粥,粥稠时调入茴香末,加杏仁糊、红糖,拌匀,再煮至沸即成。每日早晚餐分服,温热时食用。本方有清热解毒,健脾止痛,散寒抗癌功效。适用于各类癌症患者做辅助食疗,对膀胱癌、肾癌、宫颈癌患者术后放疗、化疗出现阴虚不足,反胃呕逆,虚劳羸瘦,食欲缺乏等症者尤为适宜。

(3)茴香水饺:小茴香嫩叶 200 克,面粉 500 克,猪五花肉 300 克,葱 50 克,麻油 40 克,酱油 50 克,生姜末 10 克,食盐、味精各适量。将茴香叶洗干净,剁成末;猪五花肉剔去筋膜,洗净,剁成泥放入盆内,加葱花、生姜末、酱油、食盐、味精、麻油拌匀,再分次加水,并顺着一个方向搅动,搅至浓稠状,加入茴香叶末,再搅拌均匀,即成馅料。面粉中放食盐、清水拌匀,和成冷水面团,揉匀揉透,盖上温布饧片刻,放在案板上稍揉,搓成长条,揪成 120 个小面剂,再擀成中间稍厚的圆形面皮,打入馅料,包捏成饺子生坯。锅置旺火上,加入清水,烧沸后下入饺子生坯,用手勺沿锅底轻轻推动,待坯饺上浮水面,煮两沸即熟。当主食,随意食用。本方有防癌抗癌,健脾开胃,行气止痛等功效。适用于癌症的防治及胃炎、疝气等疾病的调养。

(4)小茴香鹌鹑:小茴香 10 克,鹌鹑 5 只,生姜 9 克,大茴香 10 克,大蒜 10 克,食盐、黄酒、味精、精制植物油各适量。将鹌鹑宰杀,去毛及内脏,洗净,在油锅中炸酥,连同大茴香、小茴香、生姜、大蒜一同放锅内,加食盐、黄酒、味精和适量清水,用大火煮沸后转用小火炖 1 小时左右,捞出鹌鹑即成。当菜佐餐,随意食用。本方有防癌抗癌,双补气血功效。适用于癌症的防治及放化疗、术后气血虚弱者的调养。

(5)茴香牛肉:小茴香 15 克,牛肉 400 克,白芝麻 200克,酱油、白糖各适量。将牛肉剥去筋膜,洗净,切成块;芝麻先炒香(以不焦为度),将炒好的芝麻碾压成粉;将切好的牛肉放在芝麻粉里搅拌,使芝麻粉黏附在牛肉上,拌好后放置 2 小时;小茴香除去灰尘,下锅炒至籽粒膨胀而未焦时离火,研成粉末。锅里放 2 大匙奶油,以大火熬溶,随即将裹有芝麻粉的牛肉下锅速炒片刻,放清水适量,盖锅煮沸后,放酱油、白糖调味,再以小火煮约 30 分钟,视汤黏稠时取出,盛到碗内,撒入小茴香粉即成。当菜佐餐,随意食用。本方有防癌抗癌,补气强身等功效。适用于癌症防治及放、化疗后白细胞下降,身体虚弱的调养。

(6)茴香猪肝汤:小茴香 6 克,猪肝 150 克。小茴香拣净,晒干或烘干,研成极细末。将猪肝洗净,切片,入油锅,用大火煸炒片刻,加清水、料酒、葱段、姜丝煨煮成汤,加小茴香粉、食盐、味精拌匀,再煮至沸即成。佐餐当汤,喝汤,吃猪肝。本方有温肾散寒,健脾止痛,补血抗癌功效。适合于各种癌症的防治与调养。

二十三、辣味的抗癌佳品——辣椒

辣椒为茄科植物辣椒果实,又名番椒、秦椒、辣茄。它的祖籍在南美洲,传至我国约在明朝末年。现在我国大部分地区均有栽培。其中,有名的如上海的甜椒、北京的柿子椒、湖南的灯笼椒、华北的羊角椒、华南的佛手椒,以表皮光滑、端正、大小均匀、无杂质、无虫洞为佳。由于它独有一股辣味,可刺激舌、胃,增进食欲。它不仅是调味佳品,还有很好的药效功能。

1. 辣椒的营养价值

辣椒含有较高的蛋白质及钙、磷、铁、胡萝卜素、维生素 B_1、维生素 B_2、烟酸、维生素 C 等成分。辣椒所含维生素 C 居各种蔬菜的首位,因而被人称为"红色药材"。一个人一天吃 100 克鲜椒,就可满足身体对维生素 C 的需要,为蔬菜中维生素 C 含量之冠;还含有辣椒碱、二氢辣椒碱等辛辣成分,并有隐黄素、辣椒红素,以及柠檬酸等成分,所以食后能使唾液腺受到刺激,增加唾液分泌,因而可加强消化作用;辛辣素还有刺激心脏加快跳动,使血液循环加速,有活血助暖的作用。

2. 辣椒的防癌抗癌作用

辣椒素能抑制脂肪的积累,对防治肥胖有一定作用。

辣椒所以能抗癌防癌,是因为它含有辣椒素类物质、萜、β-胡萝卜素、维生素 C、叶绿素、膳食纤维等成分。

（1）美国内布拉斯加大学癌症研究所发现辣椒所含的辣椒素是一种抗氧化物质，它能中和体内多种有害的含氧物质，在正常细胞转化为肿瘤细胞的过程中，有一种叫DMN 的化学物质可使正常细胞发生突变，而在加入辣椒素之后，DMN 的突变作用消失。这是由于辣椒素与体内细胞素 P_{450} 的生物酶相互作用的结果，这种相互作用阻止了有关细胞的生化代谢，终止了细胞的癌变过程。

（2）辣椒中的萜成分，经大量的近代研究已证实有防癌抗癌作用。

（3）辣椒所含大量的叶绿素，可使遗传因子免受活性氧的损害，具有抗癌抑癌功效。

（4）上海铁道医学院的一位教授以牛奶和 4％的辣椒煎液实验，证明可使胃黏膜上皮细胞加速合成前列腺素，从而提高胃黏膜的屏障作用，降低胃癌的发生率。

（5）辣椒的维生素 C 含量每 100 克达 185 毫克，比柑橘高 58 毫克，为蔬菜中维生素 C 含量之冠。它的胡萝卜素含量也很高，仅次于胡萝卜。医学研究证实，维生素 C 和胡萝卜素（维生素 A 原）都具有防癌抗癌作用。

美国有关专家曾到印度、韩国等酷爱吃辣椒的地方进行过调查，结果表明这些地区的人因多食辣椒而引发大量的结肠癌，但这些地方小量服食辣椒的居民，肝癌的发生率远较不食辣椒地区的人群为低。有专家认为，辣椒素的致癌抗癌效果取决于机体的摄入量和存在于体内什么部位。结论是：摄入量多成为毒性，不在消化道而在肝脏吸收，具有致癌性；但摄入量少，又在消化道吸收，则对机体有益，并具有抗癌效果。因此,辣椒食用要适量。不宜食量太多,大量食用易造成口腔及食管和胃黏膜充血、水肿,肠蠕动增强。尤其是患有食管炎、喉炎、眼结膜炎、牙痛、痔疮、肺结核、高血压等患者,尽量少吃或不吃。

3. 辣椒防癌抗癌食疗验方

(1)青椒肉丝炒面:青椒 200 克,面条 500 克,精制植物油 70 克,麻油 5 克,猪瘦肉 300 克,食盐 5 克,鲜汤 50 毫升,味精 1 克,鸡蛋清 30 克,淀粉 20 克。将面条放笼中,大火蒸熟,取出,挑散;猪肉切成丝,放入碗中,加食盐、鸡蛋清、淀粉拌匀上浆;青椒择洗净,切成丝。炒锅上火,放油烧热,下肉丝滑散,倒入盘中。原锅留底油,烧热后,下入青椒丝炒几下,加食盐、味精、鲜汤,烧沸后,下入面条,稍焖,再放入肉丝同炒,淋上麻油即成。当主食随意食用。本方有防癌抗癌,散寒补气功效。适用于胃癌等癌症的防治,以及胃寒型胃病、关节炎等疾病的调养。

(2)青椒鱿鱼丝:青椒 250 克,鲜鱿鱼 250 克,精制植物油、食盐、味精、黄酒、鲜汤、湿淀粉、葱花、生姜末各适量。将青椒洗净,一劈两半,去蒂、子,顶刀切成约 3 毫米粗细的丝;鱿鱼洗干净,一劈两片,先顺其纤维组织走向用拉刀法剞一遍,间距为 4 毫米,深度为 2/3,再用直刀法顶刀切成 6 厘米长、3～4 毫米粗的丝;用小碗加食盐、味精、黄酒、鲜汤和湿淀粉调匀,兑成芡汁。将青椒丝和鱿鱼丝分别下沸水锅焯烫一下捞出,控净水分。炒锅上火,放油烧热,下葱花、生姜末炝锅,煸炒出香味,下焯好的青椒丝和鱿鱼丝,浇入兑好的芡汁,翻炒均匀,淋明油,出锅装盘即成。当菜佐餐,随意食用。本方有防癌抗癌,散寒,减肥功效。适用于多种癌症的防治及单纯性肥胖症等疾病的调养。

(3)香辣三丝:红柿子椒 75 克,辣椒油 10 克,茭白 300克,莴苣 150 克,麻油 10 克,食盐 6 克,味精 1 克。将茭白剥去皮,洗净,斜切成片,再切成丝;莴苣去叶,削皮,洗净后斜切成片,再切成丝;红柿子椒去蒂、子,洗净,切丝。炒锅上火,加水烧沸,下入三丝烫一下,捞入冷开水中过凉,沥净水分,加入食盐拌匀,腌一下,把腌出的水滗掉,加入麻油、辣椒油、味精拌匀,装入盘内即成。当菜佐餐,随意食用。本方有防癌抗癌,清热化痰功效。适用于癌症的防治及慢性支气管炎等疾病的调养。

(4)炝辣油苦瓜:干辣椒 5 克,苦瓜 250 克,精制植物油20 克,食盐 2 克,味精 0.5 克。将苦瓜洗净,破成两瓣去子,顶刀切成 1 厘米厚的片,放入沸水中快速焯熟,然后迅速投凉,保持苦瓜的色泽。干辣椒剪成斜段,去子,用七成热的油冲成辣椒油,把苦瓜放入,并加食盐、味精拌匀即可。当菜佐餐,随意食用。本方有防癌抗癌,清热消暑,降糖降脂功效。适用于癌症的防治及暑热症、糖尿病、高脂血症等疾病的调养。尤其适宜夏天食用。

(5)鱼香肉片:泡椒 30 克,猪瘦肉 300 克,水发黑木耳25 克,冬笋 15 克,精制植物油、酱油、辣豆瓣酱、食盐、味精、花椒粉、胡椒粉、白糖、醋、黄酒、鲜汤、葱花、生姜末、蒜蓉、鸡蛋、淀粉各适量。将猪瘦肉切成厚约 2 厘米的核桃形片,放入碗中,加入食盐、味精、黄酒调味,沾全蛋糊,下三成热油锅中滑散滑透,倒入漏勺,控净油;木耳洗干净;冬笋切菱形片;泡椒洗净,切成 3 厘米长的段;取小碗加酱油、黄酒、醋、白糖、胡椒粉、花椒粉、味精、鲜汤和淀粉调匀,兑成芡汁。锅上火烧热,加适量底油,用葱花、生姜末、蒜蓉炝锅,下泡椒段、辣豆瓣酱,煸炒出香辣味,再下水发黑木耳、冬笋片和滑过的肉片,浇入兑好的芡汁,翻炒均匀,淋上麻油,出锅装盘即成。当菜佐餐,随意食用。本方有防癌抗癌,双补气血功效。适用于癌症的防治及贫血、食欲缺乏等病症的调养。

二十四、名贵的抗癌食用菌——猴头菇

　　猴头菇为担子菌纲齿菌科猴头属食用菌,又名猴头菌、对脸菌、花茶菌、刺猬菌、山伏菌等。我国的野生猴头菇数量较多,主要产于东北地区。猴头菇味道鲜美,清香可口,肉质鲜嫩,新鲜时洁白如雪,干后呈浅黄色至黄褐色。猴头菇的子实体为圆形或长圆筒形,表面被覆菌刺,圆乎乎、肉茸茸的样子酷似小猴的脑袋,故名猴头。我国自古就有"山珍猴头,海味燕窝"之说,人们把它与熊掌、海参、鲨鱼翅齐名为祖国传统的"四大名菜",历来非达官显贵很难享用。随着科学技术的飞速发展,我国从 1959 年开始研究人工培育猴头菇。近年来,人工培育猴头菇生长周期大缩短,产量又有很大提高。经现代科学方法测定,人工培育的猴头菇营养成分较野生猴头菇为多,其药用价值也优于野生猴头菇。质量好的猴头菇,菇体完整,无伤痕残缺,菇体干燥,体形呈椭圆形或圆形,大小均匀;毛多细长,茸毛齐全,呈金黄

色或黄里带白；不烂、不霉、无虫蛀。质量差的猴头菇，菇体残缺不全，或有伤痕，水分重；菇体大小不均，形状不规整，毛粗而长；色泽黑而软，有烂、霉、蛀的现象。

1. 猴头菇的营养价值

猴头菇营养丰富，每 100 克罐装猴头菇中含有水分 92.3 克，蛋白质 2 克，脂肪 0.2 克，膳食纤维 4.2 克，碳水化合物 0.7 克，灰分 0.6 克，维生素 B_1 0.01 毫克，维生素 B_2 0.04 毫克，烟酸 0.2 毫克，维生素 C 4 毫克，钙 19 毫克，磷 37 毫克，铁 2.8 毫克，锌 0.4 毫克等营养成分。猴头菇中含有多种氨基酸，包括 8 种人体必需氨基酸的比例与人体所需接近。猴头菇还含有挥发油、多肽类及酰胺等。古人视猴头菇为不可多得的补品，年老体弱者尤其是多病羸瘦者食用猴头菇有明显的滋补强身作用。猴头菇除食用外，对人体有良好的医疗作用。中医学认为，猴头菇味甘、性平，功专补脾益气，扶正固本，尤其适合于消化不良、神疲乏力、脾胃虚弱者食用。据现代药理研究并经临床实践证明，以猴头菌为主要成分制作的药物，对治疗食管炎、胃炎、消化道溃疡等疾病有显著的疗效。

2. 猴头菇的防癌抗癌作用

近代科学研究资料表明，猴头菇具有防癌抗癌作用，而且已为动物药理实验研究所证实。

（1）有报道，猴头菇含有的多糖和多肽类物质具有抗癌活性，对癌症患者有延长生存期，提高免疫功能，缩小肿块的良好效果。

（2）猴头菇所含有的多糖体及多肽类成分，能有效地抑制癌细胞的生长、繁殖。实验证明,其对小白鼠肉瘤 S_{180} 有抑制作用,体外对艾氏腹水癌细胞有抑制作用,能抑制癌细胞脱氧核糖核酸的合成,还能提高淋巴细胞转化率,提升白细胞,增强人体的免疫功能,对防治癌症很有意义,其作用的强弱与猴头菌液的浓度有关。

(3)据报道,上海、江苏等省市猴头菇菌协作组以猴头菇治疗食管癌、贲门癌、胃癌166例,其中显效和有效者106例,有效率达63.8%;治疗消化道感染病及慢性胃炎的有效率总计为87.2%。

在防治癌瘤的临床实践中发现,抗癌化疗药物一般都有反应重、毒性大等不良反应,对已经病重体虚的癌症者来说,是一个难以承受又不能不接受的精神和肉体的折磨。幸运的是从山珍名肴猴头菇中发掘研制出的猴头菌片,是一种新型的抗癌制剂,且无不良反应,服用过程中能增进食欲,增强胃肠黏膜屏障功能,有促进淋巴细胞转化,提升白细胞,提高巨噬细胞的活性,并可升高人体的免疫球蛋白,增强人体免疫功能。而且,对癌症患者来说,还具有扶正固本的滋补作用,利五脏,助消化,健脾胃,补虚损,能从标本兼治这个根本方面祛除病症,促进机体康复。我国劳动人民通过长期医疗实践,积累了不少以猴头菇为主要成分治疗各种疾病的有效经验方,亟待深入地研究开发和应用。例如,猴头白花蛇舌草汤(猴头菇60克,白花蛇舌草60克,藤梨根60克,水煎服)就是一例子,本食疗验方中所列3味,对实验性肿瘤均有抑制作用,临床适用于消化道肿瘤的防治。

3. 猴头菇防癌抗癌食疗验方

（1）猴头菇粥：猴头菇 150 克，粳米 100 克。猴头菇用温开水泡发，去柄蒂，洗净，切碎，剁成糜糊状。将粳米淘净后入锅，加水适量，先用大火煮沸，加猴头菇糜糊，改以小火煨煮成黏稠粥，粥成时加葱花、姜末、食盐、味精，拌均匀即成。每日早晚餐温热服食。本方有大补脾胃，扶正抗癌功效。适合气血两虚，食欲缺乏的各类癌症患者及其术后做防癌保健粥疗，对胃癌、宫颈癌、肺癌、肠癌等有辅助治疗作用。

（2）猴头菇炖海参：猴头菇 200 克，海参 50 克。猴头菇拣杂后洗净，切成 5 厘米长、1 厘米宽的片。将海参以温开水泡发，去杂，洗净，入沸水锅汆后捞出，放入砂锅内，加水适量，倒入猴头菇片，加料酒、姜片、葱末、食盐、胡椒粉、白糖煨炖 1 小时，再加味精及淀粉适量，调匀后煮沸即成。佐餐当菜，随量服食。本方有补肾健脾，解毒抗癌功效。适用于胃癌、食管癌、贲门癌等恶性肿瘤的防治。

（3）猴头煨兔肉：猴头菇 150 克，兔肉 250 克。猴头菇放入清水中浸泡 1 小时，捞出，捏出水分，切成薄片。将兔肉洗净后切片；锅置火上，加植物油至八成热时，放入葱段、姜丝煸炒出香，再放入兔肉炒片刻，加清水、料酒，小火煨煮至兔肉将烂时，放入猴头菇片，继续煨炖 30 分钟，加食盐、酱油、五香粉、味精等作料，搅拌均匀，淋上少许麻油即成。佐餐当菜，随意服食。本方有滋阴养胃，补中益气，解毒抗癌功效。适用于各类癌症患者放疗期间作防癌食疗。坚持服食，对食管癌、胃癌、大肠癌等消化道癌症有辅助治疗作用。

（4）清炖猴头菇：猴头菇 150 克，圆面筋 4 个，香菇 4 枚，冬笋25克,胡萝卜20克,菜花50克,生姜3片,素鲜汤250毫升,麻油、冰糖、味精、黄酒、胡椒粉各适量。将猴头菇泡发,洗净,切成块;香菇洗净,泡软;冬笋及胡萝卜去皮,切片,再用沸水烫一下;圆面筋切块后与菜花均用沸水烫一下。以上材料除菜花外,均放入炖盅内,加入调料和素鲜汤,上笼蒸30分钟后取出,加入菜花,再蒸10分钟取出,淋上麻油即成。佐餐食用。本方有防癌抗癌,益气养胃,降脂减肥功效。适用于胃癌、食管癌、乳腺癌等癌症的防治及单纯性肥胖症、慢性胃炎、高脂血症的调养。

(5)菜心猴头菇:水发猴头菇100克,青菜心500克,鲜汤300毫升,胡椒粉、干淀粉、湿淀粉、食盐、黄酒、生姜末、味精、植物油各适量。将猴头菇剪去根,洗净,放入沸水中略烫,捞出,挤干水分,切成大片;在碗内放干淀粉、清水适量搅成糊,将猴头菇片逐一放入糊内上浆,入沸水锅中烫透,捞出,放入凉开水中过凉,捞出,仍整理成原来猴头菇的形状,放入碗内。青菜心用清水洗净,入沸水中烫熟,捞出,放入冷水中过凉,切成10厘米长的段。炒锅上火,放油烧热,下生姜末炸香,放鲜汤、味精、食盐、黄酒、胡椒粉调味,烧沸后将汤倒入盛有猴头菇的碗内,上笼用大火蒸约30分钟,取出,滗出汤汁,扣入盘内,揭去碗。原炒锅复上大火,倒入蒸猴头菇的原汁,放入青菜心烧沸,用湿淀粉勾芡,出锅将青菜心装在猴头菇的周围,然后浇上鲜汤汁即成。当菜佐餐,随意食用。本方有健脾养胃,防癌抗癌功效。适用于胃癌等消化道癌症的防治及单纯性肥胖症、慢性胃炎等病症的调养。

(6)芪归猴头鸡汤:黄芪 30 克,当归 15 克,猴头菇 150 克,嫩鸡肉 250 克。黄芪、当归洗净,切片,用纱布袋装后扎口;猴头菇用温水泡发 30 分钟,洗净后切成小片。将鸡肉剁成小方块,煸炒后用泡猴头菇的水及少量清汤同入砂锅,加药袋、葱段、姜片、料酒,文火煨炖 1 小时,取出药袋,加猴头菇、食盐、味精,再煮片刻,加适量五香粉即成。佐餐当菜,吃鸡肉,喝汤,嚼食猴头菇,分次酌量服食。本方有补气养血,强体抗癌功效。适用于大肠癌术后气血两虚者。

二十五、抗癌"山珍"——蘑菇

蘑菇,又称肉蕈、洋蘑菇等,为黑伞科植物蘑菇的子实体。子实体群生或丛生,菌盖直径 7～12 厘米,初扁半球形,后平展,表面不黏,白色、灰色或淡褐色。菌肉厚,紧密,白色至淡黄色,因此有"肉蕈"之称。

蘑菇在我国各地均有栽培。其栽培条件要求并不十分苛刻,可在室内栽培,常以马、牛或猪粪和稻草为培养材料。菌丝生长的最适宜温度为 22℃左右,子实体生长的最适宜温度为 16℃左右。除供食用外,此菌可分解核糖核酸,得到 5'-胞苷酸、5'-腺苷酸、5'-尿苷酸、5'-鸟苷酸等。利用此菌种还可产生抗生素和草酸等。

1. 蘑菇的营养价值

蘑菇的营养价值很高,尽管所含蛋白质的量不算特别多,但其中具有大量的不同类型氨基酸及与氨基酸有关的含氮物质,尤其是人体所必需的 8 种氨基酸在蘑菇中都具备;还含有一般生物少见的伞菌氨酸、口蘑氨酸等成分,因而有特殊的鲜味,是人类理想的食品。脂肪中以亚油酸为多,油酸则很少。此外,蘑菇含有维生素 A、维生素 B_1、维生素 B_2、维生素 B_6、维生素 D、维生素 E、维生素 K,以及泛酸、生物素、叶酸、胰蛋白酶、磷酸腺苷、磷酸尿核苷、己糖醇、戊糖醇、木糖醇、纤维素;还含有钙、铁、钾、磷、镁等矿物质,以及较多的微量元素如锌、铜、氟、碘。有报道,洋蘑菇含甘露醇、海藻多糖,又含有 10 多种游离氨基酸及延胡索酸、苹果酸、琥珀酸和麦角固醇等。有人检测用洋蘑菇制成的"白蘑菇汤",其中含有戊糖类、甲基戊糖类及海藻糖等活性成分,并含有甘露醇、谷氨酸、天冬氨酸、苏氨酸、丝氨酸、丙氨酸、亮氨酸、异亮氨酸、脯氨酸等。由此可见,蘑菇所含的营养素是特别丰富的。在国际上,蘑菇被誉为"保健蔬菜""保健食品",享有美味佳肴的声望。

在我国,自古以来就把蘑菇誉为"山珍"妙品。中医学认为,蘑菇性凉、味甘。功专健脾益胃,理气化痰,可治体虚食少,痰多腹胀,恶心吐泻诸症。近代实验研究发现并证明,蘑菇除临床众多药用价值外,还具有较好的防癌抗癌的特殊作用。

2. 蘑菇的防癌抗癌作用

蘑菇含有以下防癌抗癌成分:β-葡聚糖、D-欧鼠李叶碱、MPA(松蘑抗肿瘤蛋白质)、维生素 D 及食物纤维等。

(1)多糖类物质为蘑菇抗癌作用的主要成分。多糖类物质就是多种糖分结合而成的糖质(碳水化合物),其种类甚多,蘑菇中含具有代表性的多糖类物质叫 β-葡聚糖(β-葡萄糖)。可有效地增强人体的免疫功能,抑制癌细胞的生成,并对癌细胞的繁殖也有抑制作用。有学者认为,β-葡聚糖抗癌作用温和而无毒性,与其他抗癌药伍用,可减少有关抗癌药的剂量。在200例临床试验中,至少有100例是成功的,而且可以口服。

(2)D-欧鼠李叶碱也是一种多糖类物质,为多瓣奇果菌所含有的一种成分。国外有专家研究认为,在抑制癌细胞的32种蘑菇品种中,以多瓣奇果菌抑癌效果最佳。日本神户药科大学的难波宏彰教授等人给190名癌症患者提供了多瓣奇果菌的粉末或从多瓣奇果菌提取的多糖类汁液,结果约有70%的乳腺癌、肺癌患者和约50%肝癌患者的癌组织缩小了。

(3)有研究报道,蘑菇浸出液中有若干种类型的"多糖体"含有干扰素诱导剂,可大大增强人体的免疫力和对癌症的抵抗力,被称为"天然抗癌良药"。在增强人体免疫力的蘑菇中,以小松菇作用最强,拒斥癌变的能力最强。国外有专家通过实验发现,给已移植了癌的小鼠提供从小松菇菌子体中提取的多糖类物质,结果16只小鼠中有12只小鼠的癌完全消失。不仅如此,在向癌已经消除的小鼠再次移植癌细胞时,受到小鼠体内强抵抗力的拒斥。也就是说,小鼠的免疫功能增强了。此外,小松菇除含有多糖类物质外,还含有能直接抑制癌细胞增殖的成分,即类固醇氧化物。肺癌、乳腺癌、皮肤癌患者若能经常食用,可明显增强抗癌能力。

(4)蘑菇中含有的抗癌成分很多,都是多糖类物质,而

"蘑菇之王"松菇中含有只攻击癌细胞的蛋白质MAP,而且这种蛋白质的作用非常强大。日本农林水产食品综合研究所蛋白质研究室的河村幸雄等学者在实验中确认了这一点。他们在相同的盘中培养癌细胞和正常细胞,并向盘中加入从23种食品中提取的精华成分,以检测其抗癌效果。实验结果,主要是蘑菇类能保护正常细胞,而只选择癌细胞实施攻击,其中癌阻止率和选择性最高的就是松菇。

(5)蘑菇中含有丰富的膳食纤维。膳食纤维能增加肠内有益细菌,而这些细菌能增大粪便的体积而有通便作用,减少粪便中致癌因子与肠壁接触的时间,降低致癌因子的浓度;并能抑制致癌物质的生成,从而防止或减少结肠癌。

(6)据有关报道,日本松田裕之联合应用蘑菇多糖、白细胞介素-2(IL-2)治疗10例原发性肝细胞癌(PLC)。结果,淋巴因子活化杀伤细胞(LAK)活性、NK活性均显著增强,外周血液中IL-2受体携带性淋巴细胞显著增加。同时,部分患者显示肿瘤缩小,胎甲球蛋白(AFP)下降。

(7)实验研究还表明,蘑菇中含有的非特异的植物性血细胞凝集素,同样具有抗癌作用。

(8)流行病学统计,在胃癌高发区中,常食蘑菇与不食蘑菇的人群之间的癌症发率为1:6.9。

蘑菇不宜过食,因其性凉,多食易动气发病,慢性病患者应注意。另外,采集野生蘑菇时要注意鉴别毒蘑菇,凡外形古怪、色艳,且有黏质物的蘑菇常含有毒蕈碱、毒蕈毒素等有毒物质,若误食毒蘑菇而中毒者应及时送医院抢救。

以往由于稀有,蘑菇被列为"山珍"。现代科学技术的进步,栽培品种的选择及驯化引种的发展,使蘑菇这种补益佳品已完全大众化,并进入到人们的日常饮食中。餐桌上吃到蘑菇只认定是菜肴中的配用成分,没有人会说蘑菇是药。抗癌良药转化为用膳食品,蘑菇在人们的日常生活中发挥着防癌保健的巨大作用,卫护着人类的健康。

3. 蘑菇防癌抗癌食疗验方

(1)蘑菇粥:鲜蘑菇 50 克,粳米 100 克,猪瘦肉 50 克。将鲜蘑菇洗净,切碎;猪肉洗净后,加葱段、姜丝,剁成肉糜。粳米淘净,入锅,加水适量,先以大火煮沸,加猪肉糜、料酒,调匀,改以小火煨煮成稠粥;粥将成时,加蘑菇、食盐、植物油、味精,搅拌均匀,继续煨煮片刻即成。分早晚餐 2 次食用。本方有健脾益胃,润燥化痰,补虚抗癌功效。适用于胃癌、子宫癌的防治,并能阻止各种癌症手术后的转移。癌症患者凡出现脾胃虚弱、食欲缺乏、倦怠乏力,伴有白细胞减少者,坚持服食有辅助治疗作用。

(2)蘑菇炖红白豆腐:蘑菇(鲜品)150 克,猪血 150 克,鲜嫩豆腐 150 克。将新鲜蘑菇洗净,切成片;猪血洗净,切成 1.5 厘米的小方块;豆腐切成 1.5 厘米的小方块。油锅置火上,加植物油,待油烧至九成热时,徐徐倾入豆腐块,煸炒片刻,与蘑菇片、猪血块同入砂锅,加料酒、葱段、姜丝、食盐、五香粉及清水适量,以大火煮沸后,改小火煨炖 30 分钟,加味精,并以湿淀粉勾芡即成。佐餐当菜,随量服食。本方有益胃补肝,解毒抗癌功效。适用于肝癌早期及其他消化道癌症,经常食用有较明显的辅助治疗作用。

(3)鸡皮鲜蘑:鲜蘑菇 150 克,熟鸡皮 100 克,嫩笋片 50

克。将鲜蘑菇洗净,切成片,沸水锅中略汆,捞出备用;鸡皮切成小块。锅置火上,倒入白汤,放入鸡皮块、鲜蘑菇片、笋片,烧沸,加料酒、食盐、葱段、姜丝,改用小火煨烧入味,加味精,用湿淀粉勾芡,淋上麻油炒匀即成。佐餐当菜,随意服食。本方有补益脾胃,强体抗癌功效。适用于各类癌症患者作食疗菜肴,对癌症患者出现脾胃虚弱所致饮食减少、腹泻便溏、神疲乏力等症尤为适宜,有辅助治疗作用。

(4)蘑菇薏仁菱角汤:蘑菇150克,薏苡仁50克,菱角50克。将蘑菇洗净,切片;菱角洗净,连壳切开。薏苡仁淘洗后入锅中,加水适量,加蘑菇片、带壳菱角共煎成浓汁,去渣后饮汤汁。每日早晚2次温服,连服1个月为1个疗程。本方有益气健脾,扶正补虚,消肿抗癌功效。适用于食管癌、乳腺癌、宫颈癌、胃癌、肠癌等患者手术后食疗用,坚持连续服食,对防止癌细胞转移有辅助治疗作用。

(5)鲜汤蘑菇:鲜蘑菇300克,鲜汤500毫升,植物油、酱油、黄酒、味精、葱花、湿淀粉、生姜汁、胡椒粉、香菜末、食盐各适量。将蘑菇放入沸水中略烫,捞出,去根蒂,漂洗干净,切成块。炒锅上大火,放油烧至五成热,下葱花、生姜汁、黄酒焓锅,下蘑菇炒匀,放入酱油、味精、食盐、鲜汤烧沸,用湿淀粉勾芡,淋上明油,出锅装盘。上桌时带香菜末碟和胡椒粉碟。佐餐食用。本方有防癌抗癌,健脾养胃,降压降脂的功效。适用于胃癌、乳腺癌等多种癌症的防治及单纯性肥胖症、慢性胃炎、高血压病、高脂血症的调养。

(6)蘑菇烩腐竹:鲜蘑菇100克,水发腐竹150克,黄瓜50克,植物油、葱花、生姜末、食盐、味精、五香粉、麻油各适量。将水发腐竹洗净,切成 3 厘米长的小段,备用;鲜蘑菇去杂,洗净,切成片,备用;黄瓜洗净外表皮,去蒂头,剖开,洗净瓤腔,切成片。炒锅置火上,加植物油,烧至七成热,加葱花、生姜末煸炒出香,顺序加入水发腐竹段及蘑菇片、黄瓜片,不断翻炒数分钟,加食盐、味精、五香粉熘匀,淋入麻油即成。佐餐食用。本方有防癌抗癌,降压降脂功效。适用于胃癌、乳腺癌等多种癌症的防治及高脂血症、高血压、动脉硬化症的调养。

二十六、"菌菜之王"——香菇

香菇是侧耳科植物,香蕈的子实体,又名冬菇、香蕈、香信、香菌、香菰等,是一种低等植物。香菇原为野生,现已广泛人工栽培。我国是世界上最早食用香菇的国家。按生长期和采收期的不同,香菇又分为花菇、厚菇、薄菇等。正常的香菇颜色鲜艳,菇面呈黄褐色,体圆齐正,菇身结实,菌伞肥厚,盖面平滑,质干不碎,菇面向内微卷曲并具花纹,菌柄短而粗壮,有香气,无焦片、雨淋片,无霉蛀和碎屑。香菇越形大者越贵,略小的香菇肉质和香味也不错。选购香菇时,一般以肉厚的为佳品,檀香树上所生的香菇为最佳。香菇中最好的品种为梅花菇,它是在冬末春初采收的,是菌盖上布满花纹的冬季菇,含有特殊的香气。

1. 香菇的营养价值

香菇享有"菌菜之王"与"食用菌皇后"的美称。香菇不但味美,而且营养丰富,每 100 克干品中含有水分 12.3 克,蛋白质20克,脂肪1.2克,膳食纤维31.6克,碳水化合物30.9克,灰分4.8克,胡萝卜素20微克,维生素B_1 0.19毫克,维生素B_2 1.26毫克,烟酸20.5毫克,维生素C 5毫克,钙83毫克,磷258毫克,铁10.5毫克,锌8.75毫克。香菇含有30多种酶和18种氨基酸,人体必需的8种氨基酸中,香菇就含有7种。因此,香菇可作为人体补充氨基酸的首选食品。

香菇性平、味甘,具有益气补虚、健脾养胃、托发痘疹等功效。适用于年老体弱、久病体虚、食欲缺乏、气短乏力、吐泻乏力、小便频数、痘疹不出、高血压病、动脉硬化、糖尿病、佝偻病、高脂血症、便秘、贫血、肿瘤等。

香菇中含有干扰素诱生剂,可以诱导体内干扰素的产生,具有防治流感的作用。香菇中还含有一种核酸类物质,可抑制血清和肝脏中的胆固醇增加,有阻止血管硬化和降低血压的作用。对于胆固醇过高而引起动脉硬化、高血压,以及急慢性肾炎、尿蛋白症、糖尿病等患者,香菇无疑是食疗的佳品。香菇中含有麦角固醇,经人体吸收后可转化为维生素D,因而可以防治佝偻病和贫血。

2. 香菇的防癌抗癌作用

香菇的防癌抗癌作用日益受到各国科学家的关注和研究。

(1)有学者认为,癌症是由于人体细胞遭受病毒侵袭,造成机体免疫系统削弱、抵抗能力丧失,导致细胞癌变所致。医学家们从香菇中分离出一种高纯度、高分子结构的具有较强抗肿瘤作用的有机物——香菇多糖。动物实验证明,香菇多糖抑制肿瘤的作用与其能增加机体的细胞免疫和体液免疫功能有关。

（2）日本医药学家在寻找抗癌药物时,发现了香菇中的"1,3-β-葡萄糖苷酶"有很强的抗肿瘤功效,而且不良反应极微。日本科学家用香菇多糖浸出液 5～30 毫升对已移植肉瘤 S_{180} 小白鼠做抗肿瘤实验,5 周后,其体内癌细胞全部消失,抑制率为 100％,从而发现这种浸出液不但含有强烈抗癌作用的多糖体,而且是一种宿主介质的间接反应。香菇多糖对癌细胞抑制不同于一般的抗癌药,它不是直接抑制或杀伤癌细胞,而是提供识别脾及肝脏中抗原的巨噬细胞,激活巨噬细胞素-1 的活力,促使人体防癌大军 T 淋巴细胞活化因子的产生,增强机体抗体细胞 T 淋巴细胞的活力而进行抑制。对辅助细胞的 T 杀伤细胞、NK 杀伤细胞的活力尤为显著。

（3）有学者认为,香菇中还含有 1,3-β-葡萄糖苷酶,能提高机体抑制癌瘤的能力,间接杀灭癌细胞,阻止癌细胞扩散。所以癌症患者手术后,如每天持续用 10 克干品香菇,有防止癌细胞转移的作用。民间常用香菇煮粥食,这对治疗消化道癌症、肺癌、宫颈癌、白血病有辅助治疗作用。研究人员发现,健康人食用香菇未见提高免疫功能,但在患癌症免疫功能受抑制时,食用香菇能使免疫功能增强。

（4）香菇中含有一种分子量为 100 万的抗肿瘤成分的香菇多糖。世界各国医学专家们正在逐步开始利用香菇多糖提高对肺癌、胃癌、食管癌、肠癌、宫颈癌、白血病等多种癌症的治疗效果,以增强机体对病毒细胞和癌细胞免疫系统的防御功能。临床医学表明,在采用化学疗法治疗白血病时,经常食用香菇可收辅助治疗的良效。癌症初起,经常食用香菇,可使癌细胞消除。各种癌症患者在手术后经常煮食香菇,有抑止癌细胞转移的功效,从而延长癌症患者的生存期。日本现正在提取香菇的抗癌物质,以作为医学上的应用。在其64个研究机构里对375名患有Ⅲ期胃癌和肠癌患者进行了用香菇多糖参与治疗的效果观察,发现有延长患者生命和改善患者机体免疫效应等指标,用此指标可评价香菇多糖的临床效果。临床专家认为,对使用香菇多糖采取严密的给药时间与方案,结合手术治疗,得到了较好的效果。外科手术后,采用香菇多糖治疗可延长患者生存时间3~5年。

(5)有学者发现,香菇中有两种糖配体有明显的抗癌作用;有医生观察,对患有癌症的病人用香菇治疗后,可明显增强机体抑制癌细胞的能力,认为一个人日食香菇50克,可抑制体内癌细胞的发展,或可避免癌细胞手术后的转移。所以,香菇在国际上有防治癌症的"核武器"的美誉。

3. 香菇防癌抗癌食疗验方

(1)香菇红枣奶饮:香菇25克,陈皮10克,红枣6枚,牛奶50毫升。将香菇用温水泡发,洗净,切碎,与洗净的红枣、陈皮一同放入锅中,加清水煎取汁液,再与牛奶混匀即可。早餐随点心一道食用。本方具有补气健脾,提高免疫功能,防癌抗癌等功效。适用于鼻咽癌等癌症手术后体质虚弱,免疫功能低下的调养。

(2)香菇牛肉粥:香菇100克,牛肉100克,粳米100克,葱花 10 克,生姜末 5 克,食盐 5 克,味精 2 克。将牛肉煮熟切成薄片,与洗净的香菇、粳米一同入锅,加水煮粥,半熟时调入葱、生姜、食盐、味精,继续煮至粥成。早晚分食。本方有和胃调中,理气止痛,防癌抗癌等功效。适用于胃癌,食管癌等多种癌症的防治及急性胃炎的调养。

(3)香菇素包:水发香菇 150 克,水发黑木耳 100 克,油面筋 50 克,青菜 300 克,精面粉 500 克,味精、植物油、麻油、食盐、鲜酵母各适量。将香菇、黑木耳、油面筋洗净后均切成细粒;青菜洗净后,在沸水锅里烫熟,捞出用冷水漂凉,切成细粒,挤干水;炒锅烧热,放油烧至六成热,下香菇、油面筋、黑木耳、食盐,煸炒至熟,起锅时加入青菜粒、味精拌匀,淋上麻油,即成馅料。将精面粉 50 克加鲜酵母用温水捏散,调成糊状,倒入面粉中,再加进温水适量,拌匀揉透,揉至面团光滑,不沾手,不沾案板,盖上布,静置 2 小时使其发酵,见面团中起均匀小孔,面团胀发膨松时做成圆皮包子坯。在包子坯中心放上馅料,捏拢收口,放入蒸笼静置 15 分钟左右,再放到大火沸水锅上蒸 10 分钟即成。当主食食用。本方有健胃养胃,祛脂减肥,防癌抗癌功效。适用于胃癌、食管癌等多种癌症的防治及单纯性肥胖症、高脂血症、慢性胃炎等的调养。

(4)香菇黄瓜面:面条 100 克,香菇 1 个,嫩黄瓜 20 克,绿豆芽 10 克,食盐、味精、麻油各适量。将香菇泡发,切丝;嫩黄瓜切薄片。煮锅加水,下香菇,烧沸,再放入面条、嫩黄瓜、绿豆芽、食盐、味精,待面条煮熟后淋入麻油即可。当主食食用。本方有滋阴清热,降脂减肥,防癌抗癌等功效。适用于胃癌、食管癌等多种癌症的防治及单纯性肥胖症、高脂血症、慢性胃炎等的调养。

（5）香菇豆腐圆：水发香菇100克，嫩豆腐250克，绿叶菜50克，清汤、食盐、生姜汁、黄酒、干淀粉、湿淀粉、味精、植物油各适量。先将香菇洗净后去蒂，挤去水分备用；绿叶菜洗净后沥去水分，切末备用；把豆腐上层破皮去掉，放在铜丝箩内擦滤后放入碗内，加食盐、味精、生姜汁、湿淀粉调匀；香菇放另一碗内，加食盐、生姜汁、黄酒、清汤、植物油，盖上盖，入笼蒸10分钟后出笼，挤去水分，菇面朝下，平放在盘内，撒上干淀粉；将调匀的豆腐抓起以虎口挤成小圆球，逐个放在香菇上，再用刀尖拍平，上面放绿叶菜末，用手按实，分排放盘中，再上笼蒸熟后取出；炒锅上中火，放入清汤、食盐、味精，用湿淀粉勾芡，淋上植物油，浇在香菇上即成。佐餐食用。本方有补益精血，增加钙质，防癌抗癌功效。适用于胃癌、食管癌等多种癌症的防治及骨质疏松的调养。

（6）香菇肉丁羹：水发香菇、猪瘦肉150克，青菜叶30克，鸡蛋（取清）4个，葱、姜、食盐、黄酒、味精、胡椒粉、植物油、麻油、湿淀粉、鲜汤各适量。香菇洗净后去根蒂，挤干水分，切成小丁；青菜叶洗净，切碎；猪瘦肉洗净，切丁。炒锅上火，放油烧热，下葱、姜煸香，倒入香菇、肉丁、青菜叶翻炒片刻，随后放入鲜汤、黄酒、食盐、味精，烧沸，下鸡蛋清搅匀，最后以湿淀粉勾稀芡，待汤浓稠时即可出锅装碗，淋入麻油即成。佐餐食用。本方有滋阴补钙，防癌抗癌等功效。适用于胃癌、食管癌等多种癌症的防治及骨质疏松症的调养。

二十七、"素中之荤"——黑木耳

黑木耳为木耳科植物木耳的子实体,又名木木需、黑菜、木耳、云耳等。寄生于阴湿、腐朽的树干上。木耳形如人耳,其色黑褐故得名。我国分布广泛,主产于四川、云南、福建、江苏等地,现各地均有栽培。以干燥、朵大肉厚、无树皮、泥沙等杂质为佳。春耳优于秋耳。

1. 黑木耳的营养价值

黑木耳素有"素中之荤"的美名,营养价值很高,它含有丰富的蛋白质、碳水化合物、铁、钙、磷,还含少量脂肪、粗纤维、钾、钠和维生素 B_1、维生素 B_2、维生素 C,胡萝卜素等多种人体所必需的营养成分。所含糖中有甘露聚糖、甘露糖、葡萄糖、木糖、戊糖、甲基戊糖等。磷脂为卵磷脂、脑磷脂及鞘磷脂等。黑木耳所含的胶质也是一种滋补品。

中医学认为,黑木耳中的一类核酸物质可显著降低血中胆固醇的含量。黑木耳中胶质的吸附力强,可将残留在人体消化系统内的灰尘杂质等吸附集中起来,排出体外,从而可以清胃涤肠;还能吸附细小的纤维性粉尘,是矿山、冶金、理发、纺织等行业从业人员理想的保健食物。经常食用黑木耳还可抑制血小板凝集,对冠心病和心、脑血管病患者颇为有益。

2. 黑木耳的防癌抗癌作用

近年来,有关黑木耳防癌抗癌的研究日益深入。

（1）黑木耳含木耳多糖（AP），这是一种从木耳子实体中分离得到的酸性黏多糖。现已证实它有抗肿瘤作用，可提高人体的免疫力，起到预防癌症的效果。

（2）周氏通过小白鼠动物实验证实，黑木耳多糖有抗突变及抗癌作用。

（3）日本学者涌井袈裟报道，木耳水提取物对瑞士小鼠癌细胞有抑制作用。

（4）有学者研究发现，木耳提取物对带瘤小鼠的腹腔巨噬细胞有激活作用，且能增强其吞噬功能，从而提高了带瘤小鼠的免疫力。

（5）据美国科学家实验证明，木耳所含的抑制血小板聚集的水溶性低分子物质可影响凝血过程，而癌症的病因病机之一是癌症病人血循环处于高凝状态，癌细胞周围有大量纤维蛋白聚集，从而有利于癌症患者的康复。

（6）黑木耳中含有较多的粗纤维及胶质，可清涤胃肠，促使排便，有利于防止结肠癌等癌症。

3. 黑木耳防癌抗癌食疗验方

（1）黑木耳红枣红糖饮：黑木耳30克，红枣、红糖各20克。上料加水煎汤服用。早晚分服。本方有防癌抗癌，凉血止血，和血养血，益气润肺功效。适用于宫颈癌、肠癌等癌症的防治及月经过多的调养。

（2）木耳粥：水发木耳50克，粳米100克，红枣5个，冰糖适量。将木耳洗净，切碎备用；红枣洗净，去核。锅中加水，先将粳米、红枣同煮，待煮至五成熟时，加入木耳、冰糖，同煮成粥。早晚餐食用。本方有防癌抗癌，润肺解毒，生津滋阴、养胃功效。适用于宫颈癌、肠癌等癌症的防治及虚劳咳嗽、慢性便血、痔疮出血等的调养。

（3）黑木耳豆面饼：黑木耳 30 克，黄豆 200 克，红枣 200 克，面粉 250 克。黑木耳洗净，加水泡发，用小火煮熟烂，备用；黄豆炒熟，磨成粉备用；红枣洗净，加水泡胀后，置于锅内，加水适量，用大火煮沸后转用小火炖至熟烂，用筷子剔除皮、核，备用。将红枣糊、黑木耳羹、黄豆粉一并与面粉和匀，制成饼，在平底锅上烙熟即成。当主食食用。本方有防癌抗癌，健胃养胃，祛脂减肥功效。适用于子宫癌、肠癌等癌症的防治及单纯性肥胖症、慢性胃炎、高脂血症等的调养。

（4）黑木耳豆腐丸子：豆腐 300 克，水发黑木耳、淀粉、精白面粉、水发黄花菜、水发玉兰片、胡萝卜各 50 克，绿叶菜 25 克，食盐、葱花、生姜末、味精、胡椒粉、植物油、麻油、素鲜汤各适量。将黑木耳、玉兰片、黄花菜、绿叶菜、胡萝卜分别择洗干净，切成长 1 厘米的细丝，拌匀，平摆在大平盘内。豆腐碾成细泥状，加淀粉、精白面粉、葱花、生姜末、味精、食盐、胡椒粉、植物油做成馅，用手捏成小丸子，滚上以上丝料，放在另一个平盘内，上笼蒸熟，取出后装处大碗内，炒锅上大火，放油烧热，下葱花、生姜末炸香，放入素鲜汤、食盐、味精、胡椒粉，用湿淀粉勾芡，淋上麻油，浇在丸子上即成。佐餐食用。本方有防癌抗癌，补气养血，祛脂减肥等功效。适用于子宫癌、肠癌等癌症的防治及肥胖症、体质虚弱、贫血、高脂血症等的调养。

（5）黑木耳豆枣羹：黑木耳 30 克，黄豆 50 克，红枣 15 枚，山楂片、湿淀粉各适量。将黑木耳用偏凉的温水泡发，撕成朵瓣,洗净备用。黄豆、红枣分别洗净,放入砂锅,加水适量,大火煮沸后,改用小火煨煮 1.5 小时,待黄豆熟烂,加入黑木耳及山楂片,继续煨煮至黄豆、黑木耳酥烂,用湿淀粉勾芡成羹。早晚分食。本方有防癌抗癌,补益肝肾,温脾补血功效。适用于子宫癌、肠癌等癌症的防治及血小板减少性紫癜的调养。

(6)什锦黑木耳鸡汤:鸡块 200 克,水发玉兰片、水发黑木耳、胡萝卜、白菜叶各 50 克,海米 20 克,食盐、味精、麻油、葱、生姜各适量。将鸡块洗净;海米洗净,泡发;水发玉兰片洗净,切成片;水发黑木耳、白菜叶分别洗净,切片;胡萝卜洗净,切丁;葱、姜均洗净,切成细末。锅内放入鸡块、海米,加适量水煮沸,放玉兰片、胡萝卜丁、黑木耳,煮熟后下白菜叶片,最后放食盐、葱、姜、味精,淋麻油,起锅即成。佐餐食用。本方有防癌抗癌,补气养血,强身延年功效。适用于子宫癌、肠癌等癌症的防治及体质虚弱、正气不足、抗病能力下降、早衰等的调养。

二十八、滋补抗癌妙品——银耳

银耳为银耳科植物银耳的子实体,又称银耳、白木子、雪耳等,是一种珍贵的胶质食用菌。因其附木而生,色白如银,状似人耳而得名。野生银耳产量极低,我国从 1911 年才开始人工栽培银耳,起始用段木栽培,现在已能用棉子壳栽培。市场上供应的银耳皆为干制品。银耳呈纯白色半透明,由数枚波曲的耳片组成,其状如菊花,似牡丹,干品呈角质状,又脆又硬,体积缩小,颜色米黄。干品浸泡后吸足水分又恢复原状,质地柔软平滑,色泽洁白似玉。以干燥、白色、朵大、嫩、体轻、有光泽、胶质厚者为上品。我国于1832年就有记载通江银耳,至今已有140多年历史。其实在古医书《名医别录》上早已有白木耳记载,说明古代早已食用银耳了。它确是一种富含营养的食用菌,也是一味名贵补益妙品。

1. 银耳的营养价值

银耳营养丰富,它含有丰富的蛋白质、碳水化合物,也含有一定量脂肪,还含有一定量的矿物质如钙、磷、铁、镁、钾、钠等,以及维生素 B_1、维生素 B_2、烟酸、粗纤维、灰分等;特别是还含有多种氨基酸、磷脂和肝糖原。银耳还以其独特胶性作为调制多种美味食品的赋形剂,有利于机体摄入更多营养素。

中医学认为,银耳性平,味甘、淡。有滋阴润肺、益胃生津、补脑强心、恢复肌肉疲劳之功效,可治虚劳咳嗽、痰中带血、虚热口渴等症。对老年慢性支气管炎、肺结核、肺源性心脏病等均有一定疗效;并可增强肝脏解毒能力,对肝有保护功效;还能提高人体对原子辐射的防护能力。它所含的胶质可增加血液的黏度,防止出血,尤其是银耳中含有的一种酸性异多酚,有扶正固本,增强人体抗病延寿之功效。

2. 银耳的防癌抗癌作用

银耳的防癌抗癌作用,已引起人们的重视。

(1)银耳中所含的有效抗癌成分为酸性的银耳多糖,其中多糖(A、B、C)对小鼠肉瘤 S_{180} 有较强的抑制作用。银耳多糖抗癌机制不同于细胞毒类药物的直接杀伤作用,而是通过提高机体免疫功能,起到间接抑制肿瘤生长的作用。多糖 A 具有一定的抗放射作用,对钴-60、γ 射线所致放射线损伤有保护作用。经常以银耳 10 克,水发后加冰糖适量炖服,既可预防癌症,又可对肿瘤患者放疗或化疗后引起的口干咽燥、津液亏损等症有辅助治疗作用。

(2)银耳可增强人体的免疫力,调动淋巴细胞,加强白细胞的吞噬能力,兴奋骨髓造血功能,控制恶性肿瘤。大量的实验也已经证实,从银耳中提取的多糖类物质对小鼠肉瘤 S_{180} 有抑制作用,在体外实验能使正常人淋巴细胞转化,其活性类似选择素;体内实验表明能提高白血病患者淋巴细胞转化率,不仅能激发 B 细胞转化,还具有激发 T 细胞的功能,是不可多得的免疫增强剂。

(3)银耳能兴奋骨髓造血功能,所含的铁可被机体吸收制造血红蛋白;能提高肝脏的解毒能力,起保肝作用;对人体因放射性治疗和化学药物治疗引起的白细胞减少症等有一定的治疗效果。银耳对放、化疗引起的造血系统的不良反应有良好的治疗作用,对不良反应出现阴虚证候者尤为适宜。

银耳若有霉味,说明已经受潮,发霉变质。轻度霉的银耳应经晾晒并除去发霉部分,仍可食用。严重发霉变质的,不宜再供食用。银耳具有焦味,多因鲜银耳在加工脱水时烘干过火所致,虽可食用,但品质、风味均较差。银耳本身应无味道,选购时可取少许试尝,如对舌有刺激或辣的感觉,就证明这种银耳是用硫黄熏制的,不宜购买。

3. 银耳防癌抗癌食疗验方

（1）银耳豆浆：银耳 20 克，豆浆 500 毫升，鸡蛋 1 个。将银耳用清水泡发；鸡蛋打破入碗中，用筷子搅匀，待用。煮豆浆时将泡发好的银耳放入，豆浆煮几沸以后，打入搅匀的蛋液，蛋熟后即成。随早餐饮用。本方有防癌抗癌，滋阴补气，降脂减肥功效。适用于肝癌、白血病等多种癌症的防治及癌症放化疗不良反应及高脂血症、脂肪肝等的调养。

（2）银耳红枣粥：银耳 10 克，红枣 5 枚，粳米 100 克。银耳用冷水泡发，并洗净。将粳米、红枣淘洗干净，加水煮粥，煮至半熟时加入发好的银耳，同煮至粥烂熟即成。日服 1 剂。温热食用。本方有防癌抗癌，滋阴润肺，养胃生津，益气止血，补脑强心功效。适用于多种癌症的防治及癌症放化疗不良反应及痔疮出血等的调养。

（3）银耳炖豆腐：银耳 50 克，嫩豆腐 250 克，香菜叶 10 克，食盐、麻油、湿淀粉、鲜汤各适量。将银耳用温水泡发，去杂，洗净，放在沸水锅中烫透，捞出后均匀地摆放在盘中。嫩豆腐压碎成泥，加入食盐、淀粉搅成糊状，装入碗中，上面撒上香菜叶，上笼蒸 5 分钟左右，取出均匀地摆在装银耳的盘子里。锅中加入鲜汤、食盐，用湿淀粉勾芡，再淋入麻油，浇在银耳上即成。佐餐食用。本方有防癌抗癌，滋阴清热，美容减肥等功效。适用于多种癌症的防治，以及癌症放化疗不良反应及单纯性肥胖症、免疫功能低下、早衰、便秘等的调养。

（4）番茄银耳羹：番茄 250 克，银耳 50 克，冰糖适量。将银耳用水泡发，洗净，然后放入砂锅中，加水熬至浓稠；番茄洗净,去皮,切碎捣烂,放入银耳羹中,加白糖调味即成。佐餐食用。本方有防癌抗癌,滋阴降火,嫩肤养颜功效。适用于多种癌症的防治,以及癌症放化疗不良反应及高血压、眼底出血、热性病发热、口干渴、食欲缺乏等的调养。

（5）银耳炖鸡汤：银耳12克,鸡汤1 500毫升,食盐、黄酒、胡椒粉各适量。银耳用温水泡发,洗净,去黄根。把鸡汤倒入无油腻的锅中,加入食盐、黄酒、胡椒粉烧沸,再加入泡发的银耳炖成浓汤,待银耳发软后即可。饭前空腹趁温热食银耳、喝汤。可常食。本方有防癌抗癌,润肺和胃,补虚强身功效。适用于多种癌症的防治及癌症放化疗不良反应及喉癌手术后或放疗后咽干口渴者的调养。

（6）银耳桂圆羹：银耳30克,先浸透,然后洗去杂质,加桂圆15克,水500毫升及适量糖,以文火煨烂分次服用,时时服食。本方有防癌抗癌,益心肺,补气血,补养脾胃,安定心神功效。适用于癌症的防治及放化疗及手术后气血两虚及虚劳咳嗽、虚烦失眠等症的调养。

二十九、抗癌"仙草"——灵芝

灵芝是担子菌纲多孔菌科灵芝属的真菌,常用其子实体,是一种个体较大的高等药用真菌,为药食两用之品。它生长在热带、亚热带及温带的阔叶树根上。目前,我国药用的灵芝有赤芝、松杉树芝、紫芝等。灵芝为肾脏形或半圆形,罕见圆形,表面赤褐色、赤紫色或棕褐色,具有漆状光泽,下面为黄白色,有细密孔眼,菌柄侧生,呈紫褐色至黑色,有漆状光泽。内心颇坚韧。体轻、气味淡。以体大、完整、色紫赤、有漆状光泽者为佳。灵芝广泛分布于我国南北各地,四季均可采集。在热带能寄生于茶、竹、油棕和可可等植物上,引起根腐。在清代,我国已开始人工栽培灵芝,近代已用人工发酵法大量培植灵芝,且在人工培养中多用其菌丝及发酵液。

灵芝,古代称为"瑞草",是我国医药宝库中药用价值极高的珍品,素有"仙草、救命草、长寿草"之美称,我国民间将其作为药物已有2000多年历史。在我国古代,民间广泛流传着有关灵芝能使人长生不老的神话。秦始皇为了能长命百岁,曾指派徐福带人上蓬莱仙岛,为的就是采摘传说中的"仙草"——灵芝。神话故事《白蛇传》里有一折脍炙人口的戏叫"盗仙草",说的是白娘子(白蛇的化身)吃了雄黄酒,显露了蛇形,把许仙吓得昏迷不醒,白娘子酒醒后十分懊悔。后来她听说只有仙草才能使许仙起死回生,于是历尽艰辛,终于得到南极仙翁培育的灵芝,煎汤给许仙灌下没多久,许仙竟奇迹般地复活了。因此,民间把灵芝比作还魂草。野生的灵芝一般多分布在高山深壑、密林丛生处,通常难以寻觅。所以,古代小说、戏剧中常把灵芝描写成一般凡夫俗子找不到或者可望而不可即的,似乎只有得到神仙的帮助和指点才能有幸采到。所以,灵芝在古人眼里便成了一种仙草。

1. 灵芝的营养价值

灵芝含有多种氨基酸、蛋白质、生物碱、香豆精、甾类、三萜类、挥发油、树脂及碳水化合物、维生素 B_2、维生素 C、内脂、酶类、硬脂酸、延胡索酸、树脂、苯甲酸等。

灵芝味甘、性平，具有养心安神、益气补血、健脾养胃、止咳祛痰等功效。适用于失眠、冠心病、心律失常、高血压、慢性支气管炎、慢性肝炎、肾炎、哮喘、白细胞减少症、风湿性关节炎、过敏性鼻炎、糖尿病、溃疡病、体质虚弱、消化不良等病症。

近代研究发现，灵芝能调节神经系统功能，增加冠状动脉血流量，加强心肌收缩能力，降低血压、血脂，促进血红蛋白的合成，保护肝细胞，提高机体的免疫功能。灵芝所含的多糖、肽类、三萜类及酶类等多种成分，对血压有双向调节作用；灵芝可预防血管功能障碍、脑血栓、心肌梗死。灵芝浸提液在肝脏中影响血管紧张素的生成，维持血压稳定且无害，是平常人可安全使用的降压剂，灵芝能促进血红蛋白的合成，保护肝细胞，可治疗贫血、慢性肝炎。灵芝能改善皮肤血液供应，营养肌肤、毛发，所以有润肤益颜、乌发及抗皮肤衰老等作用。

2. 灵芝的防癌抗癌作用

有关灵芝的防癌抗癌实验研究与临床应用已十分深入。

（1）1977年，日本学者从灵芝中提取的4种多糖腹腔注射对小鼠肉瘤 S_{180} 有抗肿瘤活性，给药的半数动物接种的肿瘤全部消失，肿瘤的抑制率达83.9％，并提出灵芝的抗肿瘤活性成分似为少量蛋白质的多糖。以上类似报道尚有数十篇，均证实灵芝有良好的抗癌作用。

（2）2000年，张氏等学者采用血清药理学方法与细胞分子生物学技术相结合的方式研究了灵芝的抗肿瘤作用及机制,证实灵芝及其有效成分灵芝多糖类在体内具有抗癌作用,又有明显的免疫增强作用,所以推测灵芝的抗癌作用是通过免疫增强作用实现的。

(3)有学者采用灵芝多糖 D,具有免疫促进作用,可增强小鼠的吞噬功能,提高机体对恶劣环境的抵抗力和缺氧耐受性,抑制癌细胞的增殖。最近发现,灵芝粘多糖 D_6 能促进蛋白质合成,改善造血功能,诱导细胞色素 P450 等,调节细胞代谢。这可能是灵芝扶正固本作用机制之一。

(4)1993 年,雷氏等学者研究证实,灵芝与抗癌药联合应用时,除有增强抗癌药物疗效的作用外,尚有拮抗抗癌药的免疫抑制作用,有助于减少抗癌化学药物的毒性与不良反应。

(5)据临床报道,灵芝与化学药物或放射治疗合用时,灵芝制剂对胃癌、食管癌、肺癌、肝癌、结肠癌、膀胱癌、肾癌、前列腺癌、卵巢癌、子宫癌等恶性肿瘤有一定的辅助治疗效果,其疗效特点如下:提高肿瘤患者对化学治疗和放射治疗的耐受性,减轻化学治疗和放射治疗引起的白细胞减少、食欲减退等不良反应;改善肿瘤患者的恶病质,使体质增强;提高肿瘤患者的免疫功能,增强机体的抗肿瘤免疫力。笔者查阅类似的临床报道资料不下百余篇。

目前,市场上各地各厂家生产的灵芝药品、保健品层出不穷,品种繁多。不少品种是采取灵芝孢子破壁和低温萃取技术。按生产质量管理规范(GMP)生产,应该是安全有效的,购买时请选好厂家与品牌。

3. 灵芝防癌抗癌食疗验方

(1)灵芝红枣茶:灵芝 15 克,红枣 50 克,蜂蜜 5 克。将灵芝、红枣洗净,放入锅中,加清水适量,煎煮取汁,加清水适量再煎煮取汁。将 2 次所取药汁倒入锅中,加入蜂蜜,再煮沸片刻即成。经常饮用。本方有益气补虚,防癌抗癌等功效。适用于防治卵巢癌等多种癌症。

(2)灵芝花生粥:灵芝 20 克,花生仁 50 克,粳米 100 克,食盐适量。灵芝用清水洗净,切成小块;花生仁、粳米洗净。锅内加清水 1 000 毫升,下粳米、灵芝、花生仁,大火烧沸,小火煮烂,表面浮现粥油时,下食盐调味即成。当主食食用,每日 1 剂。本方有防癌抗癌,补肺肾,止咳喘功效。适用于多种癌症的防治及肺肾虚亏、气血不足之咳喘等的调养。

(3)灵芝炖鸡:鸡 1 只(重约 2 000 克),灵芝 30 克,生姜、葱各 15 克,食盐 3 克,黄酒 25 毫升,胡椒粉 3 克。将灵芝洗净;生姜洗净,切成厚片;葱洗净,切成长段;鸡宰杀后去净毛桩、内脏及脚爪,洗净,入沸水烫透去血水,捞出。将鸡脯朝上放入蒸钵内,加入灵芝、姜、葱、食盐、黄酒、胡椒粉,注入清水 500 毫升,用湿绵纸封严钵口,上笼大火蒸约 3 小时至鸡肉熟烂,取出蒸钵揭去绵纸即成。佐餐服食。本方有防癌抗癌,温补脾胃功效。适用于多种癌症的防治及脾胃气虚、饮食减少、消化不良等的调养。

(4)灵芝猪肝:灵芝 15 克,黑木耳 5 克,猪肝 250 克,净青菜 100 克,食盐、白糖、黄酒、湿淀粉、植物油、酱油、葱花、生姜末、蒜蓉、味精、鲜汤各适量。将灵芝洗净,切成片,加适量的清水,用中火煎熬 50 分钟,滤取汁液 2 次,将 2 次汁液合并;黑木耳用温水浸发;青菜洗净,切成段;猪肝洗净,切成片,用食盐、白糖、黄酒拌匀,加湿淀粉,再加少量植物油拌一下;用酱油、白糖、湿淀粉、黄酒、葱花、生姜末、蒜蓉、味精与鲜汤兑成调味汁。炒锅上火,放油烧至八成热,放入猪肝、黑木耳,用手勺推动,待猪肝散开时,加入灵芝汁及嫩青菜,翻炒片刻,将兑好的调味汁搅匀倒入,待汁烧沸再翻炒几下即成。佐餐食用。本方有防癌抗癌,补心养肝,养血安神功效。适用于多种癌症的防治及贫血、心律失常、两目干涩、肢体麻木、身体衰弱等病症的调养。

(5)灵芝猪排骨汤:灵芝粉 10 克,猪排骨 400 克,植物油、食盐、味精、米酒、葱花各适量。将排骨洗净,砍成块,放入锅中,加植物油炒片刻,加入米酒翻炒后,加水适量煮汤,汤沸后加灵芝粉,用小火煮 20 分钟,再放植物油、食盐、葱花调味即成。每日 1 剂,1 次食完,连食 5～7 日。本方有健脾养血,解毒抗癌功效。适用于乳腺癌病人手术后或放疗化疗中的调养。

(6)灵芝牛蹄筋汤:牛蹄筋 100 克,灵芝 15 克,黄精 15 克,鸡血藤 15 克,黄芪 20 克,食盐适量。将牛蹄筋洗净,切片。灵芝、黄精、鸡血藤、黄芪洗净入布袋,与牛蹄筋一同放入砂锅中,加水适量,用旺火煮沸 15 分钟,再用小火煎炖约 1 小时,加入食盐调味即成。佐餐食用。本方有防癌抗癌,补精养髓,强筋健骨功效。适用于多种癌症的防治及骨质疏松症等的调养。

三十、"海中蔬菜"——海带

海带,又称大叶藻、海草,中药名为昆布,为海带科二年生水生植物大叶藻、海带及翅藻科植物鹅掌菜等的叶状体。生长在海水中,柔韧而长,有的如带子,所以有许多名称。主产于山东、辽宁、浙江沿海等地近海。每年夏、秋两季从海中捞出,晒干。若再加工,则应拣出杂质,用水漂净,捞出稍晾,切成宽丝,阴干。海带是一种大型食用藻类,不但可作食用,而且有很高的药用价值。海带味咸、性寒,功能软坚散结,清热利水,其药用历史在我国已有2 000多年。海带貌不惊人,由于其特殊的食药价值,被人们美誉为"海中蔬菜、长寿菜、含碘冠军"等。

1. 海带的营养价值

海带营养非常丰富,含有大量粗纤维和多糖类成分,还含有多种有机物和碘、钙、磷、铁、钴、氟、钾、锌等矿物质(微量元素),还含有维生素A、维生素B_1、维生素B_2、维生素D、胡萝卜素、烟酸,它所含的蛋白质中包括有18种氨基酸。海带所含多糖类成分中有藻胶酸、昆布素、甘露醇,以及岩藻甾醇、黑麦草内酯、戊聚糖、半乳糖、半乳糖醛酸、阿拉伯糖、木糖、O-甲基苛木糖、洋芫荽糖等。海带中碘、钙、铁的含量都非常之高,每100克海带含碘量竟高达24毫克,而一般成人每日有0.15毫克左右即可满足需要,高出孕妇每日需要量150倍以上。海带所含的碘来自于海水,可它的含量竟比海水高10万倍;对儿童、妇女和老年人及癌症患者具有重要

317

意义的钙、铁含量也颇为惊人，每 100 克海带含钙量约 1 177 毫克，含铁量约 150 毫克。海带的食用方法很多，无论是凉拌、素炒，还是煨汤，烹饪入馔，均各具特色，无不令人叫绝，受到人们的分外喜爱。

2. 海带的防癌抗癌作用

海带在药用历史上，为我国传统的治疗肿块病的良药。历代医家均喜用海带治疗"噎膈""瘿瘤结核""瘿坚如石者"一类病症，从这些病症的症状，体征分析，与近代临床甲状腺肿瘤、甲状腺癌相一致；提及的"噎膈"，包括了临床病症食管癌、贲门癌及胃癌等。海带具有防癌抗癌作用，已为现代科学研究与动物药理实验进一步肯定和证实。

（1）有报道，日本科学家最近发现海带和裙带菜等褐藻类植物中含有一种能诱导癌细胞"自杀"的"U-岩藻多糖类物质"，可提炼至很高纯度，在培养的骨髓性白血病细胞和胃癌细胞中注入微量 U-岩藻多糖类物质后，细胞内的染色体就会以自身拥有的酶将其分解，二三日之后癌细胞就自行消灭，而正常细胞则几乎不受伤害。

（2）20 世纪 70 年代末，日本发现海带热水提取物有明显抗肿瘤活性，对癌症的抑制率达 94.8%。

（3）医学研究发现，海带等藻类植物内因含有微量元素碘，对预防乳腺癌很有效。

（4）抗癌药理实验表明，长叶昆布对患有同种同系的淋巴细胞白血病 L-1210 的小鼠有延长生命的效果，其生命延长率为 125%；进一步分离的有效部分，其延长生命率达 141%；长叶昆布的分离物对 Meth-A 瘤、β-16 黑色素瘤、肉

瘤 S_{180} 也均有显著效果。

(5)日本教授山本一郎通过对移植癌细胞的实验鼠进行抑瘤实验,发现海产的昆布和其他藻类有抑癌作用,特别是对大肠癌有效,且经过化学分析,确定其有效成分是多糖(碳水化合物)。同时,他利用二甲基肼(DMH)化学诱发剂对小白鼠进行的大肠癌诱发实验表明,实验组的诱发率为43%,对照组的诱发率为78%。日本教授两泽一俊进一步指出,海带及其他藻类抗癌作用的有效成分可能是岩藻多糖。

(6)最近科学家发现,海带中的钙具有防止血液酸化作用,而血液酸化正是导致癌变的因素之一。

(7)临床研究也表明,以海带、海藻为主药的"化癌丹"煎剂,对艾氏腹水癌有抑制其发展的作用,并明显提高患癌小鼠的脾脏重量,提示有提高并增强免疫功能的作用。

(8)最近,我国广西肿瘤研究所对海带进行抗诱变的研究表明,海带有抑制突变作用,提示用海带预防人类癌症会有一定价值。

在临床上,海带被推荐为多种癌症患者常用的药膳食疗,或汤或粥,或茶或羹,充分发挥着防治肿瘤积极有效的作用。

(9)国内有学者报告,对甲状腺癌、肺癌、乳腺癌、恶性淋巴肿瘤、消化道恶性肿瘤及妇科肿瘤等患者在服用中药治疗的同时,佐以海带等药膳食疗,收到了相得益彰的效果,对控制肿瘤生长,甚至缩小、消散肿块具有一定的疗效。他们还报告了走访一位腮腺混合瘤患者的实例,混合瘤肿块有 5 厘米×5 厘米大小，未手术，也没有服用西药，仅常食海带，平均每天 15 克左右，连服 6 个月，竟获肿块逐渐缩小，最终消失的不可思议的疗效。

(10)据《台湾民间食品》一书介绍，台湾把海带汤作为防癌食品已有多年的历史，具体做法是，将白萝卜 100 克去皮，切成条形；将大头菜 100 克切成块状；海带 50 克切成细丝状，与白萝卜、大头菜同入锅内，加食盐、清水煮汤，加少许醋、胡椒、酒、酱油各适量调味即成。此汤有防治甲状腺肿瘤的作用。

(11)日本人食用海带历史悠久，而且相当普遍。长期在餐饮中食用海带及配用海带的菜肴，给民众带来了实际的防癌保健效果。日本妇女乳腺癌的发病率很低，绝经前妇女患病率是美国的 1/3，绝经后妇女患病率是美国的 1/9。这足以说明应用海带药膳食疗有何等重要。

海带以其味道鲜美，取材方便，药用价值高，而深为广大群众所青睐。目前在我国和日本，新增了许多以海带为主料制成的食品。值得一提的是兴起的海带方便食品，高度保持了海带的抗癌成分，食用时只需放入 70℃～80℃温热水中泡 3 分钟即可，味美可口，软硬适中，清爽润滑，具有很浓的海带风味。而且携带方便，使用简单，也可添加在菜肴之中，是很值得推广开来的。

中医学认为，这类海产物皆性寒而滑，脾胃虚寒而便溏不实者不宜服用。现代科学研究提示，长期多量食用海带，可造成摄碘过多，会发生"高碘甲状腺肿"。同时，未经处理的海带含砷量较高，摄入过多可引起急、慢性中毒。因此，在食用海带（或大叶藻、鹅掌菜、裙带菜等）之前，须先将海带在水中浸泡 24 小时左右，且应勤换水。这样，海带中的砷及砷化物就可自然溶解于水中而清除掉，能达到食用安全的水平，尽可放心地使用。

3. 海带防癌抗癌食疗验方

（1）海带粉：干海带 1 000 克。将海带洗净，放入清水中浸泡 24 小时，换水 3～5 次，取出后晒干或低温烘干，研成细粉，装瓶，贮存于冰箱备用。每日 2 次，每次 10 克，温开水送服，连服 1～3 个月。本方有清热利水，散结抗癌功效。适用于甲状腺癌及各类癌症作抗癌食疗冲剂，坚持服食，有辅助治疗作用。

（2）海带粥：海带 50 克，粳米 100 克。海带以清水浸泡 24 小时，换水 3～5 次，洗净后，切碎（或剁成海带糜）。将粳米淘洗后，入锅，加水适量，煨煮成稠粥，粥成时调入切碎的海带（或海带糜），加植物油、食盐、味精等作料，拌匀后继续煨煮至沸即成。每日早、晚餐温热服食。本方有软坚散结，消痰利水，抗肿瘤功效。适用于甲状腺癌、胃癌、大肠癌、乳腺癌等患者作抗癌粥疗，常食本粥有辅助治疗作用。

（3）海带芡粉糊：海带 500 克，芡粉 1 000 克。将海带以清水浸泡，24 小时后将海带斑点及沙质洗净，洗时勿重擦，切段，晒干或低温烘干，研成细粉，与芡粉混合均匀即成。每日 2 次，每次 25 克，用凉开水在碗内调匀，置沸水锅内，隔水不断搅拌直至糊状，温服。本方有软坚化痰，消肿抗癌功效。适用于胃癌及骨髓性白血病。

（4）海带肉丝冻：海带 150 克，带皮猪肉 150 克，食盐、桂皮、大茴香各适量。将海带泡软,洗净,切成细丝;带皮猪肉洗净,切成小块。海带、猪肉和桂皮、大茴香一同入锅,以小火煨成烂泥状,再加食盐调味,盛入方盘中,晾成冻即成。佐餐食用。本方有滋阴补血,防癌抗癌功效。适用于甲状腺癌等癌症的防治及贫血、眩晕、便秘、产后缺乳等的调养。

(5)海带萝卜汤:海带30克,白萝卜250克。海带用冷水浸泡24小时,可换水数次,洗净后切丝。将白萝卜洗净,连皮及根须切成细条状,与海带丝同入锅中,加水适量,小火煨煮至萝卜条酥烂,加食盐、味精、蒜末(或青蒜段),调匀后淋入麻油即成。佐餐当汤,随量服食。本方有散瘀消肿,软坚顺气,防癌抗癌功效。适用于各期乳腺癌。

(6)海带蟹壳汤:海带60克,螃蟹壳50克,猪瘦肉丝30克,香葱、植物油、食盐各适量。海带泡洗去掉咸味,切成丝状,蟹壳焙干研末,猪瘦肉切丝,然后一起放入锅中煮汤,汤煮沸10分钟入植物油、食盐、香葱调味。喝汤,吃海带和猪瘦肉。本方有软坚散结,祛瘀消积,扶正抗癌功效。适用于淋巴结核、乳腺癌等。

三十一、海洋药食两用抗癌佳品——海藻

海藻,俗称乌菜、海萝等,为马尾藻科植物羊栖菜或海蒿子的全草。在生物学分类中的地位是低等的海洋隐花类植物。我国华东及台湾省的沿海均产,主产于辽宁、山东、浙江、福建、广东等沿海地区。海藻供食用,也做药用。夏、秋两季从海中捞出或割取,用淡水漂洗,去净盐沙杂质,晒

干。海藻多生于浅海水处的岩石上,所以有羊栖菜的美称。历代医家常用本品作为治肿瘤的药物,其历史已有 2 000 多年。

现代研究者也十分倾注于海藻等天然食品。有报道说,1983 年 11 月 1 日,在日本东京召开的"世界天然饮食研讨会"上,美国的沙尤洛教授以生动的事实证明天然饮食可以抗癌和延长寿命。他亲自指导一个患前列腺癌并且已向淋巴、骨髓广泛转移的病人,连续吃了 3 年的海藻、青菜、水果等天然食品,竟根治了肿瘤,获得惊人的效果。这件事给与会科学家们极大的震动。

1. 海藻的营养价值

据现代药理研究,海藻中含有丰富的蛋白质、碳水化合物、脂肪、多种矿物质及各种维生素。在维生素中就含胡萝卜素、维生素 B_1、维生素 B_2、维生素 B_{12}、维生素 C、维生素 E,以及烟酸、叶酸等。此外,海藻中还含有粗纤维、藻胶酸粗蛋白、甘露醇。有资料报道,羊栖菜含藻胶酸 20.8%,粗蛋白质 7.95%,甘露醇 10.25%,灰分 37.19%,钾 12.82%,碘 0.03%;还含有岩藻甾醇、藻胶酸、硫酸酯活性成分。

海藻具有独特的风味和营养价值。海藻可以作为肥胖病人的减肥食品,因为它热能低,而且含有大量纤维素,食用少量后即有饱胀感;海藻还可以作为糖尿病病人的充饥食品,因为它不含糖分。另外,海藻作为高血压、心脏病患者的保健食品,也有极好的保健效果。海藻中含有多种微量元素,如铁、锌、硒、钙等,这些元素都与人的生理活动有着密切联系,其中铁是人体造血功能必不可少的成分,锌有助于儿童的智力发育,钙可以使人的骨骼强健,硒可以防止癌症的产生,增强人体的免疫功能。因此,不管是老年人,还是青年人,食用海藻都能够强身健体、防病治病。

2. 海藻的防癌抗癌作用

海藻不仅营养丰富,能满足人体的特殊需要,其中有相当一部分生物活性物质还具有抗癌作用,这已为实验研究所证实。

(1)日本北里大学教授山本一郎发现,海藻中多糖类对大肠癌有明显的抑制作用。

(2)动物实验研究证实,海蒿子的粗提取物对子宫癌 U14,肉瘤 S_{180} 及淋巴 1 号腹水癌有一定的抑制作用。

(3)海藻同属植物褐藻热水提取物的非透析部分对小鼠皮下移植的肉瘤 S_{180} 抑制率高达 93.7%(采取腹腔给药,连续 10 天)。经分析证明,所含主要成分为多糖,其碳水化合物总含量近 60%。

(4)小鼠口服含海藻的复方("化癌丹")煎剂,对其所患艾氏腹水癌有抑制作用。

(5)流行病学调查资料显示,日本人乳腺癌发病率较低,这与他们饮食中常食海藻有一定关系。

在我国,自古以来一直将海藻作为软坚散结之要药应用于临床,也常配以海带等治疗甲状腺、头颈部、消化道及肺部等处的良性、恶性肿瘤,尤其是治疗甲状腺肿瘤。如古代海藻玉壶汤、四海疏郁丸,皆以海藻为主药。

在近代临床应用中,已相当普遍地使用海藻配伍的组方治疗恶性肿瘤,有的疗效相当满意。有报道,广州中医学院有一治疗食管癌的食疗方,取海藻 5 份,水蛭 1 份,共研为末,每日 2 次,每次 6 克,以黄酒冲服,连服 1～2 个月,据称对食管癌化痰消积,降逆止呕有一定临床疗效。河北省赞皇县医院,以海藻配伍海蛤粉、海螵蛸、昆布各等份,研末,蜂蜜为丸或为片剂,每日 2 次,每次 9 克,温开水送服,治疗甲状腺癌,报道临床治愈 1 例。北京医院眼科曾以海藻、夏枯草、昆布、土茯苓、石韦等水煎服,治愈 1 例眼眶内肿瘤,服药期间,每日 1 剂,共服 223 剂,未用其他任何中西药。国内有学者报告,以海藻、昆布各 15 克,土茯苓 30 克,共煎汤送服小金片(消肿片)4 片,每日 2 次,连续服用 5 天,停 2 天,治疗 1 例转移性甲状腺肿瘤患者,使其带癌生存 3 年以上,以此药膳食疗法治疗 1 例患腮腺癌且术后复发者,使其带癌生存 5 年以上。

应用海藻及海藻类食品来防癌抗癌,是大有益于人体保健和延年益寿的。在日本,把海藻及海藻类食品称之为"长寿食品"。海藻来源丰富,取材方便,价廉物美,在家庭药膳食疗中应用尤为适宜。

3. 海藻防癌抗癌食疗验方

(1)海藻茶:海藻 15 克。将海藻用冷开水轻轻漂洗,收集后入锅,加水浓煎 2 次,每次 30 分钟,合并 2 次煎液,煮至300 毫升,每日 2 次,每次 150 毫升煎液,用温开水冲淡,当茶频饮。本方有软坚散结,消痰抗癌功效。适用于甲状腺肿瘤、胃癌、大肠癌的防治。

(2)海藻酒:海藻 500 克,米酒 1 000 毫升。将海藻洗净,放入磨口瓶中,加米酒,封口,每日振摇 1 次,浸泡 7 天后可开始饮用。每日2次,每次1小盅(约15毫升)。本方有消痰散结,软坚抗癌等功效。适用于甲状腺癌的防治。

(3)海藻薏仁乌梅粥:海藻30克,薏苡仁50克,乌梅10克,粳米100克。将海藻洗净,盛入碗内备用;薏苡仁、乌梅洗净后,与淘净的粳米同入砂锅,加水适量,先用大火煮沸,再改小火煨煮1小时,待薏苡仁熟烂粥稠兑入海藻,搅拌均匀,再煮至沸即成。早晚分食。本方有软坚散结,健脾和胃,解毒抗癌等功效。适用于胃癌、大肠癌、甲状腺癌、肺癌的防治。

(4)海藻红枣粥:干品海藻10克,红枣15枚,粟米100克。将海藻拣去杂质,洗净,浸泡于温开水中,备用。红枣、粟米淘净后,同入砂锅,加水适量,大火煮沸后,改用小火煨煮30分钟,调入海藻及其浸泡汁水,继续煨煮至粟米酥烂即成。早晚分食。本方有防癌抗癌,补虚养血,健脾益气等功效。适用于甲状腺、消化道、肺部及淋巴系统的恶性肿瘤及肝肾阴虚型贫血。

(5)海藻双仁粥:海藻15克,海带15克,甜杏仁10克,薏苡仁60克。将以上前3味加适量水,煎煮药汁,去渣后与洗净的薏苡仁一同熬煮成粥。早晚分食。本方有防癌抗癌,宣肺化痰,消疮等功效。适用于甲状腺、消化道、肺部及淋巴系统的恶性肿瘤及痤疮。

(6)昆布海藻煮黄豆:昆布50克,海藻50克,黄豆250克,食盐适量。以上前3味洗净入锅,加水煎煮至豆烂,加入食盐调味即成。每日2次,连汤吃完。本方有防癌抗癌,清热降压,散结软坚等功效。适用于甲状腺、消化道、肺部及淋巴系统的恶性肿瘤，以及单纯性甲状腺肿大、慢性颈淋巴结炎、颈淋巴结核、高血压、水肿、贫血、淋病等。

三十二、海洋美味抗癌佳品——海龟

海龟，又称绿龟，为龟科动物海龟的肉或全体。海龟科动物玳瑁也多可归入同类代用品。海龟长可达 1 米多，背面褐色或暗绿色，有黄斑，腹面黄色。椎角板 5 块，肋角板每侧 4 块。四肢呈鳍足状，内侧指、趾各有 1 爪，幼体有时具 2 爪。以大叶藻等为食。分布于我国山东、福建、浙江、台湾、广东等地沿海；也产于南太平洋和印度洋。玳瑁与海龟有许多共同之处，唯其性强暴，以龟、虾、海藻为食，产于我国黄海、东海、南海及热带、亚热带沿海。海龟、玳瑁，在我国均列为二类保护动物，人工养殖的海龟肉可供食用。

在西方，海龟菜肴是人们餐桌上的美味珍品，只要有机会皆以饱尝一顿海龟肉为快事。有资料报道，早在 16 世纪前，一些航海探险家们，初尝到鲜嫩可口、新奇异味的海龟肉后都赞叹不已。之后，进一步发现在加勒比海的凯曼岛周围，生活着成千上万只大大小小的海龟。探险家哥伦布在 1503 年将该岛命名为"海龟岛"。随着航海事业的发展，经凯曼岛的轮船越来越多，并由此大量捕抓海龟带到伦敦等地，从而开始了异地尝美味珍品的先河。据说，海龟的祖先是由陆地进入海中的。经过世代交替，海龟仍会遨游万里，每当荷花映日、流萤飞舞、蛙声传鸣的季节，海龟重返故里生儿育女。

1. 海龟的营养价值

海龟的营养丰富,据营养学家们估计,海龟肉含蛋白质在 15% 以上,而脂肪仅为 1% 左右。1 只成熟的海龟可达 300 多千克,一般可以提供 50 千克以上的海龟肉,十分可观。海龟还含有钙、磷、铁、锌、碘等多种矿物质,以及维生素 A、维生素 B_1、维生素 B_2、维生素 D 等活性成分。玳瑁和海龟一样,包括它们的甲壳,都具有较高的药用价值。海龟类是名贵药材,早为我国古代药学家所重视。以海龟龟板制成的龟板胶,是久负盛名的营养滋补佳品。

2. 海龟的防癌抗癌作用

近代医学研究发现,海龟及海龟类制品具有抑制肿瘤的作用,并为动物实验所证实。

(1)有报道,从动物实验资料发现,海龟胆汁对肉瘤 S_{180} 及艾氏实体瘤,均有不同程度的抑制作用。

(2)上海中药二厂等单位研制成功一种能够减轻肿瘤病人症状的药物"海龟胶"。经临床试用表明,海龟胶有很高的营养和药用价值,与其他药物合用治疗原发性肝癌和肝肿瘤,有减轻病人症状,控制病情发展,增强病人体质和延长病人生命的作用。

(3)有的医药单位利用玳瑁制成的玳瑁散,在临床上用以治疗肝癌,也取得了一定疗效。

(4)近年来科学家研究发现,海龟壳中含有能抑制癌细胞生长的活性成分。日本科研人员宣称,软壳海龟粉可使小鼠荷瘤收缩并逐渐消除,认为海龟壳有助于抗癌。

由于喜食海龟者越来越多,海龟在加勒比海已濒临灭绝之境,有的国家已明令严禁捕捉。为开发这一对人类有实用价值的资源,美、英投资者于 1968 年在凯曼岛建立了海龟养殖场。我国也正在大力发展海龟的人工养殖业,无论是对渴求美食的人们,还是对众多的癌症患者来说,这都将是可喜的福音。在我国,海龟被列为二类保护动物,我们反对捕杀野生海龟,食疗应选用养殖场的海龟。

3. 海龟(包括玳瑁等)防癌抗癌食疗验方

(1)海龟壳胶:人工养殖软壳海龟 1 只。海龟宰杀后,取剥下之甲壳(包括其软边),洗净,晒干或低温烘干,研成细末,过细筛,装入 I 号空心胶囊,装入瓶内,加盖,贮存备用。每日 3 次,每次 6 粒(约含海龟壳粉 6 克),米汤送服。30 天为 1 个疗程。本方有滋阴补肾,软坚散结,止血抗癌等功效。适用于肝癌、腹腔肿瘤、胰腺癌、乳腺癌、宫颈癌、恶性淋巴瘤,以及转移性淋巴癌等恶性肿瘤。

(2)海龟板胶:人工养殖软壳海龟 1 只。将海龟宰杀后,剥下之甲壳(包括其软边),洗净,晒干或低温烘干,研成细末,入锅,加水适量,先以大火煮沸,渐改以小火煨煮成胶状,加等量炼蜜熬成膏胶,收胶至滴纸不渗为度,待凉,装入瓷罐,加盖备用。每日 2 次,每次 15 克,温开水送服。本方有解毒清热,散结抗癌等功效。适用于肝癌、胃癌、大肠癌等消化道癌症。

(3)海龟粥:人工养殖海龟肉 100 克,乌梅 10 枚,粳米100 克。鲜海龟肉洗净,切片,剁成肉糜。将粳米淘洗后,与乌梅同入砂锅,加水适量,先以大火煮沸,加料酒、葱段、姜片、海龟肉糜,搅拌均匀,再改以小火煨煮至海龟肉糜烂熟、粥成稠黏状,加食盐、五香粉、味精,拌匀即成。每日早晚餐分食,温热饮服。本方有益气养血,解毒散结,补虚抗癌等功效。适用于癌症体虚,癌症手术后预防肿瘤复发者。

(4)蒜头炖海龟:大蒜头 90 克,乌龟 1 只,红枣 15 枚,植物油、食盐、味精各适量。将大蒜头剥去皮,洗净,压烂成泥。海龟放入沸水中烫死,剁头,去爪,揭甲壳,剖腹去内脏后洗净,将大蒜头、红枣纳入海龟腹中,置入锅中加水炖至龟肉熟烂,再加入植物油、食盐、味精调匀,煮一沸即成。佐餐食用。本方有温脾益胃,补虚抗癌等功效。适用于肺癌等多种癌症及身体虚弱、痢疾、糖尿病等疾病。

(5)百合枣龟汤:百合 50 克,红枣 50 克,龟肉 250 克,黄酒、食盐、酱油、白糖、葱花、姜丝、胡椒粉、植物油各适量。将百合去杂洗净,红枣洗净;龟肉下沸水中焯一下,捞出洗净切块。油锅烧热,放葱、姜煸香,投入龟肉煸炒,加入酱油、黄酒、食盐、白糖煸炒,再加百合、红枣和适量水,大火烧沸后改为小火烧炖,炖至龟肉熟烂入味,用味精、胡椒粉调味,出锅即成。佐餐食用。本方有防癌抗癌,滋阴养血,益心肾,补肺脏等功效。适用于肺癌等多种癌症,以及失眠、心烦、心悸等病症。

(6)海龟玉米须汤:人工养殖海龟肉 150 克,玉米须 30 克,猪瘦肉 90 克。玉米须用水浸待用;海龟杀后去头、爪、内脏,冲洗干净;猪瘦肉原块洗净。锅内放适量清水,用料一起放入,小火煮至肉软熟,调味即可。佐餐食用。本方有防癌抗癌,滋阴清热,润燥除烦等功效。适用于肺癌等多种癌症及前列腺增生、糖尿病等疾病。

三十三、"海洋之虎"——鲨鱼

鲨鱼,别名鲛鱼、鳆鱼、鲛鲨、醋鱼等。为皱唇鲨科动物白斑星鲨、鱼鲨科动物角鲨及其他鲨鱼之合称,是地球上最古老、原始的海鱼之一。鲨鱼种类颇多,全世界有 350 多种,其中大灰鲨属联合国规定的保护动物,在禁捕之列。鲨鱼多栖于近海,以角鲨为例,分布于北太平洋和北大西洋,我国产于东海和黄海。鲨鱼以软体动物、虾、蟹及其他鱼类为食料,卵胎生,远在恐龙出现前 2 亿年即在地球上的海洋中悠游。鲨鱼虽是软骨动物,但其性凶猛,皮有沙,背鳍具硬棘,体能强大,游泳迅速,活动性强,素有"海洋之虎"的名声。角鲨数量较多,为兼捕鱼类。主要供食用,肝可制鱼油,鳍可制鱼翅,且均可入药。近缘种有长吻角鲨和短吻角鲨,无白斑,我国沿海均产。鲨鱼属保护动物,食用应选择人工养殖的 2～4 千克的鲨鱼肉。

我国古代对鲨鱼早有认识,据史书记载,在公元前 210 年 10 月,秦始皇祈盼永生心切,第三次来到山东半岛的成山角,令弓箭手架起连弩,并亲自守候在旁。由于徐福说蓬莱仙岛的海域有大鲛鱼阻碍,无法得到长生草。于是秦始皇决心射杀大鲛。将士们一连陪等了三天三夜,果真射杀了 1 条大鲛鱼。大鲛,就是现在所说的鲨鱼。可是,没有人会想到,历经 2 000 多年后的今天,当时被射杀的大鲛鱼竟然与防癌保健、延年益寿如此紧密地联系在一起。人们把注意力倾注于自然界中能繁衍亿万年的动、植物,对鲨鱼之研究尤为重视。

1. 鲨鱼的营养价值

据近代营养学家测定,鲨鱼肉含蛋白质 21.29%,脂肪 0.66%,矿物质 0.96;其皮含有大量胶体蛋白、黏液质和脂肪;脑和卵巢含脑磷脂、卵磷脂、神经磷脂及胆固醇;鲨鱼翅(鳍)每 500 克含蛋白质 41.8 克,脂肪 1.5 克,灰分 11 克,以及碳水化合物等,其中含钙 730 毫克,磷 970 毫克,铁 76 毫克。鲨鱼全身都是宝,富含多种营养素,尤以蛋白质含量最高,确是滋补妙品。我国古代劳动人民早就认识到鲨鱼的补养功效和药用价值,中医典籍中多有记载。《食疗本草》成书于唐,认为鲨鱼味甘咸、性平,功能补五脏、健脾胃、益气血。明代《本草纲目》中称鲨鱼为鲛鱼,记载有"其肉作鲙补五脏,甚益人。其皮可疗心气鬼疰、吐血等多种恶病"。此处所述病症,相似于现代医学所称的胃癌。

2. 鲨鱼的防癌抗癌作用

鲨鱼具有抗癌作用,已为现代医学研究所证实,动物药理实验进一步肯定了这一点。

(1)20 世纪 60 年代,世界海洋生物学家发现,鲨鱼不会患癌症。国外有位叫玛特的科学家,用 25 年时间观察解剖了 5 000 多条鲨鱼,仅发现有 5 条长有肿瘤,经病理检查属良性。鲨鱼成为地球上为数极少的不得癌症的动物之一。

(2)美国佛罗里达州的卡尔·柳尔博士把鲨鱼放置在含有强浓度致癌物质黄曲霉毒素的水族箱内饲养了 8 年,结果没有 1 条鲨鱼患癌症。另有报道,有学者给鲨鱼喂食大量致癌物质黄曲霉毒素 B_1 的食物,实验结果是没有发现 1 条鲨鱼患癌症。

（3）据英国《新科学家》杂志报道,鲨鱼不易生癌的原因在于它的体内存在着高剂量的防癌物质维生素A。

（4）据报道,还有学者做过这样的实验,将一条怀胎的角鲨剖开腹部后,用充满致病细菌的海水冲洗其内脏,然后放归海水池中饲养,1个月后捞出来观察,结果角鲨安然无恙,没有一点儿感染或坏死的迹象。研究中发现,角鲨体内可生成一种快速杀菌的化学物质,其结构属甾族类化合物。该物质可抑制肿瘤细胞生长。

（5）日本德岛大学研究室从鲨鱼翅中,提取出一种可以预防肿瘤发生的物质(成分尚不知,与牛软骨组织中含有的一种物质相类似)。实验中,他们先给实验小白鼠饲喂该物质,再接种癌细胞,实验组仅有3只小白鼠患移植性癌瘤,而对照组(不饲喂该物质),接种癌细胞的60只小鼠竟全部发生了移植性癌瘤。

（6）国外科学家在研究中发现,鲨鱼肝脏内含有一种可令人增强抗癌能力的脂类。如美国医学科学家从鲨鱼肝脏中提取出一种名为"辅酶Q_{10}"的物质,且试用于癌症临床观察。新英格兰研究院院长约翰·海勒博士介绍说,他们用提取的辅酶Q_{10}治疗一些老年癌症患者,使病情有了明显好转。

（7）有报道,日本有人利用鲨鱼肝制成一种鱼肝油萜胶囊,治疗包括癌症在内的多种疾病。

（8）有人还从鲨鱼肝中分离出了网状内皮系统刺激剂,当把这种物质给予荷瘤RSV小鸡时,小鸡肿瘤发生率可降低50%。有报道,幼鲨的血清甚至不用纯化处理,就能直接抑制小鸡 Rous 肉瘤的生长。

我国科学工作者对鲨鱼制品的抗癌作用,进行了大量有成效的研究和探讨,并研制成功了具有抗癌活性的鲨鱼软骨粉。据有关资料称,采用国产的鲨鱼软骨粉(精制),在不同剂量下可获得 40%～66.27% 的抑瘤率,没有化疗药物所伴有的毒性及不良反应;而且,鲨鱼软骨是当今最有效地阻止肿瘤生长的天然物质,不但可以用于癌症病人,而且还可以用于健康人的饮食,发挥其防癌保健、延年益寿的作用。

选用鲨鱼时,应以体色新鲜、光泽反射良好、鳃孔黏液滑且透明无异味的为优。在多数情况下,使用干品者较多,食用鲨鱼前要先用沸水烫洗,除去异味,然后刮沙或去皮,剖腹开膛,去内脏,洗净,再进行烹饪,或煮,或烧,或煨,或蒸,可制成各具特色的菜肴。

3. 鲨鱼(鲛鱼)防癌抗癌食疗验方

(1)鲨鱼粥:鲨鱼肉 100 克,粳米 100 克。鲨鱼肉放入清水中浸泡片刻,洗净,切片后剁成肉糜;将粳米淘净后,入锅,加水适量,先以大火煮沸,加鲨鱼糜,混合均匀,加料酒、葱花、姜末、小茴香、食盐,淋入麻油,拌匀即成。早餐用膳时,温热服食。本方有补益脾胃,止泻消肿,解毒抗癌等功效。适用于各类癌症,对消化道癌症病人出现脾虚湿盛所致食欲减退,腹泻便溏,神疲乏力者尤为适宜。

(2)红枣煨鲨鱼:鲨鱼肉 250 克,红枣 20 枚。将鲨鱼肉放入清水中浸泡片刻,洗净,切成小块状,放入砂锅,加水适量,先用大火煮沸,加料酒、葱段、姜片、小茴香及洗净的红枣,再改用小火煨煮1小时,待鲨鱼肉块熟烂,加食盐、红糖、味精等调料,拌匀即成。佐餐当菜,随量服食,当日吃完。每周可服食2～3次。本方有滋补五脏,解毒抗癌等功效。适用于消化道癌症引起的食欲缺乏,味觉改变等症。

(3)清炖鱼翅:干鱼翅50克,鸡肉丝100克,香菇10枚。将干鱼翅用温开水泡软,下锅煮片刻,撕去沙皮后,放入清水中泡发,入锅煮15分钟;香菇用温开水泡发,捞出后切成香菇丝,香菇水另用。鸡肉丝下油锅煸炒,加香菇水及清水,放入鱼翅、香菇丝、料酒、葱段、姜丝、小茴香等,用小火炖煮至鱼翅、鸡肉丝熟烂,加食盐、味精,拌匀即成。佐餐当菜,随意服食,当日吃完。每周可服食2～3次。本方有滋补强身,益胃抗癌等功效。适用于胃癌及其他肿瘤患者,对胃癌手术或化疗、放疗引起食欲缺乏的病人尤为适宜。

(4)清炖鲨鱼肉:鲨鱼肉500克,植物油、食盐、生姜丝、白糖、蒜苗、胡椒粉各少量。将鲨鱼肉洗净,切片,放入沸水中烫一下,除去异味。锅中放油烧热,加生姜丝爆香,入鱼肉片、食盐、白糖翻炒,撒上蒜苗和胡椒粉,盖锅炖熟即可。每日1剂,分2次食完,每周1～2剂。本方有防癌抗癌,滋补五脏,益气补血等功效。适用于胆管癌、胆囊癌等多种癌症患者的厌食,味觉改变等。

(5)香菇蒸鲨鱼肉:水发香菇30克,鲨鱼肉300克,生姜片5片,米酒10毫升,葱白、麻油、食盐、味精、清汤各适量。将香菇切成细块;鲨鱼肉洗净,切片;大蒜瓣拍破,去皮。将香菇、鲨鱼片、大蒜放入大碗中,加入葱白、生姜片、米酒、麻油、食盐、味精、清汤,入锅隔水蒸熟即可。每周1～2剂,每剂1次食完,连食3周。本方有防癌抗癌,益气养血,扶正抗癌等功效。适用于结肠癌、直肠癌手术后或放化疗中体虚者。

(6)鲨鱼归芪红枣汤:鲨鱼肉500克,当归30克,黄芪30克,红枣20枚。将当归、黄芪洗净,切成片,装入纱布袋,扎口。鲨鱼肉放入清水中浸泡片刻(或在沸水锅中氽烫一下)捞出,切成小片,与洗净的红枣同入砂锅,加水适量,放入药袋,先以大火煮沸,再改以小火煨煮1小时,取出药袋,可因人适量加调味品,尤以淡食为佳。当食疗汤肴,可随餐分次饮用,吃肉喝汤,嚼食红枣。药袋中当归、黄芪,也可适量嚼食。本方有补益气血,健脾开胃,解毒抗癌等功效。适用于各类癌症,但对消化道癌症病人出现气血两虚所致面色萎黄,肌肉消瘦等症尤为适宜。

三十四、"海中牛奶"——牡蛎

牡蛎是软体动物门瓣鳃纲牡蛎科诸种的总称,又称海蛎子、蚝、蛎黄。产于我国沿海的约有20种,常见者有近江牡蛎、褶牡蛎、大连湾牡蛎、密鳞牡蛎、长牡蛎等。现在也有人工养殖的牡蛎。牡蛎壳形不规则,壳两瓣大小不等,壳面呈铅灰色,内面瓷白色,而内深陷的肉痕则为紫褐色。牡蛎肉又称蚝肉,色呈洁白,鳃边黑色,选择生蚝以柔软隆胀,黑白分明的最新鲜,且以越大型的越好。蚝常附着固定物生活,并终身不迁移。每年4~10月份产量最大,初冬时则最肥美。生蚝去壳后加工晒干,就是"蚝豉"。蚝的肉质黏滑,味道鲜美,蛋白质含量占50％,富有营养,所以有"海中牛奶"的美称。

1. 牡蛎的营养价值

牡蛎肉营养丰富,每100克鲜牡蛎中含有水分82克,蛋白质5.3克,脂肪2.1克,碳水化合物8.2克,钙82毫克,磷413毫克,铁23.9毫克。也含有一定量的钾、锌等人体必需的矿物质。此外,还含有维生素A 27微克,维生素B_1 0.02毫克,维生素B_2 0.05毫克,烟酸3.6毫克,维生素E 6.73毫克,以及牛磺酸、谷胱甘肽、5-羟色胺、碘等成分。

中医学认为,牡蛎性凉,味甘、咸,具有滋阴养血的功效。适用于热病伤津、烦热失眠、妇人血亏、糖尿病等。现代研究发现,牡蛎醋酸提取物可增强小儿对脑炎病毒的抵抗力,抑制链球菌、流感病毒、脊髓灰质炎病毒的生长。牡蛎中含有丰富的钾、钙、锌、硒等人体必需的矿物质。锌是人体容易缺乏的微量元素,它参与100多种酶的合成,如胰羧肽酶、碳酸酐酶等都含有锌。肠道内蛋白质水解,必须有胰羧肽酶参与。同时,锌与脱氧核糖核酸和核糖核酸的合成有关,在核酸的合成中起着重要的作用。锌是调节基因的必需成分,锌又是促进组织再生,保护皮肤、参与维生素A和视黄醇结合蛋白的合成所必需的重要元素。

2. 牡蛎的防癌抗癌作用

目前,对牡蛎防癌抗癌的研究正在深入进行。

(1)国内外专家一致认为,牡蛎肉所以能防癌抗癌,是因为它含有一种重要的抗癌成分——鲍灵。鲍灵是一种糖蛋白,对各种癌细胞都有抑制作用。牡蛎肉和壳一起磨碎后的提取物,对小鼠肉瘤 S_{180} 和 SV 病毒诱发的田鼠肿瘤均有治疗作用。

(2)有学者做动物实验发现,牡蛎肉提取物对癌细胞有抑制作用,可延长荷瘤鼠的存活时间,对照组的小鼠 1 个月后全部死亡,而食用牡蛎肉提取物的小鼠存活率达 35%。牡蛎肉还能增强自然杀伤细胞的活性,可更有效地直接杀伤癌细胞。

(3)张氏学者采用江苏兴化古生物牡蛎和新鲜牡蛎贝壳做动物实验,证实有增强小鼠细胞免疫功能,提高抗癌能力的作用。

(4)有专家实验发现,牡蛎肉的无菌水提取液对小鼠肉瘤有抑制作用。经临床应用,全牡蛎 100 克,石决明、海浮石、海蒿子、昆布粉、紫菜各 15 克,水煎服,对早期胃癌有一定的辅助治疗作用。

(5)据报道,临床上用牡蛎与其他药物配伍,治疗胃癌、肺癌、乳腺癌、食管癌、甲状腺癌、恶性淋巴瘤等,均收到一定的效果。

3. 牡蛎防癌抗癌食疗验方

牡蛎肉可炸、蒸、煮着吃,还有人喜欢吃生蚝,但生蚝容易感染细菌,对肠胃较弱的人不大适宜。蚝豉(牡蛎)干体形完整、结实、光滑、肥壮;肉饱满,表面无沙和碎壳,肉色金黄,够干、淡口的为上品;体形基本完整,较瘦小,色赤黄略带黑的次之。

(1)鲜牡蛎粟米粥:鲜牡蛎 100 克,粟米 60 克,大米 100 克,生姜丝、熟猪油、酱油、食盐各适量。将粟米、大米拣去杂质,淘洗干净,放入砂锅内,加清水适量,煮粥。把牡蛎放入盐水中浸泡 20 分钟,清水洗净,待粥锅煮沸后,加入牡蛎、熟猪油、酱油、生姜丝、食盐,拌匀,改用小火煮至牡蛎熟烂即成。每日早晚分食。本方有防癌抗癌,滋阴补肾,养心安神等功效。适用于甲状腺癌、胃癌、恶性淋巴瘤等癌症及糖尿病、前列腺炎、勃起功能障碍、早泄等的调养。

(2)牡蛎水饺:牡蛎 300 克,粉条 100 克,豆腐 100 克,面粉 500 克,葱花、鲜生姜末、食盐、黄酒、酱油、植物油、蒜汁、香醋各适量。将牡蛎洗净,去净残壳,沥干,剁碎;粉条用温水泡软洗净,捞出,切成末;豆腐洗净,切成小碎块。豆腐放入盆中,放入粉条末、葱花、生姜末、牡蛎块,拌匀,再加植物油、食盐、酱油、黄酒,搅拌均匀,即成馅料。面粉加水和成面团,反复揉匀揉透,盖上湿布放置饧面,在案板上揉几下,搓成长条,揪成多个小面剂,分别擀成中间稍厚的圆形面皮,包入馅料,捏成饺子生坯。锅上旺火,待水烧沸后下入饺子生坯,并用手勺轻轻推动至饺坯全部上浮水面,水沸后再煮三四沸即可捞出。当主食蘸蒜汁、香醋食用。本方有防癌抗癌,滋阴养血,健脾和胃等功效。适用于甲状腺癌、胃癌等多种病症及消化性溃疡、慢性胃炎等的调养。

(3)酥炸鲜牡蛎卷:鲜牡蛎 12 只,熏肉 6 条,面粉 50 克,番茄酱适量。将鲜牡蛎充分洗净加入适量食盐、胡椒粉、白兰地、黄酒、植物油及淀粉腌 15 分钟。熏肉切成 10 厘米长的段,卷上鲜牡蛎,用面粉浆粘牢。将粉浆拌匀,放入熏肉卷,取出下油锅大火炸至金黄,取出伴番茄酱进食。佐餐食用。本方有防癌抗癌,滋阴潜阳,理脾开胃等功效。适用于甲状腺癌、胃癌等多种癌症及胃病患者的调养。

(4)豉汁炒鲜牡蛎:鲜牡蛎500克,青椒1只,生姜2片,蒜蓉、豆豉、黄酒、酱油、胡椒粉各适量。将鲜牡蛎洗净,沥干水分;青椒切丝。炒锅上火,放油烧热,爆香蒜蓉,放入豆豉、青椒丝炒匀,盛起。炒锅再上火,放油烧热,先爆香生姜片,再下鲜牡蛎爆炒,然后放入豆豉、青椒翻炒,最后加入黄酒、酱油、胡椒粉炒匀即成。佐餐食用。本方有防癌抗癌,滋阴开胃等功效。适用于甲状腺癌、胃癌等多种癌症及慢性胃炎等的调养。

(5)牡蛎豆腐汤:鲜牡蛎肉200克,嫩豆腐2块,食盐、味精、葱丝、蒜片、湿淀粉、植物油、虾油各适量。炒锅放油烧热,将蒜片下锅煸香,倒入虾油,随取出加水做汤,待煮沸后,加入切成小块的豆腐、食盐再沸,加入牡蛎、葱丝,用湿淀粉勾稀芡,即可出锅装碗。佐餐食用。本方有防癌抗癌,清热除湿,补中宽肠等功效。适用于甲状腺癌、胃癌等多种癌症及惊痫、眩晕、气血不足、贫血等的调养。

(6)牡蛎冬瓜汤:牡蛎30克,冬瓜250克,虾皮15克,香菇15克,食盐、味精、植物油、麻油各适量。将牡蛎洗净后切片,备用;虾皮、香菇分别用温开水浸泡,香菇切成两半,与虾皮同放入锅中,待用;将冬瓜瓤、子,切去外皮,洗净后剖切成块,待用。烧锅上火,放油烧至六成热,加入冬瓜块煸炒片刻,再加入虾皮、香菇、牡蛎片及适量清水,大火煮沸,改用小火煨煮30分钟,加食盐、味精,拌匀,再煮至沸,淋入麻油即成。佐餐食用。本方有防癌抗癌,化湿消肿,软坚散结,消脂减肥等功效。适用于甲状腺癌、胃癌、恶性淋巴瘤等癌症及单纯性肥胖症、脂肪肝等的调养。

三十五、"海中人参"——海参

海参是棘皮动物门海参纲刺参科动物刺参或其他海参的全体，又名刺参、海黄瓜、海老鼠。海参体嫩有弹性，种类繁多。我国常用海参中，品质较好者有刺参、梅花参、方刺参、大乌参、克参、乌虫参、白石参、黄玉参、赤白瓜参等。海参的身体略呈圆柱状，体壁多肌肉，口和肛门在两端，口的周围有触手。海参的品种较多，其中有刺参、梅花参、黄玉参、靴参、赤白瓜参、白石参、灰参、赤参等。海参以肥壮、饱满、顺挺，肉质厚实体粗长，体内无沙者为佳品。体细小，肉质薄，腹内有沙者较差。刺参，因身上长有许多肉刺而得名。它是棘皮动物海参中的一种，个头不大，体呈圆筒状，长约 20 厘米，最长的达 40 厘米，体色多样，有黄、绿、赤褐、紫褐、黑褐、黄绿、灰白、白等颜色，体外壁有疣状突起（椭圆形肉刺），腹壁有管足，体壁厚而黏。灰参，有刺，咸味很重，易回潮，肉质极黏；赤参，肚内有石灰质，肉质薄而稍硬，体形匀细。二者均为次品。

1. 海参的营养价值

海参属高蛋白质、低脂肪食品，每 100 克海参干品中含有水分 18.9 克，蛋白质 50.2 克，脂肪 4.8 克，碳水化合物 4.5 克，钙 240 毫克，磷 94 毫克，铁 9 毫克，硒 206 微克。此外，还含有维生素 A 39 微克，维生素 B_1 0.04 毫克，维生素 B_2 0.13 毫克，烟酸 1.3 毫克。

海参味道鲜美,营养丰富。不但是名贵菜肴,而且是滋补佳品。海参是海中八珍之一,有"海中人参"的美誉。

海参味咸、性平,具有补肾益精、养血润燥的功效。适用于勃起功能障碍、遗精、肠燥便秘等。近代研究发现,海参有降血压、抗动脉硬化、抗冠心病、抗肝炎等功效。

2. 海参的防癌抗癌作用

海参的防癌抗癌作用正日益引起人们的重视。

(1)海参的抗癌作用是因为它含有的黏多糖。黏多糖是易溶于水的细微纤维,容易在水中扩散,具有黏性,能吸附致癌物质并将之排出体外。黏多糖具有制止癌细胞生长和转移的作用。

(2)每100克海参含硒206微克,比鸡肉的含量高11倍,比鲤鱼高22倍。大量研究证实,硒摄取量越低的人群,癌症的发病率越高。据报道,日本海边居民每天硒的摄取量高达500微克,他们的癌症发病率很低。

(3)海参含钙较高,钙不但能预防骨质疏松症,而且有防癌作用。据报道,美国学者曾对1 500名男子进行长达15年的观察研究,结果发现,每天摄食1 200毫克钙的人,结肠癌的发病率下降了75%。专家认为钙所以能防癌,是因为它能控制细胞异常增生,抑制结肠内促癌酶的活性。

(4)近代研究证实,海参中所含的海参素是一种抗毒剂,能抑制某些癌细胞的生长。

(5)最近的研究报道,从海参中提取出一种皂苷,能使体内的癌细胞明显缩小,对小鼠腹水癌疗效显著。最引人注意的是,这种物质对人类口腔癌也有良好的疗效。

（6）有学者发现,从海参提取的酸性糖蛋白有直接抑制癌细胞生长与繁殖的作用。

商品海参多为干制品。食用部分是它的体壁,内脏部分不能食用。选购时以体形粗长、质重、皮薄、肉壁肥厚、水发胀性大、性糯而爽滑、富有弹性、无沙粒者为好。凡肉壁瘦薄、水发胀性不大,做成菜肴味同嚼蜡,或松泡酥烂,淡而无味,或沙粒未尽者为次。家庭食用少量海参时可将其置于冷水中浸泡 24 小时,再用刀剖开去内脏,洗净,置保温瓶中,倒入沸水,盖紧瓶盖,发 10 小时左右。中途可倒出来检查 1 次,挑出部分已发透的嫩小海参,泡在冷水中备用。油发时将海参洗净、晾干,放入温油锅中用小火加热,待油温升高发出响声时,边离火源边翻炒海参,油冷却后再上火慢炸、翻炒,直至炒透,捞出后沥干油,用碱水冲洗,再用凉水浸泡。使用的容器切勿沾油腻、碱和盐分。开腹去腔内韧带后要保持原样,每次加热时要重新换水。如果时间短,需要当天泡发时,可将用一般水发方法涨发到一半程度的海参放深盘内加葱、生姜、黄酒、花椒、酱油、鸡架或鸭架和多量的水煮沸,后离火闷 5 小时,捞出后将其腹部划开朝下放在筛上晾透。这种方法涨发的海参质量高,但涨发率低。

脾弱不运、痰多泻痢者不宜多食海参,以免加重病情。

3. 海参防癌抗癌食疗验方

（1）海参鸡肉粥:海参 30 克,鸡肉 100 克,粳米 100 克,食盐适量。将海参用温水泡发透,剖开挖去内脏,洗净,切成小片;鸡肉也切成片,与淘洗干净的粳米一同入锅,加 1 000 毫升水,用大火烧沸后转用小火熬煮成稀粥,加食盐调味即成。早晚餐分食。本方有防癌抗癌,温补脾肾,益气养血等功效。适用于多种癌症及性欲减退的防治。

(2)海参豆腐:水发海参 400 克,豆腐 300 克,牛奶 150 毫升,鸡蛋 2 个,水发香菇片 15 克,青菜心 3 棵,熟火腿片、熟鸡肉片各 30 克,黄酒、葱姜汁、食盐、味精、肉汤、熟猪油、湿淀粉各适量。在豆腐中加入牛奶、鸡蛋清、味精、食盐搅拌均匀,上笼蒸约 20 分钟;水发海参去肠杂,洗净,切片,用沸水烫一下。炒锅内放入熟猪油,下海参、黄酒、葱姜汁、食盐及肉汤,烧沸后改小火烧入味,再加入火腿片、水发香菇片、青菜心、熟鸡肉片,炖烧片刻,即可用湿淀粉勾芡,起锅装入汤盘,海参摆在盘中间,再将蒸好的豆腐放在海参四周即成。佐餐食用。本方有防癌抗癌,健脾益肝,滋阴壮阳等功效。适用于多种癌症的防治及慢性肝炎、肺结核、慢性前列腺炎、精囊炎、勃起功能障碍、早泄等病症的调养。

(3)鲜蘑海参:水发海参 150 克,罐头鲜蘑 100 克,青豆 20 克,笋片 25 克,黄酒、食盐、酱油、葱、生姜、湿淀粉、麻油、熟猪油各适量。将海参洗净,切成 2 分见方的丁;笋片洗净,切丁;鲜蘑一剖两半,葱切豆瓣形,生姜切片,青豆洗净。把海参、鲜蘑、笋片、青豆投入沸水锅中烫后捞出。炒锅上火,放入熟猪油,烧至五成热时下葱、生姜煸出香味,烹入黄酒、酱油,加入鲜蘑汤及少许清水,沸后撇去浮沫,加入海参、青豆、鲜蘑、笋片及食盐,烧沸后用湿淀粉勾薄芡,淋入麻油,盛入汤盘内即成。佐餐食用。本方有防癌抗癌,补肾益精,养血润燥,抗癌,降血压等功效。适用于多种癌症及高血压、血管硬化、癌症等的调养。

(4)海参猪肉饼：干海参 500 克，猪瘦肉 600 克，香菇 30 克，鸡蛋 2 只，食盐、酱油、白糖、豆粉、湿淀粉、麻油、菜油各适量。将海参、香菇用温水泡发，洗净，切碎。猪瘦肉分别剁烂，加豆粉、白糖、食盐、菜油、打散的鸡蛋，拌匀后分为 3 份，做成肉饼，蘸以干豆粉。锅内放菜油烧至四五成热，放入肉饼，两面炸至金黄色捞出。锅内放菜油少许烧热，下海参、香菇略煸一下，放入炸过的肉饼同焖，当水快干时，加入麻油，再用少许酱油和湿淀粉调成味汁倒入，炒匀即成。佐餐食用。本方有防癌抗癌，滋阴润燥，补肾益精，防癌抗癌等功效。适用于多种癌症及肺结核、神经衰弱、勃起功能障碍等疾病的调养。

(5)海参笋菇羹：水发海参 90 克，冬笋片 15 克，水发香菇 5 克，熟火腿末 2 克，黄酒、食盐、胡椒粉、猪油、鲜汤各适量。将海参、冬笋、香菇用清水洗一遍，切碎。锅置火上，放油烧热后，倒入鸡汤，加入海参、香菇、冬笋、食盐、黄酒，用大火煮沸后转小火煮 1 小时，倒入火腿末，撒上胡椒粉拌匀即成。佐餐食用。本方有防癌抗癌、补肾壮阳、益气止血等功效。适用于多种癌症及勃起功能障碍、梦遗、小便频数、肠燥便秘等病症的调养。

(6)海参木耳排骨汤：水发海参 20 克，水发木耳 15 克，猪排骨 50 克，葱、姜、黄酒、食盐各适量。将排骨洗净后剁成小块，放沸水中煮 15 分钟，下海参、木耳，煮 10 分钟，加姜、葱、黄酒、食盐，再煮 30 分钟即成。佐餐食用。本方有防癌抗癌，补肾滋阴，降脂减肥等功效。适用于多种癌症及单纯性肥胖症、勃起功能障碍、高脂血症等病症的调养。

三十六、抗癌"横行公子"——螃蟹

螃蟹，即河蟹，又称毛蟹、绒螯蟹、大闸蟹、稻蟹、清水蟹等，为方蟹科动物中华绒螯蟹，归属水生节足动物甲壳类，其壳所含活性物质有重要的药用价值。河蟹常穴居江河湖泊的泥岸中。每年秋末冬初成熟个体迁移到浅海中交配繁殖。雌蟹潜居海底泥沙内抱卵。卵于次年3～5月份孵化；发育有变态，经蚤状幼体与大眼幼体两个发育阶段。大眼幼体即蟹苗，又从海中迁入淡水，发育而成幼蟹。我国南北沿海各地都产河蟹，为我国主要经济蟹类，长江流域产量尤其大。江苏的阳澄湖、太湖、洪泽湖、高邮湖、长荡湖、固城湖等为长江河蟹主产区。俗话说："秋高气爽，菊黄蟹肥"，农历九月是吃蟹的最好时候，因为这时河蟹已长成，正由内河向浅海进发产卵，雄蟹脂膏浓郁，雌蟹体壮肥满，食之尤佳。

螃蟹，被人误解为"横行公子"，其实螃蟹的祖先并不横行。据科学家们研究发现：螃蟹的第一对触角有几颗用于定向的小磁粒，就像是几只小指南针。亿万年前，螃蟹的祖先靠这种"指南针"前进后退，行走自如。后来，由于地球的磁场发生多次剧烈的倒转，使螃蟹体内的小磁粒失去了原来的定向作用，于是成了现在这个样子，这是生物特性所决定的。

1. 螃蟹的营养价值

营养学测定，每10克螃蟹可食部分，含有蛋白质14克，脂肪 5.9 克,碳水化合物 7 克,以及钙、磷、铁等矿物质。螃蟹所含的维生素 A、维生素 B_1、维生素 B_2、烟酸都相当高,肌肉中含有 10 多种游离氨基酸,其中谷氨酸、甘氨酸、脯氨酸、组氨酸的含量尤多。螃蟹不但好吃,而且还能医治多种疾病。中医学认为,蟹壳可清热解毒,破瘀消积,活血止痛。

2. 螃蟹的防癌抗癌作用

近年来,已有不少研究发现螃蟹有防癌抗癌作用。

(1)日本科学研究人员发现,蟹壳中含有一种叫"Kichin Kitosan"的物质,这种物质有增强机体免疫能力,抑制癌细胞生长的特殊功效。他们将这种物质注射到患癌症的实验鼠和家兔体内,结果使癌细胞生长被抑制,肿瘤迅速缩小。

(2)有报道说,提取出的"Kichin Kitosan",经浓碱光热处理后,转化为"Kitosan"后很容易溶于水和酸性物质中,也易被酸分解,所以极易被机体吸收,发挥抑癌作用。

(3)螃蟹每 100 克可食部分含维生素 A 230 单位,已够成年人 1 天的需要量;维生素 B_2 的含量比一般肉类多 5～6 倍,比鱼类多 6～10 倍,比蛋类多 2～3 倍;铁的含量也很高,要比一般鱼类高出 5～10 倍以上。螃蟹所含的以上成分均有不同程度的抗癌作用,综合在一起,相辅相成,其抗癌保健作用更强。

由于科学技术的不断进步,人工养殖螃蟹已广为开展,螃蟹这美味佳肴离百姓餐桌越来越近,也给癌症患者带来欣慰的福音。以往有个说法,"大蟹主要供食用,药用多为河蟹",所指的大蟹如阳澄湖的清水大闸蟹和嘉兴南湖所产的大蟹,所指的河蟹为一般的小蟹。实际上,现在上市的蟹都较大,药食可兼用之。

选择河蟹用以治病时,要注意质量第一的原则,尤以肚脐色白而凸出,蟹螯夹力大,毛顺,腿完整、饱满,动作活跃爬得快,且蟹壳青绿色有光泽,不断吐泡有声响的为好。

由于河蟹是在淤泥中生长的,它是以动物尸体或腐质物为食,因而蟹的体表、鳃及胃肠道中布满了各种细菌和污泥。食用前应先将蟹体表面、鳃、脐洗刷干净,蒸熟煮透后再食用,吃卤制不透的醉蟹是不卫生的,有感染肺吸虫病的可能。蟹死后体内的细菌会迅速繁殖并扩散到蟹肉中,所以死蟹不宜食用。蟹与柿子不宜同食,以免腹泻。脾胃虚寒者应少吃蟹。蟹是一种发物,可引起过敏反应,过敏体质者不宜吃蟹,患有皮肤湿疹、癣症、皮炎、疮毒等皮肤瘙痒者也应忌食。蟹肉中胆固醇含量较高,患有冠心病、高脂血症、高血压病、动脉硬化症者应当少吃或不吃蟹。此外,慢性胃炎、十二指肠溃疡、胆囊炎、胆结石症、肝炎活动期、感冒发热、胃痛及腹泻的病人慎食蟹肉。

中医学认为,脾胃虚寒,外邪未清者不宜食蟹,且有蟹柿不可同食之说,吃螃蟹不注意卫生,还可引起肺吸虫病。因此,螃蟹要新鲜,现蒸现吃,而且必须烧熟蒸透。

3. 螃蟹防癌抗癌食疗验方

(1)蟹肉莲藕粥:粳米100克,蟹2只,莲藕100克,鸡蛋2只。莲藕去皮,切成长丝状,泡于水中;鸡蛋分成蛋清、蛋黄,备用;蟹洗净后去壳、鳃、脚,取出蟹黄,与蛋黄拌匀,分蟹身为蟹块。油入锅烧热,放碎蟹壳和蟹足与葱、生姜煸炒出香味后,加1 500毫升水,中火煮半小时,滤出汤液,放入粳米及莲藕,大火煮沸,再以小火煨 1 小时,投入蟹块,熬成粥,按个人爱好加葱、姜、食盐等。早晚餐食用。本方有防癌抗癌,补充钙质等功效。适用于多种癌症及骨质疏松、体质虚弱者的调养。

(2)蟹肉馄饨:韭菜 250 克,熟河蟹肉 100 克,鸡蛋 1 只,馄饨皮 500 克,食盐、味精、酱油、姜末、胡椒粉、植物油各适量。将韭菜择洗干净,切碎,放盆内。油锅烧热,下入蟹肉,磕入鸡蛋,加入食盐、味精、酱油、姜末炒一下,出锅放入韭菜内,加胡椒粉拌匀成馅。取馄饨,下入沸水锅,煮熟捞出,装入盛有兑好调料的煮蟹汤内即成。佐餐食用。本方有防癌抗癌,理气健脾,养筋活血等功效。适用于多种癌症及胸膈噎气、跌打损伤、筋骨损伤等病症的调养。

(3)蟹肉炒鸡蛋:河蟹肉 100 克,鸡蛋 4 只。油锅烧热,入葱、生姜煸香,加入蟹肉煸炒,放入黄酒、食盐、酱油炒至入味,磕入鸡蛋炒至成块,用铲划成块,加入少量水及味精、食盐等调味品调好口味,出锅装盘即成。佐餐食用。本方有防癌抗癌,润肺利咽,清热解毒,滋阴润燥,养血熄风等功效。适用于多种癌症及热毒肿瘤、虚劳呕血、跌打损伤、营养不良等的调养。

(4)蟹黄扒鲜蘑:蟹黄 100 克,鲜蘑菇 250 克,黄酒、食盐、葱、姜、湿淀粉、植物油、鲜汤各适量。油锅烧热,下葱、姜煸香,放入蟹黄略煎,加入黄酒、食盐、鲜汤烧入味,再将蘑菇盖在蟹黄上面烧至入味,用湿淀粉勾芡,出锅装盆即成。佐餐食用。本方有防癌抗癌,开胃补髓等功效。适用于多种癌症及食欲缺乏、消化不良、吐泻、体弱乏力、跌打损伤等的调养。

(5)螃蟹田七粉:螃蟹15只,田七250克。将螃蟹放入清水中养24小时,勤换水3～5次,取出后洗净,焙干存性。田七洗净后,晒干或低温烘干,与焙干存性的螃蟹共研细末,装入磨砂大口瓶内,加盖贮存备用。每日3次,每次15克,温开水或米酒兑服。本方有清热解毒,破瘀消肿,止血抗癌等功效。适用于乳腺癌等癌症。

(6)蟹壳酒:生蟹壳(新鲜)500克,封缸酒1 000毫升。将生蟹壳洗净,晒干或烘干,焙黄后研成细末,放入封缸酒内,加盖密封,每日振摇1次,15日后可开始服用。每日3次,每次1小盅(约15毫升),连续饮用,2个月为1个疗程。本方有破瘀消肿,解毒抗癌等功效。适用于乳腺癌,对乳腺癌未破溃者尤为适宜。

三十七、防癌抗癌河鲜——田螺

田螺,又称大田螺,为田螺科动物中圆田螺或其同属动物的全体。我国大部分地区均有田螺分布,它栖息于湖泊、池塘、水田和缓流的沟溪河水中。田螺雌雄异体,雄性右触角变粗形成交接器,卵生;一般在春、夏之间交配怀仔,6月后产仔期过,田螺就肥大起来,人们在中秋前后都要争相品尝别有风味的田螺肉。俗话说:"三月田螺满肚仔,秋后鲜香肉肥美。"田螺在我国南方是很有名气的小吃,在广州等城市,包括星级宾馆、旅店在内的许多餐饮服务场所,都有炒田螺,您买上一盘,坐下来,拿上一根竹签,一压一吸,就是一口味道奇特、美不可言的鲜嫩异常的田螺肉,吃起来真香!

田螺不但肉质细嫩肥人,而且还能医治许多病症。中医学认为,田螺味甘、性寒,清热利水,解毒消肿。适用于热结小便不通、水肿、便血、黄疸等病症。

1. 田螺的营养和药用价值

据测定,每100克田螺肉中含蛋白质10.7克,含有人体必需的8种氨基酸,而其脂肪含量仅为1.2～1.5克,远远低于猪瘦肉和牛肉,所含钙质之丰富,牛、羊、猪肉更不能与其相比。田螺肉每100克食部含钙高达1 357毫克,仅次于虾皮,在各类动、植物食品中名列第二。此外,田螺还含碳水化合物、矿物质、多种维生素(维生素A、维生素B_1、维生素B_2、维生素D)和烟酸等营养成分。其碳水化合物、磷、铁、钙和维生素类的含量均高于蛋品,也远远高于自古以来备受推崇的黄鳝。

2. 田螺的防癌抗癌作用

我国古籍医案中,有用田螺为主药治疗"肠风下血"症者,肠风下血与近代临床上大肠癌(包括结肠癌、直肠癌等恶性肿瘤)的临床症状相类似。近代研究资料显示,田螺具有一定的防癌抗癌作用。

(1)田螺内含钙量极为丰富,钙、磷比例大于2,这引起研究人员的关注。近年来研究发现,患结肠癌的人与吃了含大量脂肪性食物有关。有报道说,多伦多大学路德维格癌症研究所科研人员通过对人类的粪便检查,发现了每天大约有0.7克的脂肪以脂肪酸和游离胆酸的形式进入结肠,这些脂质大部分来自于食物中的脂肪。当脂质的浓度增高时,可刺激并损害结肠的上皮细胞,引起癌变。研究中还发现,食物中的钙能与脂质相结合,产生一种无害的结合态钙皂,而钙皂可从粪便中排出,从而防止了脂质对结肠的刺激。在饮食中,经常适量吃些如田螺、虾皮等含钙量丰富的食品,有预防结肠癌发生的作用。

(2)田螺含有的多种维生素(维生素 A、维生素 B_1、维生素 B_2、维生素 D)及烟酸等,经现代科学研究证实均有不同程度的防癌抗癌作用,有的不仅可直接阻断细胞癌变,还能为人体制造一类调节生命代谢、防止癌症伤害的关键酶,而有效地发挥其防癌抗癌作用。

在应用田螺防治癌症中,如何选择田螺也很重要。田螺上市,购买时要挑选个大、体圆、壳薄者,其厣角质泛光泽、厣片完整收缩,螺壳呈青淡色,耳壳处无破损,无肉溢出,掂之有沉重感。同时,最好选择雌田螺,若田螺头部的左、右触角大小相同,且向前方伸展,其末端不弯曲,为雌田螺;雄田螺特征前面已有介绍,不再赘述。市场上出售的田螺常混有死螺,挑选时,可用食指尖往厣盖上轻压一下,有弹性的是活螺;若没有弹性感,且有水泡冒出者,就是死螺。

由于田螺肉性寒,不反复地咀嚼不易被消化,所以食用时应细嚼慢咽,过食容易引起腹痛泄泻。

3. 田螺防癌抗癌食疗验方

(1)田螺粥:大田螺 15 只,粳米 100 克,薏苡仁 50 克。将大田螺用清水漂养 1~2 天,勤换水,食用前 1 天滴数滴植物油,除去螺肉污秽之物,用针或竹签挑出螺肉,剔除螺尾,切碎,加葱末、姜丝、料酒拌和,剁成田螺泥,加清卤、味精,搅匀。粳米、薏苡仁淘净后,同入砂锅,加水适量,煨煮成黏稠粥,粥将成时调入田螺泥,拌均匀,煨煮片刻即成。早晚餐时食粥。本方有清热利水,解毒抗癌等功效。适用于各类癌症。

(2)韭菜炒螺肉:净螺肉 200 克,韭菜 200 克,黄酒、食盐、味精、姜丝、植物油各适量。将田螺肉去杂,洗净;韭菜去杂,洗净,切段。油锅烧热,下姜丝煸香,放入螺肉煸炒。加入黄酒、食盐和少量水,炒至螺肉熟透入味,放入韭菜炒至入味,点入味精,出锅即成。佐餐食用。本方有防癌抗癌,清热解毒,理气降逆,利水消肿等功效。适用于多种癌症及水肿、脚气、噎膈反胃、消渴、痔疮、热毒肿痛等病症的调养。

(3)串烧田螺肉:田螺 1000 克,番茄 2 个,青椒 150 克,洋葱 150 克,红椒 150 克,草菇 10 个,豆瓣辣酱 30 克,植物油 1000 克(约耗 100 克),竹签 10 根,酱油、白糖、黄酒、味精、鲜汤、湿淀粉、锡铂纸各适量。将田螺取肉,加调料腌制;番茄、青椒、红椒、洋葱分别洗净,切成长宽 4 厘米左右的方块;豆瓣辣酱剁细备用;在竹签的一端裹上锡铂纸。按田螺肉、青椒、田螺肉、草菇顺序将其分别串在 10 根竹签上。炒锅上火,放油烧至五成热,下番茄片微炸捞起,待油温回升,再下串好的田螺肉串炸至熟捞起,在裹有锡铂纸的一端,串上番茄片后,装入垫有锡铂纸的竹篮内。炒锅上火,放油烧至三成热,下剁细的豆瓣酱炒香,加入鲜汤、酱油、黄酒、白糖、味精,然后用湿淀粉勾芡,装入碗内,与串烧田螺肉一同上桌,佐餐食用。本方有防癌抗癌,滋阴明目,活血开胃等功效。适用于多种癌症及黄疸、水肿、消渴、尿路感染、痢疾、痘疹、肿毒等的调养。

（4）小白菜炒田螺肉：田螺600克,小白菜200克,豆豉15克,青椒,洋葱,姜末各10克,生姜片,葱、蒜各5克,植物油、食盐、白糖、黄酒、酱油、味清、湿淀粉各适量。活田螺取肉,洗净。小白菜切成10厘米长,洗净。青椒、洋葱切粒,蒜剁蓉。豆豉用刀剁细,入铁锅内中火炒干水气,起锅入碗加油（以没过豆豉为度）,放上葱段、生姜片,入笼蒸半小时,至豆豉香味浓后取出。锅内烧水,加食盐、植物油,沸腾时下小白菜断生,捞起沥干水。炒锅上火,放油烧热,下小白菜、黄酒、食盐、味精炒匀,用湿淀粉勾芡,起锅在盘内围成圆圈。田螺肉炒熟断生,捞起沥干水。炒锅上火,放油烧热,下青椒、洋葱、姜末、蒜蓉,接着放入蒸好的豆豉,炒出香味后下田螺肉,加黄酒、酱油、食盐、味精、白糖炒匀,用湿淀粉勾芡,加酱油提色,起锅倒入小白菜围成圈的盘中央即成。佐餐食用。本方有防癌抗癌,抗骨质疏松,补肾强筋等功效。适用于多种癌症的防治及骨质疏松症。

（5）红枣蒸田螺肉：净田螺肉350克,猪五花肉1块（重约200克）,红枣15克,西兰花（青花菜）200克,食盐5克,味精2克,黄酒、酱油各15毫升,白糖、糖色各10克,葱段、姜块各20克,桂皮5克,鲜汤120毫升,植物油500克（实耗约50克）。将西兰花烫水,红枣洗净并泡透,葱、姜拍松。将猪五花肉洗净,入水锅煮至断生捞起,用酱油适量在肉皮上抹匀,晾干后入热油锅炸至上色,肉皮起小泡时捞出,入水盆浸泡至皮回软，切片，皮朝下扣入碗内，加入田螺肉、食盐、黄酒、味精、白糖、糖色、酱油、鲜汤，摆上葱、姜、桂皮、红枣，上笼蒸约 1 小时至熟透取出，拣出红枣、葱段、姜块、桂皮，将汤汁沥入砂锅内，把猪肉、田螺肉翻扣在平盆中间，红枣摆在田螺肉与猪肉片的周围。再将炒锅上火，加水，下入西兰花，烧沸后起锅，将西兰花摆在红枣中间，汤汁浇在上面即可。佐餐食用。本方有防癌抗癌，抗骨质疏松，益气养血等功效。适用于多种癌症的防治及骨质疏松症、失眠、盗汗等的调养。

(6)田螺粉胶囊：大田螺 1 000 克。将田螺用清水漂养 1～2 天，多换几次水，食用前 1 天滴数滴植物油，除去螺内污秽之物，取出田螺肉，清洗干净，烧至肉干，研为细末，装入Ⅰ号空心胶囊中，备用。每日 2 次，每次 5 粒，温开水送服。本方有防癌抗癌，凉血止血等功效。适用于大肠癌，对肠癌等患者伴有肠风下血等症尤为适宜。

三十八、"水中人参"——泥鳅

泥鳅，也称鳅、鳅鱼，为鳅科动物泥鳅的肉或全体。泥鳅栖息泥底，水干枯时，常钻入泥中，以甲壳类和昆虫等为食。离水时能进行肠呼吸。每年 6～7 月间产卵。我国除青藏高原外，各地淡水中均产。泥鳅是我国人民非常喜爱食用的小型鱼类，肉质细嫩，营养价值很高。

以往，泥鳅似乎登不得大雅之堂，实际上并非如此。我国民间素有"天上斑鸠，河里泥鳅"的美谚。如今，小小的泥鳅在国际市场上成了十分畅销的水产品。在日本,泥鳅倍受青睐,人们认为它是高蛋白、低脂肪的营养滋补品,被誉为"水中人参"。除在北海道等地养殖外,每年都要从我国进口4 000吨以上冷冻泥鳅,以满足市场需求。

1. 泥鳅的营养价值

泥鳅的营养很丰富,据测定,每100克泥鳅肉含蛋白质18.4～22.6克,脂肪2.9～3.7克,碳水化合物2.5克,灰分2.2克;还含有钙、磷、铁,以及维生素A、维生素B_1、维生素B_2、烟酸和维生素C等。其中,维生素B_1的含量比鲫鱼、黄鱼、虾类高3～4倍,维生素A、维生素C的含量也较其他鱼类高。泥鳅所含脂肪成分较低,胆固醇含量更少,值得一提的是所含脂肪中有类似二十碳五烯酸的不饱和脂肪酸,其抗氧化能力强,有助于人体抗衰老。泥鳅既是滋养补品,还具有相当高的药用价值。

2. 泥鳅的防癌抗癌作用

中医学认为,泥鳅味甘、性平,功专暖中益气,解毒祛湿,其滑黏液有解毒消肿作用。近代医学研究认为,泥鳅也是防癌抗癌食品。

(1)近年来,日本民间就使用泥鳅制品治疗乳腺癌,有一定疗效。

(2)现代医学研究表明,泥鳅所含维生素综合作用于人体,有较好的防癌抗癌,保健强身的功效,是一味上好的抗癌佳品。

(3)泥鳅身上的滑黏液,临床应用中称其为"泥鳅滑液",具有特殊的药用价值,可用来治疗小便不通,疮疖痈肿等症;临床用其与生鹅血、韭菜汁等饮服,可治疗食管癌、贲门癌及胃癌。

(4)临床研究认为,泥鳅能明显促进黄疸消退及转氨酶下降,可以治疗急性肝炎;对肝功能及其他项目的恢复,对防止迁延性和慢性肝炎恶变有明显的作用。泥鳅具有明显的保肝防癌功效。

泥鳅的吃法颇多,既可煮、烧,又可炖、炒。泥鳅肉质细嫩,松软可口,进食后又易于消化吸收,防癌保健食疗,作为对肿瘤病人特别是中老年患者尤为适宜。

3. 泥鳅防癌抗癌食疗验方

(1)鳅鱼粥:鳅鱼250克,火腿末25克,葱花15克,姜末10克,黄酒10毫升,食盐10克,胡椒粉、味精2克,粳米100克。将鳅鱼用沸水烫死,去内脏,洗净,入碗中,加入葱花、姜末、黄酒、食盐、火腿等,上笼蒸至烂熟,去鱼刺、鱼头。另将粳米淘洗干净入锅,加1000毫升水,用大火烧沸,再转小火熬煮成稀粥,加入鳅鱼肉及味精、胡椒粉,稍煮即成。日服1剂,早晚分食。本方有防癌抗癌,消渴,醒酒,暖中,益气等功效。适用于多种癌症及盗汗、消渴欲饮、勃起功能障碍、皮肤瘙痒、湿热黄疸、小便不利等病症的调养。

(2)莼菜炖泥鳅:莼菜60克,活泥鳅200克。将莼菜洗净,切段。泥鳅用清水洗净,宰杀后除内脏,与莼菜同入锅,加水适量,置火上煨炖至泥鳅熟烂,加料酒、食盐、葱段、姜片、味精、五香粉后,再煮片刻即成。早晚2次分服。本方有消肿解毒,补虚抗癌等功效。适用于胃癌、肝癌等消化道癌症,对胃肠道癌症手术后尤为适宜。

（3）豆豉泥鳅：活泥鳅 500 克，豆豉 15 克，姜片 10 克，食盐 5 克，蒜泥 5 克，酱油 15 毫升，熟猪油 15 克。将泥鳅放进竹篓里盖好，用热水烫死，冷水洗去黏液，除去鳃及肠肚，洗净，切成 5 厘米长的鱼段。锅置旺火上，加入猪油，先爆蒜泥，再加入清水适量，然后将姜片、豆豉、食盐、酱油放入锅内，沸后再将泥鳅放入锅中，水刚好浸过鱼面，大火煮沸后转小火上烧至汤汁起胶状时即成。佐餐食用。本方有防癌抗癌，调中益气，壮阳等功效。适用于多种癌症及脾胃虚弱、消化不良、勃起功能障碍、早泄等病症的调养。

（4）炝锅鳅排：大泥鳅 20 尾（重约 600 克），熟火腿肉 30 克，水发香菇 10 克，姜 50 克，蒜 70 克，葱 50 克，大干辣椒 5 个，花椒 5 克，泡红椒 20 克，豆瓣辣酱 10 克，麻油 25 克，牙签 10 根，植物油 1 000 克（实耗约 75 克），鲜汤、醪糟汁、食盐、味精、黄酒、白糖、醋各适量。将泥鳅去头，尾，剖腹去内脏，洗净，用姜、葱、食盐、黄酒码味；熟火腿肉，香菇改小块；干红椒改成马耳形；泡红椒剁成末。炒锅上火，放油烧至七成热，下泥鳅炸至紧皮时捞出，将泥鳅两条一组用牙签串上，依次全部串完。锅内留油 80 克，下泡红椒末、豆瓣辣酱、姜、葱、蒜煸出色香味时下黄酒、鲜汤，烧沸出味，下泥鳅、姜、蒜粒，熟火腿肉粒、香菇、糖、醋、醪糟汁，用小火焖入味，中火收汁亮油，放入味精，起锅装盘时将泥鳅排列整齐。炒锅上火，放麻油烧至四成热，下干红辣椒、花椒煸出香味，起锅淋在泥鳅上，放少许香菜即成。本方有防癌抗癌，补中益气，滋阴清热，补肾壮阳，祛风利湿等功效。适用于多种癌症及糖尿病、勃起功能障碍、肝炎、痔疮、盗汗、水肿、癣疮等病症的辅助治疗。

（5）泥鳅炖豆腐：泥鳅 500 克，豆腐 250 克，生姜片 5 克，食盐、黄酒、麻油各适量。将泥鳅放进竹篓里盖好，用热水烫死，用冷水洗去黏液，再去鳃及内脏，洗净，切成 5 厘米长的鱼段，与漂洗干净、切成小方块的豆腐及生姜片一同入锅，加水适量，然后大火煮沸，加食盐、黄酒调味，转小火炖约 30 分钟。待泥鳅熟时淋上麻油即成。佐餐食用。本方有防癌抗癌，补中益气，清热利尿等功效。适用于防治多种癌症及糖尿病、勃起功能障碍、肝炎、痔疮、盗汗、水肿、癣疮等病症。

（6）泥鳅香菇豆腐汤：泥鳅 250 克，干香菇 25 克，嫩豆腐 250 克。将泥鳅放入清水中养 2～3 天（每日换水 2～3 次），以排除肠内杂物，待其腹呈透明状时再行冲洗；香菇洗净，温开水泡发，去蒂，保留泡发香菇的水。豆腐切成小块，与香菇、香菇水同入砂锅，加洗净的泥鳅，再加适量清水，加盖，置火上煮沸，待泥鳅烫死后，加料酒、葱段、姜片、食盐，继续用小火煨炖至泥鳅肉熟烂，汤呈乳白色稠黏，加五香粉、味精，并用湿淀粉勾芡即成。佐餐当汤，随量服食。吃泥鳅肉，喝汤，嚼食香菇和豆腐。本方有清热解毒，健脾益胃，补虚抗癌等功效。适用于各类癌症患者体虚亏损，或术后、放疗、化疗期间作防癌抗癌食疗汤肴。

三十九、滋阴防癌抗癌动物——乌龟

乌龟，又名水龟、元绪、金龟等，为龟科动物；乌龟的腹甲,俗称龟板、龟甲,中医典籍中入药,现背甲也入药。乌龟常栖息于川泽、河湖、池沼等水区或阴湿处,分布于长江流域及全国许多省、直辖市、自治区,主产于浙江、湖北、湖南、安徽、江苏等地。全年均可捕捉。杀死后,可取其筋肉制作珍膳佳肴服食;另取其甲壳,洗净晒干,谓为"血板";如煮死后取出的甲壳,称为"烫板",以砂炒后醋淬供入药用。我国最早的药学专著《神农本草经》首先介绍了龟甲,把它列为上品,并说:"久服,轻身不饥。"《名医别录》认为:"久服,益气滋智,使人能食。"金元滋阴派鼻祖朱丹溪称龟甲"大有补阴之功"。明代李时珍也说:"龟,能通任脉,故取其甲以补心、补肾、补血,皆以养阴也。"

但在民间却有这样的俗话:"千年王八万年龟",说的是乌龟比鳖更长寿,经历史考证和科学验证,最长寿的是乌龟。乌龟能活百年以上。在现代科学研究中发现,龟细胞的增殖分裂可传110代,而人的细胞只能传50次。一些学者认定,乌龟体内没有致癌因素,是不会生癌的。所以,乌龟的寿命较长是不难理解的。乌龟确有很强的生命力,几个月,甚至几年不吃不喝也不会死。人们都知道,与我国一衣带水的邻邦日本,有以"龟田""龟山"作为自己的族称的姓氏,据说这是老人为了寄希望于长寿而讨的"吉利",因为"龟"在日本人民心目中是长寿的象征。我国史籍常将麟、凤、龟、龙并称"四灵",帝王陵寝以龟负碑碣者不乏其例。有报道说,乌龟是地球上最古老的动物之一,已有2亿年的历史。

1. 乌龟的营养价值

现代科学研究分析,龟肉确是营养价值很高的滋补品,它含有蛋白质、脂肪、矿物质等;龟板也有相当好的补益作用,它含有动物胶(或称骨胶原)、角质、脂肪、蛋白质、钙、磷等营养物质。龟板经过熬煮而成的龟板胶,其滋补力比龟板好,专功止血补血,适用于肾亏所致的贫血、子宫出血、身体虚弱等病症。

2. 乌龟的防癌抗癌作用

乌龟及其制品具有防癌抗癌作用,并为基础实验研究所证实。

(1)现代医学研究证实,乌龟所含有的龟蛋白有一定的抗癌作用,能抑制肿瘤细胞。有报道,龟蛋白对小鼠肉瘤 S_{180}、艾氏腹水癌细胞有抑制作用。

(2)近年来,国内有些科研单位在研究中发现,龟板对肿瘤的治疗有一定价值。

(3)现代分子水平实验研究提示,龟板胶能调节机体功能,激发机体自身调节的功能,增强机体自稳状态,改善机体的代谢失调,提高机体的免疫功能,这与中医学所认为的扶正祛邪、延年益寿功效是一致的。

对消耗性很大的癌症病人来说,适量、经常服食龟肉及龟类制品是大有裨益的。有学者还明确地指出,无论是龟肉、龟板,还是龟板胶,都具有滋阴养血的功能,因而各类肿瘤病人只要是阴血不足出现诸如低热、潮热、咯血、便血、心烦、失眠、手足掌心热、口干咽燥、舌红少苔等症状,皆可食用乌龟。一般健康人经常食用乌龟,也能祛病强身,起到延年益寿的作用。

3. 乌龟防癌抗癌食疗验方

（1）龟肉糯米粥：活乌龟 1 只，糯米 150 克，肉汤 1 000 毫升，食盐、葱、黄酒、味精、胡椒粉各适量。将乌龟宰杀，洗干净，切成小块，放进沸水中烫一下，再捞入冷水中，刮去皮膜，漂洗干净，装入盆内，加入黄酒、葱、姜、食盐，上笼用大火蒸烂，拣去葱、姜及龟骨，留下肉及汤。把淘净的糯米入锅，加入肉汤，上火烧沸后转小火熬粥，待粥将熟时，倒进蒸烂的龟肉及汤中，调入味精、胡椒粉稍煮即成。佐餐食用。本方有防癌抗癌，益气养阴等功效。适用于多种癌症的防治及气阴两虚型白细胞减少症。

（2）龟肉猪肚煲：乌龟 1 只（重约 500 克），猪肚 200 克，麻油、生姜、黄酒、食盐、味精各适量。将乌龟放入盆中，加约 40℃ 热水，使其自行排尿，宰去头、足，剖开去龟壳、内脏，清水洗净，将龟肉切成小块；生姜去皮、洗净，切成片；将猪肚放入盐水中浸泡半小时，再清洗干净，用刀切成片。瓦煲中加清水适量，置于旺火上煮沸，放入龟肉、肚片、生姜、黄酒、麻油，盖好盖，用小火煲至龟肉、肚片酥烂，离火，调入麻油、食盐、味精，拌匀即成。佐餐食用。本方有防癌抗癌，补中益气，健脾和胃，滋阴补虚等功效。适用于肺癌等多种癌症及盗汗、心悸、眩晕等病症。

（3）女贞子煨乌龟：女贞子 50 克，乌龟 1 只（约 500 克）。将采收的女贞子洗净，入锅，加水适量，浸泡片刻；乌龟宰杀后，去内脏，洗净，将甲壳敲碎，同放入锅内，先以大火煮沸，加料酒、葱花、姜丝、食盐等调料，再改用小火煨炖至龟肉熟烂,龟板松解,汤浓香郁呈黏稠状,加五香粉、味精,淋入麻油,拌均匀即成。佐餐当菜,随量吃龟肉,嚼食女贞子,喝汤。本方有滋补肝肾,软坚散结,强身抗癌等功效。适用于膀胱癌有肝肾阴虚表现者,尤其适合膀胱癌病人作为扶正抗癌食品,对膀胱癌患者术后放疗、化疗出现白细胞下降等症候时,有明显的辅助治疗作用。

(4)核桃黄芪煲乌龟:核桃仁 30 克,黄芪 30 克,乌龟 1 只(约 500 克)。将核桃仁拣净,洗净后切碎;黄芪切成片。乌龟宰杀后,去内脏,洗净,将甲壳敲碎,与核桃仁、黄芪片同入砂锅,加水适量,先以大火煮沸,加料酒、葱、姜、食盐等,再改小火煲 1～2 小时,待龟肉熟烂,调入五香粉、味精即成。佐餐当菜,随意吃龟肉,嚼食核桃仁、黄芪片,喝汤。本方有滋阴养血,益气抗癌等功效。适用于癌症病人重度虚弱或术后及化疗、放疗后白细胞减少等病症。

(5)田七芡实炖乌龟:田七 30 克,芡实 50 克,乌龟 1 只(约 500 克)。将田七洗净,晒干或烘干,研成细末。乌龟宰杀后,去内脏,洗净,将甲壳敲碎,同放入砂锅,加洗净的芡实,加清水适量,先以大火煮沸,加料酒、葱段、姜片,再改以小火煨炖至龟肉熟烂,龟板松解,调入田七粉,加食盐、五香粉、味精各适量,拌匀即成。佐餐当菜,随意服食。本方有消积通瘀,止血镇痛,补虚抗癌等功效。适用于晚期肝癌疼痛不适者。

(6)灵芝龟枣汤:灵芝 50 克,乌龟 1 只(约 500 克),红枣 15 枚。将灵芝洗净,晒干或烘干,切片。乌龟宰杀后,去内脏,洗净,将甲壳敲碎,入砂锅,加水适量,先以大火煮沸,加泡发洗净的红枣（去核），加料酒、葱花、姜末，再改以小火煨煮至龟肉熟烂，龟板松解，调入灵芝片，继续煨煮 30 分钟，加食盐、五香粉、味精等，搅匀即成。佐餐当汤，随量吃龟肉，嚼食红枣，喝汤。本方有滋阴益肾，补血填精，防癌抗癌等功效。适用于各类癌症的防治。

四十、药食兼用的抗癌佳品——蛇肉

蛇肉在我国南方，特别是广东的许多酒家、餐馆，可以说没有不备蛇肉佳肴的。俗话说，"越是毒蛇，味道越鲜美"。味道最为鲜美的要数"水津蛇""三索线蛇"的肉了。这两种蛇也是广东省各地经常能捉到的。据说，有的食蛇肉者常在餐馆点这两种蛇肉吃，如果店家做的不是这两种蛇肉，他们都能品尝出来，也只行家和常食者才能做得到。

蛇的种类在我国很多，均属爬行纲，所涉科目也多，如眼镜蛇科的金环蛇、银环蛇、眼镜王蛇；蝰蛇科（响尾蛇科）的蝮蛇、竹叶青、响尾蛇；游蛇科的乌梢蛇、乌游蛇、水蛇等。蛇肉均可供食，而且其全身皆可入药。在药用上研究和使用较广的是蝮蛇。有些蛇是被保护动物，不应乱捕滥食，食用应选择人工养殖的蛇。

蝮蛇，别称土公蛇、草上飞，为蝰蛇科（响尾蛇科）动物蝮蛇的（或除去内脏的）全体。蝮蛇为有毒蛇，头呈三角形，颈细；背呈灰褐色，两侧各有一行黑褐色圆斑；腹灰褐色，有黑白斑点；一般长 60～70 厘米，大者可达 90 厘米以上。生活于平原及较低山区，以鼠、鸟、蛙、蜥蜴等为食。卵胎生。

我国除西藏、云南、广东、广西尚未发现（或极罕见）外，其他各地均有分布，也产于朝鲜、日本和俄罗斯东部。我国大连近海的小龙山岛，盛产此蛇，有"蛇岛"的美称。有人认为分布在蛇岛的蛇不是蝮蛇，是新品种，定名为"蛇岛蝮"。

1. 蛇肉的营养价值

蛇体主含蛋白质、脂肪、多种氨基酸、矿物质和维生素等成分，不但营养丰富，而且具有很高的药用价值。中医学认为，蝮蛇属甘温有毒之品；还认为，凡蛇类药性皆走窜，有搜风通络之功，病久邪深者宜之。按照国家卫生部有关规定，蝮蛇与乌梢蛇一样同被列入第一批既是食品又是药品的名单之中。

2. 蛇肉的防癌抗癌作用

近代医学研究证实，蝮蛇肉有活血祛风、补中益气等功效，还有抗癌作用。

（1）蝮蛇含有丰富的蛋白质和蝮蛇毒等活性成分。动物药理研究表明，蝮蛇毒对小白鼠肉瘤 S_{180}、肝肉瘤、网状细胞肉瘤、艾氏腹水癌等，均有不同程度的抑制作用。

（2）现代药理研究还进一步证实，蝮蛇毒中分离出多种酶，如精氨酸酯酶、精氨酸酰酶、蛋白质酶 B，缓激肽释放酶及破坏酶等，其所含的精氨酸酶对癌症转移在血管壁形成斑块有消除作用，可防止癌症的转移。

蛇肉的烹饪方法很多，经常用到的就有 10 多种，如煎、炸、蒸、炖、烧、炒、汆、煲、羹等；将蛇用于防癌抗癌药膳食疗，可选择既简便又有效的服食方法。在这里，有一点要特别引起重视，凡名菜用的毒蛇或普通菜用的无毒蛇，入馔前都要砍下蛇头、蛇尾，并要严密处理好毒牙。即使是已砍下的蛇头，其毒牙若碰伤或扎破皮肤，也会中毒，严重的甚至危及生命，这一点是绝对马虎不得的。所以，知情人总是说，食蛇者痛快，而宰蛇人却非常辛苦，且相当危险。

3. 蛇肉防癌抗癌食疗验方

（1）乌梢蛇粥：乌梢蛇 1 条，粳米 100 克。将乌梢蛇杀死，弃去砍下的蛇头、蛇尾，剖开蛇腹，去内脏，洗净，剁成肉糜。粳米淘净后，放入砂锅，加水适量，先以大火煮沸，加料酒、葱段、姜片，再改用小火煨煮，加乌梢蛇肉糜，待肉糜熟烂、粥呈黏稠状，加食盐、味精、五香粉，拌匀即成。每日早晚餐分服。本方有止痛消瘀，解毒抗癌等功效。适用于各类癌症；正常人经常服食也有强身健体，防癌益寿作用。

（2）蝮蛇干粉胶囊：蝮蛇 1 条。将蝮蛇宰杀，取砍下的蛇头、蛇尾段（可留长一点儿，中段蛇肉可另用），晒干或低温烘干，研成极细末，装入 I 号中空胶囊，放入有盖瓶内，贮存备用。每日服食 2 次，每次 5～10 粒（每粒含蝮蛇粉 1 克）。本方有补脾益胃，止痛消瘀，解毒抗癌等功效。适用于消化道癌症患者，对晚期癌症兼有体质虚弱者，可增强食欲，消瘀止痛，缩小肿块，发挥辅助治疗作用。

（3）蝮蛇酒：蝮蛇 1 条。将蝮蛇宰杀，用蛇罩罩住蛇头，剖腹，去内脏，洗净，整蛇（不砍头去尾）放入大口磨砂瓶中，以 60°白酒 1000 毫升浸泡，加盖，密封。每日振摇 1 次，2～3 个月后开始饮用。每日 2 次，每次饮酒 1 小盅（约 15 毫升）。本方有活血祛风，止痛祛瘀，解毒抗癌等功效。适用于消化道癌症的防治。

（4）人参煨蛇肉：生晒参 5 克，蝮蛇 1 条。将人参洗净，晒干或烘干，切成薄片。蝮蛇宰杀，砍去蛇头、蛇尾（另用），剖腹去内脏，洗净，与人参片同入砂锅，加水适量，先用大火煮沸，加料酒、葱段、姜片，拌匀，再改用小火煨炖煮至蛇肉熟烂，汤浓醇泛乳白色，加食盐、五香粉、味精，淋入麻油即成。佐餐当菜，随量服食。本方有益气活血，祛风破积，解毒抗癌等功效。适用于气滞血瘀，瘀毒内阻型中晚期食管癌、贲门癌、胃癌等消化道癌症。

（5）红烧蛇肉：蛇肉 500 克，蒜薹 150 克，食盐、味精、酱油、生姜片、水豆粉、植物油、鲜汤各适量。将蛇肉用食盐搓揉后，用清水洗去黏液；蒜薹洗净，切段。油锅烧热，放蛇肉煸炒，加入生姜、鲜汤、酱油、味精烧沸出味，再加入蒜薹炒至入味，用水豆粉勾芡，出锅即成。佐餐食用。本方有防癌抗癌，补虚，利湿行滞等功效。适用于多种癌症的防治及体虚羸瘦、四肢乏力、食欲缺乏、消化不良、痢疾、风寒湿痹、痔疮等病症。

（6）芙蓉蛇肉丝：人工养殖大活蛇 500 克，鸡蛋（取清）6 只，熟火腿丝 25 克，水发香菇丝 25 克，黄酒、食盐、味精、葱丝、姜丝、淀粉、猪油各适量。将活蛇宰杀，去内脏、骨、皮，洗净，切成长丝，放入清水盆中泡白，捞出挤干水，放入碗内，加入食盐、味精、黄酒、淀粉、鸡蛋清拌匀。油锅烧至四成热时，倒入调好的蛇肉丝，用筷子划散，待熟后捞出沥油。锅中留余油，投入葱、姜丝煸香，放入火腿、香菇煸炒，加入食盐、味精、黄酒调味，倒入蛇肉丝煸炒，用湿淀粉勾芡，出锅即成。佐餐食用。本方有防癌抗癌，补虚损，健脾胃等功效。适用于多种癌症的防治及体虚乏力、腰膝酸软、风寒湿痹、痔疮等病症。

四十一、防癌保健饮品——茶叶

茶叶，又称茶、茗等，为山茶科常绿灌木或乔木茶树之叶。茶，作为我国人民日常生活中的大众饮料，举世共知，并有"国饮"之誉。茶树原产于我国的青藏高原，公元前 1 世纪初期，四川成都附近茶叶就是日常商品，并流传到日本。公元 8 世纪，蒙古人把自己的名马赶到中原来换取茶叶。

我国是茶叶的故乡，是世界上最早种茶和饮茶的国家。根据史籍记载，我国茶叶生产的发展和饮茶风尚的形成，经历了漫长的岁月。古代曾流传有"神农与茶"的动人故事。相传很久以前人们生吃野果和花草，哪些有毒不能吃，哪些无毒能吃，无法分辨，经常有人误食有毒的东西而生病，甚至夭折。有位叫神农的人，为了解救黎民百姓，亲自尝试百草，后来他尝到一种长在树上的碧色嫩叶，泡在沸水中清香沁人，喝了这种爽口的植物嫩叶浸液，感觉肚子里上下到处在流动，把胃肠洗得干干净净，他把这种绿叶称为"查"，后人改称为"茶"。神农在尝百草中，每天要中毒数次，每次都靠茶叶来解救，所以又有"神农尝百草，日遇七十二毒，得茶而解"的传说。由此可见，我国人民发现茶可以作为饮料至今已有 4 000 多年的历史了。民间谚语说得好："开门七件事，柴米油盐酱醋茶。"在新疆、青海、甘肃一带以肉食为主的地方，有"宁断三天粮，不缺一顿茶"的民谣，充分说明了茶已植根于人们的日常餐饮生活之中。有资料记载,我国的饮茶习惯在公元 729 年传入日本,1600 年传到俄国,1636 年传到法国,1684 年传到印度尼西亚,国外的科学家和医学家则戏称茶叶为"魔术般的饮料"。现在,茶叶已经被列入世界"三大饮料"之一;茶不仅为中国人所喜爱,也是最受欢迎、最便宜的一种世界性保健饮料。

人们之所以喜欢喝茶,不仅因为茶叶清香滑润,爽口舒心,更重要的是茶具有多种医疗保健作用。茶除具有提神醒脑、止渴生津、利尿降压、祛脂解毒等作用外,近年来的医学研究表明,茶叶所含的许多生物活性成分具有明显的抗癌作用,而且可以预防某些癌症的发生。

1. 茶叶的营养价值

茶叶含有人体所必需的蛋白质、氨基酸、脂肪、矿物质和维生素。特别值得一提的是茶叶中含有 10 多种维生素。100 克普通茶叶中,维生素 C 含量可高达 180 毫克以上,仅次于酸枣和红枣,高于一般的蔬菜、水果;B 族维生素和维生素 A、维生素 D、维生素 E、维生素 K 及维生素 P 等含量也相当丰富;茶叶含有钾、钠、磷、钙、镁、铁等矿物质,所含的微量元素氟、锰、钼、锌、硒、锗也不少。19 世纪以来,人们不断对茶叶进行分析发现,茶叶含有近 400 多种化学成分,如所含的茶多酚类(茶单宁)、麦角甾醇、芳香油化合物、三萜皂苷、脂多糖、茶鞣质、咖啡因、茶碱等药效成分。

2. 茶叶的防癌抗癌作用

现代科学研究资料已经证明,世界三大无酒精天然饮料之一的茶叶,具有良好的防癌抗癌作用。

（1）茶叶可通过直接杀伤癌细胞和提高带瘤机体免疫功能的双重作用，达到防癌目的。

（2）一定浓度的绿茶提取物，对体外培养的人胃腺癌细胞克隆生长具有明显的细胞毒作用，其杀伤作用与药物浓度和作用时间呈正相关。

（3）细胞动力学效应实验证明，茶叶提取物对 L_{1210} 白血病由 G_1 期向 S 期合成前阶段有阻止作用，这一结果为早期肿瘤的防治提供了重要依据。

（4）对浙江、安徽等 7 省 145 种茶叶进行研究发现，所有的茶叶品种均有不同程度阻断 N-亚硝基化合物在体外形成的作用，其中以绿茶作用为最强，阻断率高达 90％以上，其次为砖茶、花茶、乌龙茶和红茶；还发现 3～5 克茶泡 2 次，每次泡 150 毫升水，饮服后就可阻止甚至完全阻断亚硝胺在人体中的合成。

（5）中国预防医学科学院营养与食品卫生研究所以甲基苄基亚硝胺给大白鼠作为致癌物，经 3 个月观察，饮用茶叶同时给予致癌物的大白鼠，其食管癌发生率为 42％～67％，患瘤鼠平均瘤数为 2.2％～3％。未饮茶叶的对照组，大白鼠的食管癌发生率为 90％，患瘤鼠平均瘤数为 5.2％。与此同时，他们还使用亚硝酸钠和甲苯苄胺做致癌物进行实验，结果饮茶组的大白鼠没有 1 只发生食管癌，未饮茶组给予阳性致癌物后，其食管癌发生率为 100％。从而证实，茶叶可全部阻断亚硝胺在体内的内源性生成，实验中使用的 5 种茶叶，其抑癌效果以福建铁观音和福建花茶为最好，杭州绿茶、海南红茶和绿茶次之。

(6)乌龙茶对汽车废气中致癌物环状碳化氢和二硝基芘有抑制作用,抑制率可达70％以上。

(7)用色谱方法从绿茶中分馏出的成分抗氧化作用很强,能抑制黄曲霉毒素 B_1(AFB_1)的致突变,其效果与茶叶中咖啡因、茶单宁和黄酮类含量有关。

(8)茶单宁、鞣酸是亚硝胺合成的负催化剂。人体摄入的硝酸盐可转化为亚硝酸盐,与胺类在胃中形成亚硝胺。茶叶可阻断人体 N-亚硝基化合物内源性合成,特别以餐后饮绿茶的作用更显著。

(9)饮茶能对抗烟、酒的危害。茶叶中咖啡因对烟中所含各种有害物均有对抗作用,且能促使经常饮酒者体内酒精从尿中排出,抑制烟、酒的致癌作用。

(10)茶叶含一种芳香油,能刺激胃液的分泌,清除胃内积垢,减少胃肠肿瘤的发生。

(11)以低纯度(化学纯)醇提取绿茶有效成分,75克绿茶中就可得 2.3 克固体物,该物质对小鼠肉瘤 S_{180} 抑制率为 54.2％。

最近,科学家们还发现,茶叶可抑制癌细胞的产生。他们把茶叶掺在饲料中喂给植入癌细胞的小白鼠,3 周后,鼠体内癌细胞明显减少或受到抑制。日本科学家认为,未发酵的绿茶能抑制肿瘤生长。他们发现茶叶所含的单宁成分中有一种叫儿茶素的物质,用于小鼠的抗癌实验,发现用 EGCG 组小鼠细胞得到保护,且能抑制肿瘤细胞的生长,尤其是食管癌、胃癌和肠癌。这一研究成果已在国际上引起广泛注意。据称,一个人如果每天喝茶 10 杯以上,与不喝茶的相比,胃癌的发病率降低一半。

我国学者和专家对茶叶的抗肿瘤作用也做了深入的研究,发现茶叶中含有较多的多酚类、维生素C和维生素E,且含有硒和锌等多种微量元素,其提取物具有明显的抗癌作用,能抑制人体喉头癌、胃腺癌细胞的生长,能抑制DNA的合成;对动物移植性肿瘤、艾氏腹水癌、肝癌、肉瘤 S_{180} 的生长,均有明显的抑制作用;体外实验表明,在茶精作用24小时内,癌细胞便出现细胞壁破裂、细胞核萎缩等症状。在动物体内进行实验时,给茶精10天后,肿瘤便明显缩小,抑瘤率约40%。

1989年9月,在韩国首尔举办了第一届国际绿茶研讨会,世界许多国家专家在会上提供的大量研究资料表明,茶叶有抑制癌症发生的作用,其主要功效为:茶叶有抑制细胞癌变、染色体畸变的作用;茶叶可抑制某些动物肿瘤如皮肤乳头癌、肝癌、胃癌、食管癌、肺腺癌的发生,其中以绿茶为最明显。茶叶防癌抗癌的功效已经得到世界的认同,饮茶有助于防癌,已有翔实的科学依据,但从目前的研究成果看,切不可因为饮茶有助于防癌抗癌便大饮特饮,而应注意科学饮茶,饮淡茶,最好不饮浓茶和劣质茶,以达到真正的防癌抗癌、强身健体的目的。

有学者指出,茶叶种类繁多,品种不同,作用各异,不可不知。红茶暖胃,绿茶止痢,花茶止渴,砖茶除腻,苦丁茶降火,菊花茶清肝,乌龙茶健身。此外,民间饮茶经验之谈为:早茶提神,午茶消食,晚茶影响休息;凉茶伤胃,饱茶胀肚,久饮浓茶害身体。这些知识对人们正确饮茶有一定指导意义。

3. 茶叶防癌抗癌食疗验方

（1）绿茶饮：绿茶 5 克。将茶叶放入保温杯内，以沸水冲泡，加盖闷 10 分钟即可，每日频频饮用，一般可冲泡 3～5 次。本方有清热解毒，抗菌消炎，提神醒脑，防癌抗癌等功效。适用于防治胃肠道癌症。

（2）乌梅山楂茶：乌梅 10 枚，生山楂（连壳）15 克，绿茶 10 克。上 3 味同入锅，加水煎煮 20 分钟，取汁。当日服完。本方有生津开胃，防暑提神，防癌抗癌功效。适用于防治食管癌、胃癌、肠癌、子宫癌及泌尿系统癌症患者饮用。

（3）无花果绿茶饮：无花果 2 枚，绿茶 10 克。2 味入锅，加水共煎 15 分钟即可。当日服完。本方有润肺清肠，阻止癌细胞生长作用。适用于早期癌症的食疗。

（4）青果乌龙茶：青果 10 克，乌龙茶 5 克。2 味入锅，加水同煎取汁。当日饮完。本方有生津利咽，解毒抗癌功效。适用于咽喉癌、食管癌、胃癌等病人作辅助性治疗饮料。

（5）龙井肉丁：龙井新茶 10 克，猪瘦肉 250 克，植物油 250 克，黄酒 15 毫升，食盐、味精、湿淀粉、麻油各适量。将龙井新茶用沸水泡在杯内，过片刻倒去一些茶汁，约留 25 毫升茶汁及茶叶。猪瘦肉洗净，去掉筋膜，切成 1 厘米见方的丁状，用黄酒、食盐、味精、湿淀粉拌匀上浆；炒锅上旺火，放油烧至五成热，下肉丁划散，待其变色时，将油及肉丁一并倒入漏勺中沥油。锅放回火上，锅内留底油，倒入肉丁，加黄酒、食盐、味精，略翻炒后将茶叶及余汁倒入锅中，随后加入少量湿淀粉搅匀，淋上麻油即成。佐餐食用。本方有醒脾开胃,防癌抗癌的功效。适用于癌症及贫血、眩晕、便秘、产后缺乳等病症的防治。

(6)龙井对虾汤:大对虾200克,高级龙井茶叶3克,黄酒、食盐、味精、鸡清汤各适量。对虾去头,剥去外皮,挑出脊背屎肠,洗净,用刀片成小薄片。龙井茶叶放在茶杯中,用煮沸的鸡汤沏好,备用。坐锅,倒入鸡清汤,烧沸后放入虾片烫透,捞入汤碗内。再将沏好的鸡汤茶倒入锅内,加食盐、味精、黄酒烧沸,撇净浮沫,倒入汤碗内,另选少许嫩茶心放在汤内即成。佐餐食用。本方有防癌抗癌,补肾壮阳,滋阴健胃,镇静功效。适用于癌症及勃起功能障碍、早泄、遗精等病症防治。

四十二、降低癌症发病率的饮料——鲜牛奶

牛奶为牛科动物黄牛或水牛的乳汁。牛奶营养极为丰富,且饮用方便、易于吸收,人们常作为营养补品饮用,小儿、老人更为适合,久食有延年益寿之功效。牛奶除鲜食外,还可制成干粉或作为多种食品的原料。

1. 牛奶的营养价值

牛奶的营养价值为世人公认。牛奶中的蛋白质以酪蛋白为主,占86%,其次是乳白蛋白占9%,乳球蛋白占3%。牛奶中还含有人血白蛋白、乳铁蛋白、乳清蛋白酶、溶菌酶等。酪蛋白是以与钙、磷等结合形成酪蛋白胶粒存在于牛奶中,这样便提高了天然钙的吸收率。酪蛋白中含有人体必需的8种氨基酸,而且各种氨基酸之间的比例较好,吸收

率高达 87%～89%,属优质蛋白质。牛奶中的蛋白质能与谷类发生蛋白质的互补作用,提高谷类蛋白质的利用率。酪蛋白经过酶的作用,可以分解成一些被称为"免疫活性肽"的小碎片,这些活性肽成分能够调节免疫系统,提高人体抵抗力。乳铁蛋白除能抵抗多种病菌外,也有提高人体免疫功能的作用。天然存在于牛奶中的成分还有表皮生长因子、胰岛素样生长因子、胃肠调节肽等生物活性肽。牛奶中所含有的脂肪熔点低、颗粒小,很容易被人体消化吸收,其消化率达 97%。牛奶中的主要碳水化合物是乳糖,甜度只有蔗糖的 1/6,可促进胃肠蠕动和消化腺分泌。牛奶含有丰富的钙质,是人体补钙的最好途径。因为牛奶中的钙在体内极易吸收,远比其他各类食物中的钙吸收率高;而且,牛奶中钙与磷比例合适,为促进儿童青少年骨骼、牙齿发育的理想营养食品。牛奶中几乎含有一切已知的维生素,如维生素 A、维生素 C、维生素 D 及 B 族维生素等。牛奶中含有钾,可使动脉血管壁在血压高时保持稳定,使脑卒中的危险性减少一半。牛奶可以阻止人体吸收食物中有毒的金属铅和镉等有害物质。

2. 牛奶的防癌抗癌作用

牛奶能全面供给人体生长发育所需要的营养素及热能,提高免疫功能,也是预防癌症,降低癌症发病率的大众化的理想饮品。

(1)最新科研资料证实,牛奶脂肪中含有一些天然的抗癌物质,包括共轭亚油酸、神经鞘磷脂、丁酸、醚酯等,还含有微量的类胡萝卜素,它们都具有一定的抗癌作用。其中,研究最深入的一种抗癌成分是共轭亚油酸。共轭亚油酸是由亚油酸转变而成，牛奶脂肪是其最丰富的来源，牛羊肉和内脏脂肪中也含有少量共轭亚油酸。动物实验证明，只要在动物饲料中添加 0.5% ~ 1% 的共轭亚油酸，给动物饲喂或注射强致癌物质之后，这些动物患上皮细胞癌、乳腺癌、结肠癌等的比例就会大大降低。在人体，共轭亚油酸同样具有预防和抑制癌细胞的作用，尤其是乳腺癌。在癌变发生前后，摄入共轭亚油酸对人体都有保护作用。有专家认为，每天饮牛奶 3 杯以上的女性，患乳腺癌的概率可减少一半。还有专家认为，妇女多吃乳制品后，可以提高共轭亚油酸在母乳中的含量，降低婴幼儿将来患乳腺癌的危险性。专家研究还证实，共轭亚油酸的作用有一个奇妙的地方：如果在幼年的时候经常摄入共轭亚油酸，可以终身起到保护作用。而在已经接触了致癌物质之后再摄入共轭亚油酸，就需要不间断地补充，才能发挥防癌作用。可见，培养孩子从小爱喝牛奶的习惯是何等重要。

（2）幽门螺杆菌是导致消化性溃疡及胃炎，甚至胃癌的一个重要原因，我国台湾台北荣民总医院最近研究了一种喝牛奶消除幽门螺杆菌的方法，这将对预防胃癌有一定的作用。该项研究体外试验已有初步成效。证实每天饮牛奶可减少胃癌的发病率。

（3）多吃牛奶或钙质含量高的饮食，将每天钙的摄取量由 600 毫克提高至 1 500 毫克，能够降低大肠癌发生的概率。美国夏威夷大学的研究人员发现，摄取足量钙的妇女患卵巢癌的概率要比较少摄取钙的妇女少 54%。从而告诉人们,喝牛奶可减少妇女患卵巢癌的可能性。

（4）牛奶中含有免疫球蛋白等人体多种保护因子及增强人免疫系统功能的乳铁蛋白等物质。目前,国内外都在研制"免疫奶",是将某些疫苗注射到奶牛身上,让奶牛产生相应的抗体,并分泌到牛奶中。幼儿和体弱的人喝了这种牛奶,能提高防癌抗癌的能力。

（5）营养学家认为,牛奶中的酪蛋白经过消化酶的作用,可以分解成一些被称为"免疫活性肽"的小碎片,这些活性肽能够调节免疫系统的功能,提高人体抵抗力,减少胃癌等多种癌症的发病率。

3. 牛奶防癌抗癌食疗验方

（1）玉米牛奶:鲜嫩玉米 150 克,牛奶 250 毫升,红糖 10 克。鲜嫩玉米洗净,装入研磨容器中,捣烂呈泥糊状,放入砂锅,加水适量,中火煨煮 30 分钟,用洁净纱布过滤,将滤汁盛入锅中,兑入牛奶,加红糖拌匀,用小火煨煮至沸即成。随早餐饮用。本方有防癌抗癌,强壮身体功效。适用于各种癌症的防治。

（2）香菇牛奶:香菇 25 克,陈皮 10 克,红枣 10 克,新鲜瓶装牛奶 200 毫升。将香菇用温水泡发,洗净,切碎,与洗净的红枣、陈皮同入砂锅,加水煎煮 30 分钟,收取浓汁,与牛奶拌均匀即成。早晚分服。本方有防癌抗癌,行气健脾,祛脂降压等功效。适用于胃癌、乳腺癌等多种癌症的防治。

（3）苹果牛乳卷:苹果 500 克,面粉 200 克,鸡蛋清 1 个,牛奶 150 毫升,白糖、糖粉、精制植物油各适量。将面粉放盆内,加牛奶、鸡蛋清、白糖及清水,调成适于摊煎饼的面糊;

将直径 20 厘米的煎盘置火上,盘上抹一层植物油,大火烧热,放面糊于盘内,手握盘柄转动,使面糊均匀流动成型,摊成约 1 毫米厚的煎饼,扣在木板上晾凉。将苹果洗净,去皮、核,切成小片,放入锅内,加入白糖,上火炒熟,离火晾凉,即成苹果馅;将苹果馅放在煎饼上,顺长摊成一条,卷成 20 厘米长的卷,再用刀从中间切成两段;将煎饼盘上火,放油烧热,将苹果卷放入煎盘内,煎成金黄色,趁热放入盘内,撒上糖粉即可。当点心食用,量随意。本方有益气降脂,生津降压,防癌抗癌功效。适用于多种癌症患者食用,对伴有高血压、动脉硬化症等患者尤为适宜。

(4)牛奶莲子露:鲜牛奶 400 毫升,莲子 100 克,白糖、湿淀粉各 50 克。将莲子用清水浸泡,再放入大碗中加适量清水,入笼用中火蒸半小时,起酥时加白糖再蒸,待糖溶化、莲酥烂时取出。锅洗净置中火上,放入适量水、白糖,烧沸后下牛奶,再下莲子,烧至微沸,用湿淀粉勾芡,搅匀后即可倒入汤碗中。当点心食用。本方有益气健脾,防癌抗癌功效。适用于多种癌症的防治。

(5)牛奶菜心:白菜心 500 克,牛奶 50 毫升,鲜汤 50 毫升,湿淀粉 10 克,鸡油 5 克,精制植物油 200 克(实耗约 50 克),胡椒粉、味精、食盐各适量。将菜心洗净,顺长切两半;旺火烧锅,放油烧至七成热,把切好的白菜心下锅,过油后捞起沥油待用。原锅留油 20 克,烧至六成热,将白菜心下锅,倒入鲜汤,放食盐,翻动一下再放牛奶、味精,用湿淀粉勾芡,盛碟,撒胡椒粉,淋鸡油即成。当菜佐餐,随意食用。本方有防癌抗癌,滋阴清热功效。适用于多种癌症的防治。

（6）牛奶萝卜球：牛奶 100 毫升，白萝卜、胡萝卜、青萝卜各 200 克，食盐 4 克，味精 2 克，鲜汤 250 毫升，湿淀粉 25 克，精制植物油 25 克，鸡油 10 克，黄酒适量。将 3 种萝卜去皮，洗净，切成大小相等的方块，然后再削成栗子大小的圆球，用沸水煮透捞出，用冷水过凉，沥干。将炒锅置火上，放油烧热，下鲜汤、食盐、黄酒、味精、萝卜球烧透，再下牛奶，待汤汁微开，用湿淀粉勾薄芡，淋上鸡油即成。当菜佐餐，随意食用。本方有防癌抗癌，滋阴补气，清化痰湿等功效。适用于多种癌症的防治。

四十三、含活菌的防癌饮品——酸奶

酸奶，是以新鲜的牛奶（或羊奶）为原料，加入一定比例的蔗糖，经过高温灭菌，冷却以后，再加入标化的纯乳酸菌种，经发酵而制成的乳制品。根据文献记载，在 5 000 年前，我们祖先已能种植多种谷物和驯养多种家畜。蒙古族早在汉代之前，已掌握了制乳技术。公元 641 年，唐朝文成公主进藏时已有"酸奶"的记载。在青藏高原，许多游牧者为了食用方便，常常把灌满羊奶的皮囊背在身上。由于体温等作用，使得羊奶变酸并呈乳渣状，这种发酸的奶吃起来别有滋味。人们还发现，把少量发酸的奶倒入煮过的奶中，隔些时候，煮过的奶就全部变酸，这就是最早的酸奶生产方式。

1857 年，法国巴斯德在研究酒变醋的原因时，发现了具有酸化能力的乳酸菌。此后，科学家们又发现具有同样作用的乳球菌、乳杆菌、双歧杆菌等。目前，从自然界分离出许多性状清楚的乳酸菌,用来作为标化的发酵菌种,促进了乳酸菌的应用。当今,乳酸菌发酵乳及酸奶已风行于世界许多国家,其发展速度之快令人震惊。在我国城乡盛行食用酸奶,这是因为乳酸菌发酵乳及酸奶不但营养非常丰富,而且有很高的药用和保健价值。

1. 酸奶的营养价值

发酵乳及酸奶除了保持有原奶(牛奶或羊奶)主要营养和药用外,在许多方面均优于原奶。以常吃的酸牛奶为例,与鲜牛奶或各种类型的奶粉相比,酸奶含有大量的乳酸,不只是味道醇厚,酸甜芳香,受到婴幼儿、中老年的宠爱,更为突出的是,乳酸进入人体能抑制有害菌群,促进胃内容物的排泄,减轻胃酸分泌,提高钙、磷、铁的利用率。而且,发酵乳(酸奶)的脂质,由于经发酵过程分解了脂质,可使非酯化的脂肪酸增加。一般发酵乳中的脂肪酸比原奶增加 2 倍,成熟奶酪比原奶增加 6 倍。有资料报道,酸羊奶的营养保健和药用比酸牛奶高,甚至还说:"若要不长癌,劝君多喝山羊奶。"

2. 酸奶的防癌抗癌作用

近代医学研究发现,无论是用牛奶还是用羊奶所制成的酸奶,都有防癌抗癌作用,而且为实验研究所证实,为叙述方便,统一以酸奶表述。

(1)酸奶的抗癌作用,表现为其所含的各种活性物质有协同作用,如含有多种维生素(A、D、E 及 B_1、B_2、B_{12}、叶酸、烟酸等),还含有大量乳酸、乳酸钙等保护因子。乳酸可促使肠道内正常菌群的增殖,抑制腐败菌的生长,有效地减少了腐败菌分解蛋白质后所产生的毒素堆积,从而起到防癌抗癌强身的效果。

(2)有资料报道,美国科学家在实验中发现,将接种并感染移植性癌瘤的实验鼠分作两组,一组用酸奶喂养,另一组喂一般饲料。实验结果表明,喂酸奶一组的鼠,其肿瘤明显受到抑制,癌细胞的增长较另一组降低30%～50%。

(3)还有学者将酸奶及奶酪提取物——乳酸杆菌,喂给预先植入癌细胞的小鼠,结果有50%的小鼠能保持不长癌瘤。

酸奶具有防癌抗癌作用,已愈来愈为人们所熟知,无论老、弱、妇、幼及肿瘤患者或正常健康人都可以饮用,一年四季,每天1～2次,常量服食酸奶100～200克(婴幼儿减半),均大有裨益。

但要提醒注意,空腹不宜饮酸奶。要知道,酸奶中含有对人体有保健作用的乳酸杆菌,其存活与胃肠道内的pH值密切相关。乳酸杆菌在pH值5.4以上的环境中生长繁殖良好,而在pH值2以下的环境中则难以存活,由于人在空腹时胃酸含量较高,pH值多在2以下,饭后才维持pH值3～5以上的状态。因此,饮用酸奶的最佳时间一般在饭后1～2小时之内,这样可以最大限度地发挥其滋养补益和防癌抗癌的功效。

3. 酸奶防癌抗癌食疗验方

(1)酸奶饮:酸奶250克。采用优质新鲜牛奶(或羊奶)加入标化的乳酸菌、白糖,经发酵、凝固、冷冻工序后制成。每日当早点,随餐饮用250克。本方有强身抗衰,防癌延年等功效。适用于消化系统癌症患者。

（2）酸奶蜂蜜生姜汁：酸奶 250 克，蜂蜜 30 克，鲜姜 50 克。将鲜姜洗净，凉开水浸泡 30 分钟，取出后，连皮拍碎，入锅，加水适量，煎取浓汁 100 毫升，兑入酸奶中，小火煮沸生姜汁酸奶，停火时立即调入蜂蜜，拌匀即成。早晚 2 次分服，当日服完。坚持饮用，本方有温中止呕，益脾抗癌等功效。适用于食管癌、肝癌等癌症患者。

（3）酸奶粥：酸奶 1 瓶（250 克），粳米 50 克。先将粳米淘洗干净，入锅，加水适量煮成稠粥，粥成后兑入酸奶，加白糖少量，搅拌均匀即成。早晨 1 次顿服。本方有补虚损，生津润肠，抗癌益寿等功效。适用于癌症病人术后及放、化疗期间食用。

（4）无花果酸奶：酸奶 1 瓶（250 克），无花果 100 克，蜂蜜 10 毫升。将无花果去皮，与酸奶、蜂蜜一起放入家用捣搅机中打成汁，储存冰箱，备用。早晚 2 次分服。本方有扶正抗癌，帮助消化等功效。适用于癌症病人术后体质虚弱、食欲缺乏者。

（5）大蒜酸奶：酸奶 1 瓶（250 克），生大蒜头 1 个，蜂蜜 10 克。先将生大蒜头掰开、去皮，捣烂，与酸奶、蜂蜜一起放入家用榨汁机中搅打成汁，贮入冰箱、备用。早晚 2 次分服。本方有补益抗癌等功效。适用于癌症病人体质虚粥、头昏乏力、大便干结等症。

（6）橘汁酸奶：酸奶 200 克，橘汁 50 毫升，白糖 20 克。将新鲜橘汁、白糖放入酸奶中，调匀即成。本方有防癌抗癌，补益脾胃，生津止渴等功效。适用于癌症及癌症放化疗、术后体质虚弱，食欲缺乏者；也可用于暑热症、疰夏、消化不良、胃肠炎等病症。

四十四、抗癌"仙桃"——猕猴桃

猕猴桃，又名藤梨，仙桃、葡萄梨等异名，为猕猴桃科木质藤本植物猕猴桃的成熟果实。猕猴桃原产于我国，我国栽培猕猴桃已有 1 200 多年的历史。然而，千余年来人们对猕猴桃未予重视，使其始终处于野果地位。真正得到精心培育和发展，还是新中国成立以后，特别是 20 世纪 70 年代末、80 年代初才步入了新的拓展时期。我国猕猴桃分布很广，其中以河南、陕西、湖南、湖北、福建等省较多，陕西秦巴山区有年产千万吨猕猴桃的资源，有条件大量开发，并应用于临床。猕猴桃目前已成为我国登山队员的特种食品，我国登山队员第一次攀登珠穆朗玛峰的时候，就已经使用了猕猴良株佳果的加工食品。1984 年，参加美国洛杉矶奥运会的中国健儿几乎天天都饮用猕猴桃鲜果制备的饮料。

1. 猕猴桃的营养价值

猕猴桃的品种不多，据有关报道，全世界共有 54 种，我国就有 52 种。其中，最为名贵的要数中华猕猴桃，它在清代《花镜》中被描述为"其花小而淡红，实形似鸡卵，十日烂熟，色绿而甘。猕猴喜食之"。由于它清香多汁，酸甜可口，风味独特，营养丰富，受到世界各国的重视，猕猴桃被誉为"品质超群的水果"。猕猴桃外观平常，貌不惊人，因其所含的特殊营养成分具有极高的经济和医疗价值而折服了所有的人。据科学研究分析测定，猕猴桃含有丰富的蛋白质和矿物质（钙、磷、钾、铁、硫、钠、镁、氯）。每 100 克猕猴桃鲜果肉中，含维生素 C 100～420 毫克，最高可达 930 毫克，比柑橘类高 6～8 倍，比苹果高 20～83 倍，比梨高 32～139 倍。维生素 C 含量这样高在水果中是很少见的，而且维生素 C 在人体可达 94％的吸收率。特别令人惊叹的是，猕猴桃所含的猕猴桃素是一种蛋白分解酶，可抑制蛋白质成为胶体状，有溶解动物的死亡细胞及保持其柔软成分的作用。若将猕猴桃汁放在较硬的牛肉、排骨或肉片上，经 15 分钟左右，能使骨肉变软。在扶桑之国日本，喜用猕猴桃与肉食搭配起来吃，以增加肉食风味，并易于肠胃消化。猕猴桃可溶性固形物含量为 12％～20％，其中糖占 70％，主要是容易被人体吸收的葡萄糖和果糖，有机酸含量 1.4％～2％；还含有维生素 P、维生素 B_1、类胡萝卜素、粗纤维、解朊酶，以及甘氨酸、酸氨酸等 17 种氨基酸。20 世纪 60 年代初期，猕猴桃在国际市场上崭露头角，至今已以 10 倍于苹果的价格“独占鳌头”了。

中医学认为，猕猴桃性味甘酸而寒，入肾、胃、膀胱经，有清热生津、和胃消食，利尿通淋之功效。

2. 猕猴桃的防癌抗癌作用

在国际市场上，猕猴桃能以如此“神话般”的速度一跃成为销路紧俏的名贵果品，其原因除了上述诸多因素，还由于它具有良好的防癌抗癌作用。猕猴桃的保健抗癌功效已为现代实验研究所证实，而且为临床研究报告所推崇。

（1）北京医科大学宋圃菊教授，以鼠伤寒沙门菌致突变试验证明,猕猴桃汁可阻断亚硝胺的合成,从而显示有预防胃癌的作用。动物实验将猕猴桃汁和柠檬汁进行对比实验,结果证明猕猴桃汁是最有效的亚硝胺阻断剂,阻断率高达98%。当把猕猴桃汁中的维生素 C、维生素 E 破坏后,所测试的阻断率仍可达 79.8%,而把柠檬汁中的维生素 C、维生素 E 破坏后,阻断率却降至不到 20%。这说明猕猴桃的抗癌物质不是单一的,除含有维生素 C、维生素 E 外,还含有其他可以阻断亚硝胺生成的活性物质。

(2)近年来的药理研究表明,猕猴桃根的乙醇提取物腹腔注射给药,对实验小白鼠肉瘤 S_{180} 及宫颈癌均有较强的抑制作用。

(3)据报道,北京大学生物系学者陈德明等人在实验中发现,猕猴桃存在可杀伤离体癌细胞的"多肽"。

(4)日本科学家本桥登对猕猴桃的抗癌机制进行了研究探讨,据报道,研究中心发现氧化型维生素 C 可与自由基发生反应,成为还原型维生素 C,减少了自由基。而自由基产生过多被认为是致癌原因之一。猕猴桃含有大量的维生素 C,还可阻止氮-亚硝酸化合物的生成,而氮-亚硝酸化合物是一种已知的致癌物质。

(5)猕猴桃果汁中含有丰富的半胱氨酸蛋白酶,可使食入的动物蛋白得以完全水解成易于消化吸收的形式,减轻消化道的负担,从而增强细胞的抗癌能力。

(6)有学者认为,猕猴桃含维生素 C 极为丰富,大量的维生素 C 可促进干扰素的产生,并可升高环—磷酸腺苷和环二磷酸腺苷的水平,有利于增强机体免疫功能,增强对癌症的抵抗力。

（7）临床观察发现，猕猴桃对胃癌、大肠癌、食管癌、肺癌、肝癌、乳腺癌等都有一定效验。将新鲜的猕猴桃去皮，洗净，剥开，捣至稀糊状，加凉开水搅拌成黏稠汁液，加入蜂蜜适量，再兑入凉开水 300 毫升，混合均匀，分早晚 2 次饮服，有清热解毒、抗癌消肿之效，适用于癌症患者的辅助治疗。将猕猴桃榨汁、制酒、制成糕点食用，均有防癌抗癌之效。

猕猴桃还可以降低血胆固醇和三酰甘油水平。因而，人们誉称猕猴桃为"长生不老果"。并且经研究观察，猕猴桃根与果实一样均可入药，都有明显抗癌保健作用。

有临床报道，湖南省肿瘤医院的研究人员给接受治疗的肿瘤病人服用猕猴桃果汁，据病人反映，饮用猕猴桃果汁后能增进食欲。与不做此项治疗的病人对比，饮用猕猴桃果汁者血红蛋白和白细胞下降明显减少，消化道的不良反应也明显减轻。有人用猕猴桃狗肉汤食疗方治疗眼部恶性黑色素瘤，取得明显效果。具体做法为：猕猴桃果实 250 克，狗肉 500～700 克，共炖汤服；每天再用猕猴桃根 120 克，鸡蛋 2 个（或猪肉适量）炖服，30 天为 1 个疗程，简便实用，深受欢迎。

杭州肿瘤医院有临床报告，采用猕猴桃根 2 千克，制成 1 000 毫升糖水，分 2 周服完，先后收治食管癌、胃癌共 74 例，获得明显疗效。浙江镇海卫生单位还以此方为主治疗一位姓周的成年患者，病理检查为胃癌，已转移至小网膜淋巴结，手术后不能进食，小便黄赤，疼痛欲绝。经连续服用

45 天,临床症状全部消失,生活已能自理。

猕猴桃性寒,不宜多食,否则冷脾胃、易泄泻。凡脾胃虚寒者应慎食,先兆流产、月经过多和尿频者忌食。

3. 猕猴桃防癌抗癌食疗验方

应用猕猴桃防癌抗癌、保健强身是很值得推广的,其药膳食疗经验方也不少,介绍 6 款,供日常家庭选择。

(1)猕猴桃蜜茶:猕猴桃 2 枚,蜂蜜 30 克。将新鲜采摘的猕猴桃用凉盐开水浸泡片刻,洗净,剥开,取其果肉,切碎,捣烂,研成细糊状,加冷开水搅拌,调成黏稠汁液,兑入蜂蜜,加凉开水 300 毫升,混合即成。当蜜茶饮料,早晚 2 次分服。本方有清热解毒,滋补抗癌功效。适用于食管癌、胃癌、大肠癌的食疗。

(2)猕猴桃生食方:猕猴桃鲜果 6 枚。将成熟猕猴桃浸泡于温开水中,反复洗净,剥开猕猴桃外皮即可食用。每日 3 次,每次 2 枚,缓缓细嚼,徐徐吞服。本方有滋补强身,清热生津,解毒抗癌功效。适用于鼻咽癌、肺癌、乳腺癌等癌症,对鼻咽癌病人放疗后虚热咽干,烦渴欲饮者尤为适宜。

(3)猕猴桃羹:猕猴桃 2 枚,薏苡仁 100 克,红枣 15 枚,红糖 30 克。将猕猴桃洗净,剖开,连皮切碎,捣烂成糊状,用纱布裹紧,绞挤汁液。薏苡仁、红枣洗净后同入锅中,加水适量,先用大火煮沸,再改以小火煨煮至黏稠状,趁热调入猕猴桃糊汁液,加红糖拌匀,再煮至沸即成。当点心,早晚 2 次分服,食羹,嚼食红枣。本方有解毒抗癌,补血强身功效。适用于各类癌症的食疗。

(4)猕猴桃银耳羹:猕猴桃 100 克,水发银耳 50 克,白糖适量。猕猴桃洗净，去皮、核，切片。水发银耳去杂，洗净，撕片放于锅内，加水适量，煮至银耳熟，加入猕猴桃片、白糖，煮沸出锅即成。佐餐食用。本方有润肺生津，滋阴养胃解毒功效。适用于多种癌症，以及烦热、消渴、食欲缺乏、消化不良、肺热咳嗽和痔疮等病症食疗。

（5）猕猴桃奶饮：猕猴桃 2 枚，酸奶 200 克。将猕猴桃择洗干净，剥去外皮，将猕猴桃肉放入家用果汁机中，快速搅打成浆汁，倒入容器，加入酸奶，拌均匀即成。早晚 2 次分服，或当饮料，分数次饮用，当日吃完。本方有补气养阴，防癌抗癌等功效。适用于鼻咽癌等癌症的食疗。

（6）猕猴桃粥：猕猴桃 4 枚，粳米 100 克，红糖 20 克。将猕猴桃洗净，切碎，捣烂，放入纱布袋中，绞压挤汁液。粳米淘净后入锅，加水适量，小火煨煮成稠粥，粥成时调入猕猴桃汁液，加红糖后拌匀，再煮至沸即可。早晚餐分服，温热食用。本方有健脾和胃，清热解毒，抗癌消肿功效。适用于食管癌、肺癌、鼻咽癌、胃癌、大肠癌的食疗。

四十五、防癌"长寿果"——罗汉果

罗汉果，又称"长寿果"，假苦瓜、拉汉果、汉果等，为葫芦科多年生宿根草质藤本植物罗汉果的果实。根块状，重达数十千克，夏季开花，果实圆形或长圆形，被黄色及黑色柔毛，因形似罗汉的肚子而得名。罗汉果产于我国广西、广东、海南、贵州等地，是一些阴湿地区的特有果品。罗汉果，原是一种无名野果，相传在几百年前，有一位姓罗名汉的乡土医生，用这种野果子治好了许多人患有的喉炎、咳嗽、咳痰等病症。后来，他去世了，人们十分怀念他，便将这种果子取名为"汉果"。这种汉果，干果皮薄而脆，肉质黄白色，疏松而柔绵，甜润得像蜜一样。在广西桂林一带，民间用这种栽培驯化的罗汉果治病已有 200 多年的历史了。光绪十三年(1905)，广西临县县志有"罗汉果大如柿，椭圆中空，味甜性凉，治劳嗽"的记载。

罗汉果性喜阴凉、潮湿，生长在日照短、昼夜温差大的地方。广西地处亚热带，群山起伏，气候阴凉，雨量充沛，树木茂盛，最适宜于罗汉果生长。由于罗汉果难作鲜食，因而一直无人问津。直到 18 世纪初，广西北部山区少数民族首先发现成熟的罗汉果可煎汤饮服，甜美可口，还意外地收到了润喉开音、止咳定喘、清热抗疲劳之效，从此开始了人工栽植。罗汉果雌雄异株，块根可活数十年，重达数十千克，春季萌芽发藤，9 月份产果，果形似鸡蛋，成熟鲜果外皮呈绿色，炭火烘干后成褐红色，有光泽，残留少许茸毛，干果皮薄而脆，果肉表面黄白色，疏松似海绵状。种子扁平，长圆形，棕色，边缘较厚，中间微凹，味甜。罗汉果烘干保存，甜度风味均不受影响。除干果外，还可加工成中成药供应国内，并远销日本、东南亚、加拿大和美国等地，享有很高的国际声誉。罗汉果通常干制以后销售，以个大干爽、体轻皮薄、色泽黄褐、不破不裂、味甜不苦、摇撼无声者为上品。罗汉果有长果和圆果两种。长果形似鹅蛋，果形较大，皮薄光滑，品质优于圆果形的罗汉果。

1. 罗汉果的营养价值

据化学分析,罗汉果的营养物质十分丰富,它含有还原糖、果糖、葡萄糖,总量达 38.3%;含有丰富的蛋白质、油脂、多种维生素、氨基酸、亚油酸和三萜类化合物等。罗汉果中维生素 C 的含量相当高,其鲜果每 100 克含维生素 C 平均为 400 毫克左右,最高达 510 毫克以上,比鲜枣略少,高于其他一般水果和蔬菜,对防治坏血病、癌症、抗衰老和增强免疫力等都有一定的意义。

2. 罗汉果的防癌抗癌作用

罗汉果除具有特殊的清肺止咳作用外,还有防癌抗衰老作用,已经引起国内外医学专家们的高度重视。

(1)1975 年,美国研究人员从罗汉果分离出一种甜度相当于蔗糖 300 倍的非糖成分。日本的竹本常松说,罗汉果对各种疾病有效的主要成分可能就是这种比蔗糖甜 300 倍的新物质。据国外有关资料报道,近年来发现这种甜味物质是罗汉果所含的三萜类化合物,可能具有防癌作用,这已引起了世界医药界的重视。

(2)罗汉果含有十分丰富的维生素 C,具有良好的防癌抗癌作用,经常服食罗汉果及其活性制剂,能有效地阻止体内致癌物亚硝胺的形成,巩固和加强机体的防御能力,使癌细胞丧失活动能力。实验研究证明,维生素 C 是合成生理透明质酸酶抑制药(PHI)过程中必不可少的物质。PHI 可以使透明质酸酶丧失活性,从而抑制癌细胞的增殖。

(3)罗汉果结合中草药或其他抗癌药物协同治疗,可收到相辅相成的效果,可减轻抗癌药物的毒性和不良反应。

有学者报道,在中医临床防治肿瘤的实践中,以开水泡罗汉果当茶饮,每天1个,在治疗鼻咽癌,喉癌、肺癌等病症中,收到了较好的清肺止咳,润肺化痰,养阴生津,利咽开音的效果,对上述几种癌症的放疗反应(如咽干、烦渴、干咳、身热等)也有缓解作用。若无罗汉果正品,则以其制剂罗汉果糖浆、罗汉果冲剂、罗汉果晶和罗汉果果露等代用。临床观察结果表明,以罗汉果泡茶饮用疗效较高。

罗汉果性偏凉,体质虚寒者不宜多吃。

随着当今世界的科学发展,人们对罗汉果具有抗癌作用的进一步开发、应用已展示了美好的前景,也将为癌症患者带来了康复的福音。

3. 罗汉果防癌抗癌食疗验方

(1)罗汉果茶:罗汉果15克。每年9~10月间果实成熟时采摘,置地板上使其果皮转黄再用火烘炕,制成叩之有声的干燥果实,择量切成饮片,放在有盖杯中,以沸水冲泡,加盖闷15分钟即可,一般冲泡3~5次。当茶,频频饮用。本方有清肺止咳,防癌抗衰功效。适用于鼻咽癌、喉癌、肺癌的食疗。

(2)罗汉果干糖粉:罗汉果1 000克,白糖500克。将罗汉果洗净,切成片,加水浓煎2次,每次45分钟,合并2次浓煎液汁,用文火煎熬浓缩至稠黏将要干锅时(勿使煎焦)停火,待冷后拌入干燥的白糖粉,将药汁吸净,混匀后晒干或烘干,压碎成粉状,装瓶备用。每日2次,每次20克,以沸水冲化饮用。本方有益阴降火,补虚抗癌功效。适用于肺癌、喉癌、鼻咽癌患者肺阴不足,阴虚内热出现咽痛、喉痛、声音嘶哑等症。

（3）罗汉果粥：罗汉果 30 克，粳米 50 克，蜂蜜适量。粳米洗净，放入锅中，加水适量，待粥沸后放入罗汉果即成。喝粥时调入蜂蜜。早晚餐食用，每日 1 剂。本方有滋阴降火，防癌抗癌功效。适用于肺癌、鼻咽癌的防治。

（4）罗汉果炖肉：鲜罗汉果 120 克（干品 60 克），猪瘦肉 120 克，调料适量。猪肉、罗汉果分别洗净，切块，同入锅中加水适量，加调料，煮至肉烂为度。喝汤吃肉，随意服用。本方有健脾滋阴，防癌抗癌功效。适用于肺癌、鼻咽癌及咽喉肿痛的食疗。

（5）罗汉果柿饼汤：罗汉果 50 克，柿饼 2 只。将罗汉果洗净，切片，与撕成小块的柿饼同入锅中，加水适量，煎煮 30 分钟即成，吃罗汉果及柿饼，饮汤，当日吃完。本方有滋阴清热，抗癌防癌功效。适用于肺癌、鼻咽癌及放化疗后咽喉、口鼻干燥疼痛，口腔溃疡。

四十六、防癌果中美珠——无花果

无花果，俗称奶浆果、蜜果，异名天生子、映日果、文仙果、品仙果、隐花果，古称阿驵等，为桑科榕属落叶灌木或小乔木植物无花果的果实（花序托）。无花果原产于东南亚和地中海的东部地区。在圣经和其他古代文献中都曾提到过这种奶浆果。我国大约从唐代开始引种，到现在已有 1 000 多年的栽培历史，全国各地均有栽培，尤以福建、广东、广西等南方地区为多。无花果不是无花而实，是有花的，每年初秋,果实由绿变为紫红,软似烘柿而无核,甜润可口,带有香蕉味道,吃过还想吃。无花果不但可食,而且有很高的药用价值。《本草纲目》就有记载,无花果,其根、茎、叶、果均可入药。

这种多肉质的水果在古文化中被称为无花的果实,人们对它的形成感到很神秘,我国有人甚至称其为"天生子"(《滇南本草》)。随着科学研究的深入,认识到无花果还是有花的,花单性,隐于囊状花序托内,即其花隐藏在无花果中心的空室处。无花果顶端处有一开口不与树连接,这是所有水果都不具备的。这个小"眼"孔使花与外部的空气、阳光相通,所以外观不见其花而只见其果。加上引种无花果时多用扦插和压条繁殖,并由此流传有"无花果无花"的误解。无花果从夏到秋,陆续开花结果,果实幼嫩时绿得青翠可爱,成熟时黄橙泛红,甚至显现甜紫光泽,十分诱人。

1. 无花果的营养价值

无花果有"果中美珠"的美誉。夏末秋初之时,无花果由绿变紫,渐趋成熟,完全成熟的软烂而无核、多汁而味甘。它营养丰富,鲜果含糖量高达28%,且主要为果糖和葡萄糖,容易为人体所吸收和利用,还含有蔗糖等多糖类成分。无花果果实含柠檬酸、延胡索酸、琥珀酸、丙二酸、吡咯烷羧酸、草酸、苹果酸、奎宁酸、莽草酸,以及植物生长激素(茁长素)等。乳汁尚含淀粉糖化酶、脂肪酶、蛋白酶等。此外,还含有人体保健所必需的维生素 A、维生素 D、维生素 C 及 β-葡聚糖等活性物质。以上这些是临床入药治病的物质基础,功能补脾健胃,润肺利咽,润肠通便,清热解毒,驱虫止泻等,确实是难得的药食两用佳果。

2. 无花果的防癌抗癌作用

现在,世界各国医药学界对无花果的防癌抗癌作用产生了浓厚兴趣。

(1)法国、巴西等国科学家发现,在种植和食用无花果的地区,人们很少患有癌症。经研究认为,无花果中的维生素 A、维生素 D、维生素 C 和 β-葡聚糖等具有抗癌作用。

维生素 A 能阻止致癌物质亚硝胺的形成;维生素 D 能分解人体内已形成的亚硝胺;维生素 C 可抑制癌细胞的发展,β-葡聚糖可以帮助消灭已形成的癌细胞。科学家们认为,无花果的抗癌功能可能来自各种内含物质的综合作用。

(2)无花果干果的水提取物,经活性炭、丙酮处理后所得活性物质有抗艾氏肉瘤的作用。

(3)从无花果未成熟果实中所得到的乳汁能抑制大鼠移植性肉瘤、小鼠自发性乳腺癌,致使肿瘤坏死;同时又能延缓移植性腺癌、骨髓性白血病、淋巴肉瘤的发展,并使其退化。

(4)国外科学家认为,无花果含有一种防癌因子,能防止早期癌症的形成。

(5)我国江苏省肿瘤防治研究所和南京农业大学 1989 年完成的一项研究成果表明,无花果具有明显的抗癌防癌、增强人体免疫功能的作用。

(6)有专家发现,在无花果树的乳胶和干果的提取物中及鲜果的白色乳汁中,含有一种能够抑制肿瘤的有效成分,对乳腺癌、骨髓癌、骨髓性白血病等恶性肿瘤具有明显的抑制作用,可控制肿瘤恶化。

(7)实验研究表明,无花果对小鼠腹水癌、肉瘤、肝癌及肺癌的抑瘤率分别为 53.81％、41.82％、44.44％、48.52％。

(8)近年来,据报道,日本专家从无花果中提取出一种药物,可阻止癌细胞的生长,能治疗多种早、中期癌症。

(9)法国科学家也从无花果中发现了能够抵抗人体细胞癌变的"微小放射体",这是很有意义的。

由此可见,无花果不但是保健食用妙品,而且在防癌抗癌上有其特殊的功效,经常食用,无论是癌症患者,还是正常健康人,均大有裨益。

现在,已有许多医院在肿瘤防治中重视无花果的临床应用,治疗多种恶性肿瘤。例如,浙江中医药大学肿瘤研究室以无花果为主药治疗大肠癌;有人用鲜无花果 500 克,猪瘦肉 100 克,煨炖半小时,服汤食肉,治疗食管癌;有人用无花果 30 克,木通 15 克,煎服,每日 1 剂,治疗膀胱癌等,均取得一定的疗效。目前,临床上因木通对肾脏有不良反应,建议用黄柏 5 克替代。

四川简阳人民医院近年来将无花果制成片剂、冲剂,用于治疗胃癌等恶性肿瘤,使有些患者病情得到了缓解,延长了生存期。有报道说,1 例纵隔瘤病人,术后肿瘤扩散,姑息治疗中,经服用无花果制剂 3 年多,病情得到控制,全身状况改善,能料理家务及从事轻微劳动,至报道时仍在继续治疗中。

据《医学参考资料》报告,国外用无花果提取液治疗 5 例胃癌晚期患者,采用静脉注射给药,每日 3 次,每次 10～40

毫升,30～50天肿瘤全部消失,其中2例胃幽门癌患者疗效更为显著。无花果防癌已得到普遍认可,美国和日本将无花果罐头贴上"防癌食品"标签,在市场上出售。防癌已经成为社会、民众关注的热点,有效的防癌食品已为一般人所接受。

我国学者也认为,无花果具有广泛抗癌作用,可用于治疗多种恶性肿瘤,且无不良反应,并能补脾健胃,又可作水果生食,实为肿瘤病人食疗的好蜜果。

3. 无花果防癌抗癌食疗验方

无花果应用于抗癌,一般采用食疗和药膳的形式,下面介绍6款常用的服食方法,供选用参考。

(1)无花果嚼食方:新鲜无花果6枚。夏、秋季采收成熟的无花果,用凉开水洗外皮,剥开,慢慢嚼食,徐徐咽下。每日2次,每次3枚。长期服食。本方有清热解毒,健胃防癌功效。适用于各类癌症的防治。

(2)无花果蜂蜜糊:无花果100克,蜂蜜30克。将采收的成熟无花果洗净,剖开,放入砂锅,加水适量,小火煨煮成糊状,趁热调入蜂蜜即成。早晚2次分服。本方有解毒消肿,利咽抗癌功效。适用于鼻咽癌、食管癌、大肠癌、膀胱癌、肝癌、肺癌等癌症。

(3)无花果膏:未成熟无花果1 000克,白糖500克。将采摘的未成熟无花果用水洗,连皮、柄一起切片,放入锅内,加水适量,小火熬煮40分钟,至果肉、皮、柄等熟烂呈糊状,纱布过滤浓汁;过滤的残渣再入锅,加水适量继续熬煮30分钟,纱布过滤浓汁。合并2次浓汁,小火煎煮浓缩,至较浓稠时加白糖调匀,继续煎熬至黏稠成膏,停火,晾凉后装罐,贮入冰箱备用。每日2次,每次30克,温开水调服。本方有清热解毒,消肿抗癌功效。适用于各期乳腺癌及术后放疗、化疗患者。

(4)无花果茶:无花果50克。将采收的无花果洗净,切碎,在微火上炒干呈淡黄半焦状,研成细末。每日2次,上下午分别用沸水冲泡,加盖闷10分钟。当茶频饮,饮用中可加适量红糖拌匀调服。本方有补脾健胃,清热解毒,止泻抗癌功效。适用于肿瘤病人出现脾胃虚弱,消化不良,饮食减少,便溏腹泻诸症。

(5)无花果粥:无花果粉30克,粳米100克,红糖20克。将采收的无花果洗净,切片(连皮、柄),晒干或烘干,研成细粉。将粳米淘净后入锅,加水适量,小火煨煮成稀粥,趁粥成时调入无花果粉、红糖,拌匀,再煮沸片刻即可食用。本方有健脾止泻,消肿利咽、防癌抗癌功效。适用于咽喉癌、胃癌、食管癌、宫颈癌、膀胱癌等多种癌症的食疗。

(6)蜜饯无花果:鲜无花果500克,蜂蜜250克。将采收的无花果洗净,连果皮、柄切成薄片,放入锅中加水适量,煎煮至七成熟时,再加蜂蜜和水,拌匀,以小火煮至熟透,浓缩收汁后冷却,装罐贮入冰箱,备用。当点心,每日数次,随意适量服食。本方有消肿解毒,消炎利咽,健胃抗癌功效。适用于咽喉癌、食管癌、胃癌的食疗,并对癌症放疗、化疗后出现的消化道毒性反应有较好的调养效果。

四十七、药食俱佳的防癌果——山楂

山楂，俗称胭脂果，异名山里红果、猴楂、鼠楂等，为蔷薇科落叶灌木或小乔木植物山里红或山楂的成熟果实。秋季果实成熟时采收，切片，干燥。主要产于我国北方山东、河南、辽宁等地，俗称"北山楂"；产于江苏、浙江、云南、四川等地，统称"南山楂"。山楂不仅是人们喜爱的水果，也是常用的中药。作水果以云南、广西的粗叶山楂为优，入药则以北山楂为好。

山楂味酸、甘，性微温，具有消积食、散瘀血、驱绦虫、止痢疾、化痰浊、解毒活血、提神醒脑、清胃等功效。适用于肉积、痰饮、泻痢、肠风、腰痛、疝气、产后恶露不尽、小儿乳食停滞等。近代研究发现，山楂中含有三萜类和黄酮类的药物成分，具有扩张冠状动脉、增加心肌收缩力、减慢心率和改善血液循环的功能，并具有降低血清胆固醇、降血压、利尿、镇静作用。牡荆素是山楂含有的黄酮类化合物，它是一种具有抗癌作用的药物成分。山楂中的槲皮黄苷具有扩张气管、促进气管纤毛运动、排痰平喘之效，有利于气管炎患者的治疗。焦山楂及生山楂均有很强的抑制福氏痢疾杆菌、宋内痢疾杆菌、变形杆菌、大肠埃希菌、铜绿假单胞菌、金黄色葡萄球菌的作用。

1. 山楂的营养价值

山楂含有丰富的营养物质，是重要的药食果品。据分析测定，山楂的主要成分为酒石酸、柠檬酸、山楂酸、黄酮类、维生素 C、苹果酸、皂苷、果糖、蛋白质、脂肪、鞣质、多种萜类化合物、脂肪酶等,还含微量元素铜、钠、锌、铁,以及磷、钙等矿物质。山楂核中含有苦杏仁苷。据分析,每 100克山楂含维生素 C 89 毫克,其量相当于橙汁的 1/3,含量多于苹果、桃子、樱桃及梅子,所含维生素 A、维生素 B_2 等也很可观。

2. 山楂的防癌抗癌作用

十分引人注目的是近代科学研究发现,山楂具有防癌抗癌等功效。

(1)山楂中维生素 C 的含量较高,由于维生素 C 具有防治肿瘤作用,所以山楂在防癌膳食中处于重要地位。

(2)山楂所含黄酮类药效成分中,有一种叫牡荆素化合物(即牡荆碱)的物质,具有抗癌作用,经常食用山楂,对防治癌症有一定的意义。

(3)在胃液酸碱度条件下,山楂提取液能够消除合成亚硝胺的前体物质,即能阻断亚硝胺的合成,在防治消化道癌症方面具有重要作用。

(4)山楂的丙酮提取液对致癌剂黄曲霉毒素 B_1 诱导TA98 移码型、TA100 碱基置换突变株回复突变抑制作用实验表明:山楂对黄曲霉毒素 B_1 的致突变作用有显著抑制效果。也就是说,山楂对预防肝癌有意义。

(5)动物实验也表明,山楂片水煎液可以延长生瘤动物的寿命,山楂煎提取液有抑制小鼠艾氏腹水癌细胞的作用,可延长带瘤动物的存活时间,其作用机制是抑制了癌细胞DNA 的合成。

（6）山楂核水煎液对人宫颈癌 JTC-26 有明显的抑制作用，其抑制率高达 70%。

（7）生山楂具有抗噬菌体的功能，提示山楂生用就有一定的抗癌活性。

（8）经常食用山楂及其制品可以防治消化系统癌症如食管癌、胃癌、肝癌，对年龄偏大者更有效。目前，中医临床医生常用山楂防治萎缩性胃炎并取得了显著的效果，而萎缩性胃炎可视为胃癌的前期病变，其转化癌症率较高。有效地抑制萎缩性胃炎的发展，即能从一个方面控制胃癌的发生。

人体癌瘤多为实体肿块，临床上癌症患者又多见有瘀血征象，由于山楂功专消食除积，化瘀祛滞，且能抑制癌细胞的生长，因而适用于多种实体瘤的治疗。目前，常用于消化道及妇女生殖系统恶性肿瘤，对癌症患者出现食欲缺乏、消化不良者，使用山楂及山楂制品的药膳食疗尤为适宜，可发挥较好的辅助治疗作用。

山楂虽是佳果良药，但不宜过多食用。《随息居饮食谱》中记载："多食耗气、损齿，易饥，空腹及羸弱人或虚病后忌之。"此外，下列几种人不宜多食山楂：一是孕妇，山楂有破血散瘀的作用，能加速子宫的收缩，孕妇过食山楂易导致流产。二是儿童，小儿脾胃较弱，过食山楂会损伤胃，降低消化功能，导致消化不良而引起消瘦等。三是胃溃疡患者，患者胃中经常保持较高的酸度会损伤胃黏膜，不利于溃疡的修复。四是低脂肪者，因为山楂具有降血脂作用，血脂过低的人多食山楂会影响健康。五是服用人参等补品时不宜吃山楂及其制品,以防止其抵消人参的补气作用。

3. 山楂防癌抗癌食疗验方

山楂治疗癌症的临床应用较广,包括食管癌、胃癌、大肠癌、宫颈癌、肝癌,以及其他中老年癌症,现介绍6款山楂防癌抗癌食疗经验方,供选用时参考。

(1)复方山楂饮:干山楂片60克,红枣15枚,红糖20克。将山楂片与红枣洗净,同入锅中,加水适量,煎煮2次,每次30分钟,取汁合并后调入红糖,拌匀即成。早晚2次分服,同时可嚼食山楂片、红枣。本方有行气消积,祛瘀抗癌等功效。适用于各类癌症的食疗,肝癌高发区人群经常饮用复方山楂饮尤为适宜,有一定的防癌抗癌作用。

(2)山楂红糖煎:鲜山楂100克,红糖50克。将鲜山楂洗净,连皮切片,研碎,入锅,加水煎煮2次,每次30分钟,合并2次煎液,兑入红糖,文火煨煮至300毫升。每日2次,每次150毫升,温服。本方有益胃消积,活血化瘀,强体抗癌功效。适用于宫颈癌、食管癌、胃癌、肝癌等恶性肿瘤的食疗。

(3)蜜饯山楂:生山楂1 000克,蜂蜜400克。将生山楂洗净,去杂质,切成片,放入锅中,加水适量,煎煮至八成熟时,剔除果柄、果核,再煮,煎汁稠干时加入蜂蜜,搅匀,再用小火煎煮,收汁即可。当蜜饯点心,每日数次,随意适量服食。本方有益脾健胃,解毒抗癌功效。适用于胃癌、食管癌、大肠癌、肝癌、子宫癌等恶性肿瘤的食疗。

(4)复方山楂粥:鲜山楂(连核)20克,三七3克,粳米100克,蜂蜜30克。将山楂洗净,切片,研碎,入锅,加水浓煎2次,每次30分钟,合并2次煎液。粳米淘净后入锅,加水适量煨煮成稠粥,粥将成时兑入山楂浓煎液汁、三七粉、蜂蜜,边加边搅,搅拌后煮沸即成。每日早餐温热服之,15天为1个疗程。本方有健胃利肠,通瘀抗癌功效。适用于胃癌、大肠癌、子宫癌的食疗。

(5)山楂荷叶茶:鲜山楂15克,荷叶半张。将山楂洗净,切碎。荷叶洗净,切成小方块,与切碎的山楂同入锅中,加水适量,浓煎2次,每次15分钟,合并2次煎液即可。代茶,上下午分饮。本方有降脂祛瘀,解毒抗癌功效。适用于癌症患者合并高脂血症、冠心病,对出现滞血痛胀者尤为适宜。正常健康人在夏、秋季节将其作为日常饮料,同样可以收到强身防癌的效果。

(6)山楂炒绿豆芽:鲜山楂150克,绿豆芽200克,花椒5粒,葱、姜、食盐、黄酒、味精、植物油各适量。将绿豆芽摘去根须,洗净,沥干;山楂去核,切成丝;葱、生姜洗净,切成丝。炒锅上火,放油烧至四成热,下花椒炸出香味时捞出,再下葱、姜丝煸香,加入绿豆芽、黄酒、食盐、山楂炒几下,再加入味精,翻炒几下即成。佐餐食用。本方有防癌抗癌,健脾活血,祛脂减肥等功效。适用于消化道癌症及单纯性肥胖症、冠心病、高脂血症的食疗。

四十八、防癌“水果皇后”——草莓

草莓,为蔷薇科多年生草本植物草莓的果实,又称洋莓果、凤梨草莓等。原产于南美洲,是世界七大水果之一,现美国的产量居世界第一位,全年产量在22万吨以上,波兰、日本、墨西哥等国年产量在 10 万吨以上。20 世纪初,我国开始引种草莓,但较长期内未受重视。草莓在我国成为后起之秀的水果是近 30 多年的事。现在,草莓栽培遍布全国,草莓资源十分丰富。近些年来,又从国外引进了一些新品种,草莓在我国已经成为老幼皆宜,喜食乐道的风行果品。有人感叹说:"中国的猕猴桃,南美的草莓,都在异国他乡大放光彩。"草莓的品种有 2 000 多种,草莓果实鲜红艳丽,柔嫩多汁,酸甜宜人,浓郁芳香,有"水果皇后"的美誉。

1. 草莓的营养价值

实际上,我国也有野生的品种如白草莓,作为药用的草莓有结根草莓、蛇草莓等。草莓的营养很丰富,据科学测定,每 100 克鲜果肉中含维生素 C 60 毫克,比苹果、葡萄、番茄高 3～10 倍,果肉还含有蛋白质、碳水化合物、脂肪、有机酸、果胶等营养素。草莓还含有维生素 B_1、维生素 B_2、烟酸,以及钙、磷、铁、钾和锌、铬等人体必需的矿物质(包括部分微量元素);而且,草莓是人体必需的膳食纤维、钾、铁、维生素 C 和黄酮类成分的上佳来源。因此,草莓的药用价值也相当高。中医学认为,草莓味甘、性凉,具有清热止咳,利咽生津,健脾和胃,滋养补血,解酒等功效。适用于便秘、痔疮、贫血、高血压病、高脂血症、冠心病、脑卒中、牙龈炎、厌食症、胃炎、胃酸缺乏症等。草莓对胃肠和贫血等病具有一定的滋补调理作用,草莓除了可以预防坏血病外,对防治动脉硬化、冠心病、脑出血等病均有较好的功效。草莓中的维生素及果胶对改善便秘和治疗痔疮、高血压、高胆固醇等均有一定效果。草莓中含有胺类物质,对治疗白血病、再生障碍性贫血等血液病也有辅助治疗作用。

2. 草莓的防癌抗癌作用

草莓所含有的活性物质具有较高的抗癌作用,这一发现引起了人们的高度重视。

(1)据《商业周刊》报道,美国俄亥俄医学病理学家加里·斯托纳和农业研究所植物遗传学家约翰·马斯在研究中发现,草莓的根、叶和果实中都含有丰富的抗癌活性颇高的鞣花酸。这种物质能保护人体组织不受致癌物的伤害,从而减少癌症的发生。他们说,除了草莓外,越橘、覆盆子和苹果中也含有鞣花酸。

(2)鞣花酸可防止致癌前驱物质的形成,对致癌代谢物起到遮护剂的作用。

(3)鞣花酸对致癌性的化合物多环芳香烃、亚硝胺盐、黄曲霉毒素、芳香胺等,均有较好的对抗活性。

(4)动物实验表明,鞣花酸可使致癌物诱发大鼠的食管癌比率明显降低。人体试验表明,鞣花酸可防止食管细胞基因受到破坏,以预防食管癌的发生。

(5)美国俄亥俄医学院也证实:草莓的根、叶和果实中都含鞣花酸,这种物质能保护人体组织不受致癌物的伤害。

(6)动物研究资料显示,草莓所含维生素 C 在体内可阻断强致癌物质亚硝胺的生成,破坏癌细胞增生时产生的特异酶活性,可使已开始"癌变"的细胞逆转为正常细胞。

(7)草莓提取物可抑制因烟草烃类所诱发的小鼠皮肤癌和肺癌,并可抑制黄曲霉毒素对小鼠诱发的肺组织病变及肝癌的发生。

鞣花酸抗癌活性是在 20 世纪 80 年代末才被发现的,这种物质在活体植物中甚为少见,主要是在提取和浓缩植物提取物中鞣花鞣质时水解而产生的。像草莓这样天然存在的鞣花酸,其水解产生的药理活性更高,在防癌抗癌方面有更重要的意义,目前成了科学家们研究的热门课题。

当今,草莓中提取到的鞣花酸对治疗白血病,再生障碍性贫血等血液病有奇特的功效。在国外,草莓被人们推崇为防治心血管疾病和癌症的"灵丹妙药"。

3. 草莓防癌抗癌食疗验方

应用新鲜草莓,以及草莓加工制品如糖腌草莓、草莓酱、草莓酒等来防癌保健是很有价值的。为此,介绍 6 款草莓防癌抗癌食疗方,供癌症患者及健康人在家庭日常餐饮中选用。

(1)草莓生食方:新鲜草莓 100 克,红糖 20 克。将采摘的新鲜草莓除去柄托,放入凉开水中浸泡片刻,洗净,放入碗内,蘸糖食用。每日 2 次,每次 50 克,逐个蘸糖嚼食,缓缓咽下。本方有清热止咳,利咽润肺,益心防癌功效。适用于各类癌症患者食用。

(2)草莓蜜茶:新鲜草莓 50 克,蜂蜜 30 克。将采摘的新鲜草莓除去柄托,放入凉开水中浸泡片刻,洗净,在家用果汁机中绞成糊状,盛入碗中,调入蜂蜜,拌和,加凉开水冲泡至 500 毫升,贮入冰箱即成。每日 2 次,每次 250 毫升,当茶,徐徐饮服。本方有补虚养血,润肺利肠,解毒抗癌功效。适用于癌症病人,对鼻咽癌、肺癌、扁桃体癌、喉癌患者在放疗期间及放疗后做辅助食疗尤为适宜,可缓解放疗反应,减轻病症,促进康复。

(3)草莓粥:新鲜草莓100克,粳米100克,红糖20克。新鲜草莓去柄托,洗净,放入碗中研成稀糊状。将淘净的粳米入锅,加水适量,煨煮成稠粥,粥将成时加入红糖、草莓糊,拌匀,煮沸即成。早晚2次分服。本方有健脾和胃,益心抗癌功效。适用于各类癌症病人的食疗。

(4)草莓酱:新鲜草莓1000克,蜂蜜250克,红糖250克,糖渍桂花20克。将采收的新鲜草莓除去柄托,洗净,在淡盐开水中浸泡片刻,取出沥水,放入家用果汁机中绞成糊状,用适量凉开水洗出,入锅熬煮,煮至呈黏稠状,调入红糖、糖渍桂花,拌和均匀后再加入蜂蜜搅匀,再煮至沸,离火即成。晾凉后装瓶,备用。用餐时当果酱食用,每天3~4次,每次20克。本方有清热润肺,利咽生津,补虚抗癌功效。适用于各类癌症病人的食疗果酱,健康人经常食用也有防癌保健作用。

(5)草莓鲜汁:鲜草莓500克,白糖适量。将鲜草莓择洗净,放入容器里捣汁,再放入小锅中用中火煮沸,加白糖拌匀即成。上下午分饮。本方有防癌抗癌,生津开胃等功效。适用于多种癌症及慢性气管炎、慢性胃炎等的食疗。

(6)牛奶草莓泥:牛奶200毫升,草莓250克,白糖适量。将草莓择洗干净,沥水,碾碎,加入白糖再碾成泥。牛奶放入小奶锅中,上火煮沸,离火晾凉后,加入草莓泥,搅拌均匀即成。上下午分饮。本方有防癌抗癌,补气养血等功效。适用于多种癌症及慢性胃炎、慢性气管炎、贫血等的食疗。

四十九、酸味抗癌果——乌梅

乌梅，俗称酸梅，异名梅实、熏梅、桔梅肉等，为蔷薇科落叶乔木植物梅的果实。其未成熟果实（青梅）以小火炕干起皱再焖黑者，称乌梅。乌梅的根（梅根）、枝（梅梗）、花蕾（白梅花）、叶（梅叶），未成熟果实的盐渍品（白梅）、种仁（梅核仁）均可药用。酸梅原产于我国，是我国特有的果品之一，分布于长江以南各省，主产于四川、浙江、福建、湖南、贵州等地。至今世界少有，仅朝鲜、日本、越南有引种栽培。

乌梅味酸、性平，入肝、脾、肺和大肠经。有敛肺、涩肠、生津、安蛔的功效。适用于慢性腹泻，肺虚久咳，自汗气喘，虚热口渴和肠道蛔虫引起的腹痛、呕吐等症。用乌梅治病的机制之一是取其酸味。酸可开胃，刺激胃液分泌，达到生津的效果。在名著《三国演义》中，有一段十分精彩的描述，曹操率大军行军途中，其时天气炎热，没法找到水喝，将士口干舌燥，军心躁动不安。这个节骨眼上，曹操思忖后笑说，前边不远就有梅林，大家一听，顿时想起了梅的酸味，人人口中不知不觉涌出水来。此即著名典故"望梅止渴"的由来。

1. 乌梅的营养价值

现代研究表明，乌梅的营养不但丰富，而且有很高的药用价值。乌梅含柠檬酸19%，苹果酸15%，还含琥珀酸、碳水化合物、谷甾醇、蜡样物质及齐墩果酸样物质。在成熟时期，其果实含有氢氰酸。乌梅还含有多糖、钙、磷、铁、锌等人体必需的营养素。

2. 乌梅的防癌抗癌作用

明代李时珍在《本草纲目》中说：乌梅"性温味酸，无毒""敛肺涩肠，治久嗽，泻痢，反胃噎膈，蛔厥吐利……"，其中，"反胃噎膈"包括现代认识的食管癌、贲门癌、胃癌等消化道癌症，可用乌梅治疗。由于基础医学研究的深入，已在动物实验中证实，乌梅有很好的抗癌防衰功能。

（1）乌梅热水浸出液对多种肿瘤细胞都有极强的抑制活性。其中，体外试验对人宫颈癌 JTC-26 株抑制率在 90%以上。

（2）体内实验表明，乌梅煎剂对小鼠肉瘤 S_{180} 有一定的抑制效果。

（3）应用腹水癌细胞平板法体外试验，也证实乌梅对其有抗癌作用。

（4）小鼠免疫特异玫瑰花斑实验证实，乌梅可增强机体的免疫功能，增强白细胞或网织细胞的吞噬功能，具有提高机体对癌的免疫作用。

（5）乌梅可促使口腔唾液分泌，进而使唾液腺分泌的腮腺素增加，使全身组织趋于年轻化，保持正常代谢节律，对肿瘤病人的康复有重要意义。

乌梅的防癌抗癌、强身延年的特殊作用极大地拓展了肿瘤临床的研究工作和实际应用，在治疗食管癌、胃癌、大肠癌、宫颈癌、膀胱癌、皮肤癌、阴茎癌等方面，都有了长足的进步。

国内有报道，在中医内科临床常以乌梅为主配伍其他健脾和胃的中草药治疗癌前期病变——萎缩性胃炎,有促进胃液、胃酸分泌,帮助消化,开胃消胀等功效。有学者在10多年中,经过100余例萎缩性胃炎患者观察,以乌梅配以相关中药治疗,在服用50剂以上后做胃镜复查,胃炎多有不同程度的好转,对抑制癌变有积极意义。

据《中医药研究资料》报道,日本民间以新鲜梅的果肉制成果酱,每天少量饮用,持之以恒,可以治疗肿瘤。日本是当今世界著名的长寿国之一,这与其国民以多种含梅健康膳食有一定关系。日本《家之光》介绍了一系列乌梅健康膳食,这些食疗配伍的汤羹菜肴,都可以用于肿瘤病人的康复综合治疗,如乌梅酱、梅杂烩、梅茶饭、梅乌贼、梅虾段、梅鱼汤、梅咸菜、梅饮料等。

3. 乌梅防癌抗癌食疗验方

乌梅药食兼用,吃法相当多,除以上所说的一些外,再介绍6款乌梅抗癌食疗经验方,供选用时参考。

(1)酸梅汤:乌梅100克,白糖200克,红糖100克,糖桂花5克。先将乌梅冲洗一下,放入锅中,加清水1 500毫升,煮沸至烂,加白糖、红糖、糖桂花,再煮沸片刻即可,待凉后用纱布过滤,取汁即为乌梅汤原汁。每日数次,每次15毫升,兑入冷开水拌匀后饮用。本方有养阴生津,健脾和胃,抗癌益寿功效。适用于癌症病人放疗后出现口干咽燥,食少尿黄等阴津亏损症者。

(2)干乌梅嚼食方:干乌梅15克。每年5月份采摘,低温焙至果肉呈黄褐色,且皮皱,再焖至黑色即成;或可从药店购买乌梅制品。噙口内,每次噙1颗,缓缓在口内盘动,分泌的唾液徐徐咽下，一般在口内嚼食 10～15 分钟，连续数次。本方有敛肺生津，涩肠抗癌功效。适用于大肠癌、口腔癌、鼻咽癌等癌症患者。

(3)七叶一枝花乌梅煎：七叶一枝花 15 克，乌梅 15 克，蜂蜜 30 克。将七叶一枝花洗净，切片，与乌梅同入砂锅，加水适量，煎煮 2 次，每次 30 分钟，合并滤液，置小火上浓缩至 300 毫升，调入蜂蜜即成。每日 2 次，每次 150 毫升，温服。本方有清热解毒，抗癌止血功效。适用于宫颈癌等妇科癌症患者。

(4)乌梅粥：乌梅 30 克，粳米 100 克，红枣 15 枚，红糖 20 克。将乌梅洗净，捣碎，放入锅中，加水煎煮，去渣取汁，与粳米、红枣同煮至粥黏稠时，调入红糖，拌匀即可。早晚餐 2 次温热服食。本方有生津止渴，和胃抗癌功效。适用于胃癌、食管癌、宫颈癌、阴茎癌、淋巴肉瘤等癌症的食疗。

(5)乌梅甜糕：乌梅 12 个，面粉 500 克，冰糖 300 克，发泡粉、糖桂花、植物油各适量。将乌梅洗净，放入锅内，加入冷水煮沸后，再加入冰糖、糖桂花，改用小火煮 30 分钟后，将锅离火，继续焖泡 3 小时，然后滤取乌梅甜汁。取糕盆一个，内面抹上一层油，倒入面粉、发泡粉，搅拌均匀，再加入乌梅甜汁拌匀，最后放油继续搅拌以稀稠适中为度。糕盘上笼，蒸约 30 分钟即成。当点心食用。本方有防癌抗癌，醒胃健脾，生津止渴等功效。适用于胃癌、食管癌等多种癌症的食疗，以及肺虚久咳、腹泻久痢、便血、尿血、崩漏、虚热烦渴、蛔厥腹痛、呕吐等病症的调养。

(6)乌梅肉排：乌梅 50 克，肉排 400 克，红辣椒 1 个，葱丝、大蒜2瓣,生姜、酱油、白糖、淀粉、食盐、甜面酱、味精、植物油各适量。将乌梅洗净后去核;蒜瓣去皮后用刀背拍碎;辣椒去子,洗净,切成丝待用。肉排洗净,剁成寸方块,放入盆内,加入乌梅、碎蒜、姜末、酱油、白糖、淀粉、甜面酱、食盐、味精,用筷子拌匀稍腌。取铁碟1个,放入植物油和腌好的排骨,上笼蒸熟后取出,撒上红辣椒丝、葱丝即成。佐餐食用。本方有防癌抗癌,滋补养血,开胃健脾等功效。适用于胃癌、食管癌等多种癌症的食疗,以及腹泻久痢、便血、蛔厥腹痛、呕吐等的调养。

五十、青青的抗癌妙果——橄榄

橄榄为橄榄科落叶乔木橄榄树的成熟果实,为我国特有的珍贵水果植物,又名青果、青子、青橄榄、橄榄子、谏果、忠果、山榄、白榄、黄榄、甘榄、黄榔果等。橄榄主要产于福建、广东两省,并有白榄和乌榄之分。白榄,果皮黄绿色,可供鲜食与加工。乌榄,果实较白榄大,果皮紫黑色,味涩,不能鲜食,主要用于加工,果肉和核仁是制取橄榄油扩要原料。鲜食橄榄地方名种有:福建的檀香榄、广州的猪腰榄和茶溶榄、汕头白榄等。对于鲜食橄榄,果粒越小,质量越好。因为果粒越小,肉质越细嫩松脆,口感越好。此外,要求颗粒均匀,果皮青绿而有光泽,皮纹细致,肉质细嫩松脆,回味甘甜,富有香气,无烂粒。我国橄榄自古入药,中医学认为,橄榄味甘酸、性平,清热解毒,利咽化痰,生津止渴,开胃降气,除烦醒酒。适用于治疗咽喉肿瘤、烦热干渴、呕血、菌痢等。现代研究发现,橄榄和橄榄油具有防治心脏病、胃溃疡和保护胆囊的功能。

只要品尝过橄榄,就永远忘不掉它,与其他水果不同的是,橄榄从结果到成熟一直是青青的可爱的颜色,而且泛有光泽。很有特色的是,橄榄在每年的冬季成熟,岁末年初正是品尝橄榄的时节。我国南方民间流传有以元宝茶(即橄榄泡茶)敬客的风俗,吉祥温馨,尤其是青果两头尖尖,吃起来粗硬得很,苦中带涩,而细嚼后却香中出甜,回味无穷,引得许多名人赞叹不已。

1. 橄榄的营养价值

橄榄不但好吃,而且营养也很丰富,除含有一定量的蛋白质、脂肪、碳水化合物外,其含钙量很高,每 100 克鲜橄榄含钙可高达 204 毫克。维生素 C 含量也较高,据分析,果肉每 100 克含维生素 C 达 167.2～200 毫克,这在一般水果是很少见的。橄榄还含有膳食纤维及钾、铁、磷等矿物质,并且含有机酸、果胶等成分。值得一提的是橄榄油,不但内含多种维生素,而且所含的不饱和脂肪酸占 80％左右,亚油酸也很丰富,人体消化吸收率可高达 99％左右,作为现代的一种保健油具有很高的医疗价值。

2. 橄榄的防癌抗癌作用

近代医学研究发现,青果具有一定的防癌抗癌作用。

(1)最近的研究表明,摄入钙含量丰富的物质,可减少患结肠癌和直肠癌的危险性,橄榄含钙量相当高,钙、磷比值远大于 2,经常食用,人体中有足量的钙可以与脂肪酸、胆汁酸结合形成不溶性化合物排出体外,减少对肠道的致癌作用。

（2）橄榄含有丰富的维生素C，维生素C能阻断N-亚硝基化合物的形成。实验研究已经证明，N-亚硝基化合物与癌症特别是消化道癌症的发生有密切的关系。

（3）有学者认为，多吃橄榄油可降低患乳腺癌的风险。橄榄油中的油酸可大幅度减少乳腺癌致癌基因的作用。

近年来，有人将橄榄及其制品用于咽喉癌及其他肿瘤的治疗，取得一定疗效。在防治癌症中，对咽喉癌、鼻咽癌、肺癌、食管癌、大肠癌、宫颈癌等肿瘤病人在放射治疗中，或在治疗后出现口干心烦，咽喉疼痛，声音嘶哑，咳嗽咯血等症者，选用橄榄食疗经验方是很适宜的。

3. 橄榄防癌抗癌食疗验方

（1）橄榄嚼食方：鲜橄榄12枚。将采收的新鲜橄榄在清水中洗净，在淡盐开水中浸泡片刻，取出，沥去水分即成。分上下午嚼服，每次1枚，放入口中，缓缓嚼食，细细品味，口内盘动，徐徐咽下，约30分钟，稍歇片刻，继续嚼服下1枚。本方有清热解毒，生津止渴，除烦抗癌功效。适用于咽喉癌、鼻咽癌、肺癌患者。

（2）橄榄蜜汁：鲜橄榄150克，蜂蜜100克，红糖50克。将鲜橄榄用清水洗净，放入淡盐开水中浸泡30分钟，取出用刀剔去核。橄榄肉放入家用果汁机中捣绞出汁；滤过后的残渣，加冷开水适量，搅匀，再次捣绞出汁。合并2次汁液，调入蜂蜜、红糖，拌匀即成。每日2次，每次取20毫升原汁，温开水调服。本方有清热解毒，补虚润肺，扶正抗癌功效。适用于咽喉癌、食管癌、胃癌患者。

(3)橄榄萝卜粥:橄榄15枚,白萝卜50克,粳米100克,糯米50克。将采收的橄榄用清水洗净,沥水后去核,连皮捣烂,研成糊状。白萝卜洗净后切丁,与淘洗过的粳米、糯米同入锅中,加水适量,大火煮沸后,改以小火煨煮呈黏稠状,调入橄榄糊糜搅拌均匀,再煮至沸即成。早晚用膳时分服。当日吃完。本方有清热生津,利咽润喉,顺气抗癌功效。适用于癌症病人的食疗。对咽喉癌、肺癌出现咽喉疼痛,口干心烦,脾胃虚弱者尤为适宜。

(4)橄榄桂圆茶:橄榄肉5克,桂圆肉5克,枸杞子6克,冰糖适量。将橄榄肉、桂圆肉、枸杞子、冰糖放入茶杯中,加入沸水冲泡,加盖闷15分钟。代茶饮。本方有防癌抗癌,养血滋阴的功效。适用于喉癌、食管癌、胃癌等多种癌症及咽炎、烦热干渴等病症患者。

(5)橄榄炖肉:橄榄肉10枚,猪瘦肉150克,鲜藕150克,酱油、白糖、植物油各适量。将猪肉洗净,切成块;藕洗净,切成块。炒锅上火,放油烧热,下猪肉煸炒,再加入适量清水及橄榄、藕、酱油、白糖,用小火炖熟即成。佐餐食用。本方有防癌抗癌,滋补润肺,润燥通便,止血等功效。适用于喉癌、食管癌、胃癌等多种癌症的防癌抗癌,以及咽炎、烦热干渴、呕血、细菌性痢疾等的调养。

(6)萝卜橄榄瘦肉汤:青萝卜500克,橄榄10枚,猪瘦肉300克,陈皮10克。将以上原料分别用清水洗干净。青萝卜切成块状,橄榄去核,用刀背拍烂,备用。砂锅加入适量清水,先用大火煮沸,然后放入以上原料,改用中火继续炖2小时左右,加入食盐少许调味即成。佐餐食用,每日1～2

次。本方有防癌抗癌，清热解毒、生津利咽等功效。适用于
喉癌、食管癌、胃癌等多种癌症及酒渣鼻的食疗。

五十一、香气沁人的防癌果——木瓜

　　木瓜，别名贴梗海棠、宣木瓜等，为蔷薇科落叶木植物
贴梗海棠或木瓜果实。前者，药材习称"皱皮木瓜"，主产于
安徽、四川、湖北、浙江等地；后者，药材习称"光皮木瓜"，主
产于江苏、安徽、浙江、山东等地。春末夏初开花，果实秋季
成熟，长椭圆形，结实如桃，也似小瓜。皮黄而红，味酸涩，
有香气，果实经蒸煮或蜜饯后供食用；或收获时采摘，晒干，
或纵剖后晒干，也可置沸水中烫至外皮灰白色，取出，对半
纵剖，晒干，生用入药。

　　中医学认为，木瓜性味酸、涩、温。功专舒筋活络，和胃
化湿。为临床吐泻、转筋、湿痹、水肿、痢疾、腹痛等症的常
用要药。我国远在 3 000 多年前就已有木瓜种植的历史记
载，它是我国的特产。木瓜属植物，全世界共有 5 种，原产于
我国的就有 4 种。在百果之中，木瓜独有不同之处是，可闻
其清香阵阵而不可生食。尽管不能生食，因其香气浓郁，完
好的果实可以久藏，置于室内或案首床头，或置木箱内，依
旧芬芳沁人。在我国古代，木瓜因具有这样的禀性而被作
为男女间矢志不渝的"爱情信物"，人们多把它佩戴在身上。
中医学历来把木瓜当作通经活络、舒筋活血的要药，我国的
传统保健药酒——木瓜酒因其特殊的功效誉满国内外，引
起了世界医学界的关注。

1. 木瓜的营养价值

现代科学研究表明,木瓜含有大量的皂苷、黄酮类、维生素 C 和苹果酸、酒石酸、柠檬酸等大量的有机酸;此外,尚含过氧化氢酶、过氧化物酶、酚氧化酶、氧化酶、鞣质、果胶等。种子含氢氰酸。现代医学认为,木瓜含有一种酵素(消化酶),能消化蛋白质,可以助消化、利吸收,消化不良和患胃肠疾病的人食之是大有裨益的。

2. 木瓜的防癌抗癌作用

近年来,许多实验研究资料表明,木瓜还具有一定的防癌抗癌作用。

(1)实验研究证明,木瓜提取物对试管内培养的动物肿瘤细胞有明显抑制作用。

(2)木瓜对艾氏腹水癌细胞、肉瘤 S_{180} 及人体宫颈癌细胞 JTC-26 有抑制作用。

(3)从木瓜对小鼠不同瘤谱的抑瘤作用实验中发现,以 25％木瓜水浸液 0.5 毫升,腹腔注射给艾氏腹水癌小鼠,7 天后,给药组小鼠的腹水量明显少于对照组;对小鼠肉瘤(腹水型)的腹水生长也有显著抑制作用;以同等剂量腹腔注射给肉瘤 S_{180} 小鼠,10 天后,其瘤重抑制率约为 30％;将艾氏腹水癌细胞接种于腹股沟皮下成实体型,腹腔注射给药 10～14 天,其瘤重抑制率在 30％以上。

(4)实验研究中发现,木瓜的抑癌作用虽不如化学抗癌药 5-氟尿嘧啶,但毒性远较 5-氟尿嘧啶为轻。且其抗癌有效成分比较稳定,有关单位已提制出有明显抑癌作用的木瓜结晶。

目前,木瓜及木瓜制剂主要用于乳腺癌、肺癌、食管癌、宫颈癌、大肠癌及癌症术后肠粘连等的治疗。临床常用木瓜注射液,肌内注射,每日 2 次,每次 50 毫克。

有报道,以木瓜 30 克,当归 25 克,加水 1 碗,煎至半碗,去渣,每日 3 次,略加热黄酒服下;或用木瓜煎汤熏洗,治疗胃癌患者因贫血而致腓肠肌痉挛,效果良好。

3. 木瓜防癌抗癌食疗验方

(1)木瓜茶:木瓜 30 克,桑叶 15 克,红枣 10 枚。先将红枣洗净,去核,晒干或烘干,与木瓜、桑叶共切成细末,放入杯内,用沸水冲泡,加盖闷 15 分钟即可。当茶频饮,一般可冲泡 3～5 次。本方有祛湿舒筋,止痛抗癌功效。适用于腹腔肿瘤疼痛不止者。

(2)木瓜蜜饮:木瓜 2 个,蜂蜜 300 克,姜 30 克。将木瓜洗净,去皮、核,切片;生姜洗净后切片,与木瓜同入锅,加水适量浓煎 2 次,每次 30 分钟,合并 2 次煎液,过滤,以小火熬至稀稠状,调入蜂蜜,稍熬即成。每日 2 次,每次 1 小盅(约 15 毫升),温开水送服。本方有健脾和胃,强身抗癌功效。适用于乳腺癌、消化道癌症的防癌抗癌。

(3)木瓜粥:鲜木瓜 1 个,粳米 100 克,白糖 20 克。将木瓜洗净,去皮、核,切碎,剁成糜糊状。粳米淘净后入锅,加水适量,小火煨煮成稠粥,粥成时调入木瓜糜,再煮片刻,加白糖拌匀即成。早晚 2 次温服。本方有和胃化湿,舒筋活络,止痛抗癌功效。适用于胃癌、肠癌患者出现胃肠痉挛和四肢肌肉痉挛等症。

(4)蜜饯木瓜:木瓜 2 000 克,蜂蜜 500 克。将木瓜洗净,上笼蒸煮 30 分钟,去果皮及子,切成片,用蜂蜜浸渍,晒干或烘干,制成蜜饯即可。当蜜饯点心,随意服食,每次不超过 50 克。本方有舒筋止痛,健胃强身,解毒抗癌功效。适用于各类癌症患者作为防癌抗癌蜜饯点心。

(5)木瓜冻:木瓜 2 个,牛奶 100 毫升,白糖 30 克,琼脂 3 克。琼脂用开水泡软,再煮化;木瓜榨汁。将牛奶放入锅中,煮开加白糖,至白糖溶化,离火晾凉,加入琼脂、芒果汁,搅匀,倒入容器中,置冰箱内冷冻即成。当冷饮,随意食用。本方有防癌抗癌,益胃止渴等功效。适用于胃癌等多种癌症的防癌抗癌及癌症放、化疗后出现口干舌燥、食欲缺乏等症状。

(6)木瓜露:木瓜 2 个(600 克),鲜虾仁、鸡脯肉各 150 克,鲜汤 1500 毫升,鸡蛋 2 个,咸蛋黄 1 个,香菜、淀粉、食盐各 5 克,味精 1 克,胡椒粉 2 克,麻油 1 克,精制植物油 10 克,生姜汁、黄酒各适量。将木瓜洗净,去皮后取果肉切成小粒;鲜虾仁、鸡脯肉洗净,剁成肉蓉待用;把鸡蛋打碎后放食盐、淀粉、清水适量,搅匀后上笼蒸熟成蛋糕,咸蛋黄上笼蒸熟后取出待用。炒锅上火,放油烧热,加入鲜汤,烧开后放入黄酒、生姜汁、鲜虾蓉、鸡脯肉蓉及木瓜粒,搅匀后加味精调味,然后打浓芡倒入汤盆内,撒上胡椒粉。取鸡蛋糕切成长方形薄片,并逐片轻轻地摆入汤盆内的露面上,由长至短呈梯形的假山,假山下面撒入切碎的香菜。再将咸蛋黄切成薄圆片,摆在露面的假山后,成初升的太阳,然后撒上几滴麻油即成。当菜佐餐,随意食用。本方有防癌抗癌,益胃止呕,滋阴定眩等功效。适用于胃癌等多种癌症的防癌抗癌及放化疗后出现头晕、乏力、食欲缺乏,恶心、呕吐等不良反应的调养。

五十二、"岭南果王"——番木瓜

番木瓜,又名万寿果、乳瓜等,为番木瓜科小乔木多年生植物番木瓜成熟果实。原产美洲热带,广植于世界热带地区,我国广东、广西、福建、台湾和云南南部均有栽培。番木瓜生长在热带,全年开花,四季结果,是有名的花果俱佳的观赏树。番木瓜的花单性,黄色,雌雄异株,雌花无柄,单数或数朵排成伞房花序;雄花也无柄,聚生,排列于长达1米而下垂的圆锥花序上,相当好看。其浆果肉质,长椭圆形或近球形,如木瓜大,一青熟黄,肉质厚,呈软膏状,微香,味甜、内有大量黑褐色或灰褐色色种子,是热带的名果之一。

番木瓜有很强的消食作用。传说当初还是哥伦布发现的,那时候,哥伦布航海接触到西印度群岛人,见到当地人饭量都相当大,有的大到使他感到吃惊。可是尽管如此,却没有见到当地人有闹胃肠病的。这究竟是什么原因呢?他经过仔细观察发现,当地人在饭后都吃一些番木瓜。经现代科学研究证实。番木瓜的消食作用与其所含的助消化的酶类有关。

1. 番木瓜的营养价值

番木瓜果实中含有丰富的碳水化合物、蛋白质、脂肪、有机酸及多种矿物质和维生素等,还含有乳汁。未熟果实的乳汁相当多,不但营养价值很高,而且有很强的药用功效,汁液中含有大量的番木瓜蛋白酶,与人们所熟悉的胃液中含有的胃蛋白酶作用相似,番木瓜蛋白酶能够分解蛋白质为氨基酸,能将停留在胃肠道中的蛋白质加以分解,以利于人体的消化吸收;还可以溶解寄生虫之外皮而有驱虫之效。这种蛋白酶还有一种特殊的功能,就是可以溶解坏血组织,这一点在临床上作用十分大,常用以治疗创伤、烧伤、中耳炎,以及清洗小血块和脓液。汁液中还含一种脂肪酶,与人体胰腺所分泌的胰蛋白酶作用相似,可分解脂肪为脂肪酸和甘油,有利于人体对食物的消化和吸收。值得一提的是番木瓜酶与化学药品不同,它对正常的有活性的组织没有丝毫损害,只消化那些坏死组织。现在医学界和产业界都出现了使用番木瓜酶的新动向。

中医学认为,番木瓜性味甘、平,无毒,有消食健胃,滋补强身,解毒除腐,舒筋活络之功。适用于胃痛、消化不良、大小便不畅、虚热烦闷,可驱除肠道寄生虫。

2. 番木瓜的防癌抗癌作用

国内外科学家的研究表明,番木瓜还具有防癌抗癌作用。

(1)从番木瓜中提取的一种活性成分——番木瓜碱类物质,具有抗癌作用,对淋巴性白血病细胞(L_{1210})番木瓜碱具"强烈抗癌活性";对淋巴性白血病 P_{388} 细胞株和艾氏腹水癌细胞也有较明显的抗癌活性。

(2)实验研究发现,将番木瓜中的蛋白酶注射到肿瘤组织中,可使肿瘤组织缩小,甚至消失。

在防癌抗癌的食疗运用中,番木瓜不但可作蔬菜食用,或清炒,或与多种肉食炖汤,还可以当水果生吃,的确香甜宜人。在我国南方广东、广西一带,番木瓜赢得了"岭南果王"的美称。

3. 番木瓜防癌抗癌食疗验方

(1)番木瓜蜜汁:番木瓜 500 克,蜂蜜 20 克。将番木瓜洗净,去壳,取果肉(去子),切碎,放入家用果汁机内,绞动压榨取汁,盛入杯内,兑入蜂蜜搅匀即成。早晚 2 次分服。本方有消食健胃,解毒除腐,滋补抗癌功效。适用于食管癌、胃癌等消化道癌症患者饮服。

(2)番木瓜粥:番木瓜 300 克,粳米 100 克。将番木瓜洗净,剖开,去外皮及种子,切片,剁成糜糊状。粳米淘净后入锅,加水适量,煨煮成稠粥,粥将成时,调入番木瓜糜糊,搅拌均匀,再煮片刻即成。早晚 2 次用餐时温服。本方有滋补强身,解毒抗癌功效。适用于各类癌症病人,对消化道肿瘤患者出现不思饮食、腹胀、消化不良等症尤为适宜。

(3)番木瓜苡仁红枣羹:番木瓜 300 克,薏苡仁 50 克,红枣 15 枚。将番木瓜洗净,去皮及种核,切碎,捣烂呈糊状。将洗净的薏苡仁、红枣(冷水泡发后去核)同入砂锅,加水适量,煨煮至烂稠状,调入木瓜糊,再煮一二沸即成。早晚 2次,当点心温服。本方有滋补养身,消食健胃,解毒抗癌功效。适用于食管癌、胃癌等消化道癌症患者。

(4)蜜饯番木瓜片:番木瓜 1 000 克,蜂蜜 500 克。将番木瓜洗净,去壳皮及种核,剖成小块,切成薄片,浸渍于蜂蜜中,制成蜜饯。每次 30 克,早晚 2 次,当蜜饯果点随意嚼食。本方有滋补强身,解毒抗癌功效。适用于各种癌症患者。

(5)醋渍番木瓜片:番木瓜500克,米醋150毫升。将番木瓜洗净,去皮、核后,切成2毫米的薄片,用米醋蘸渍片刻,酸质入味即可。佐餐当菜,随意服食。本方有促进食欲,帮助消化,强身抗癌功效。适用于各类癌症患者,对肿瘤病人放疗、化疗后出现不思饮食,脘腹胀满,消化不良,口渴烦热等不良反应者尤为适宜。

(6)番木瓜牛奶:牛奶300毫升,番木瓜400克,蜂蜜50克。先将番木瓜洗净,去皮、瓤,切成小块后置于容器中,然后倒入牛奶边倒边搅,再加入蜂蜜边倒边搅,混交后加盖,置冰箱中放凉后饮用。当点心,随意食用。本方有防癌抗癌,清凉止渴等功效。适用于胃癌等癌症的食疗及放、化疗后出现口干舌燥,食欲缺乏等的调养。

五十三、抗癌的果仁——杏仁

杏仁,为蔷薇科落叶乔木植物山杏、西伯利亚杏、东北杏或杏的干燥成熟种子。夏季采收成熟果实,除去果肉,敲碎果核,取出种子,晒干。杏在我国栽培历史悠久,许多历史文献和考古资料证明,杏是我国原产的古老果树之一。在湖北江陵和江苏徐州的西汉墓葬中,就曾经发现过杏核。

杏是人们十分喜爱的果品。我国最早的医学名著《黄帝内经》就把杏称为五果之一,列为助养人体的佳品。据专业人员统计,我国杏有1 500多个品种,仅河北遵化一带就有300多个品种。自古以来,杏与医药密切联系在一起,流传有许多动人的故事。据《列仙传》记载,三国时期,吴国有位叫董奉的名医,为人敦厚,医道精湛,乐善好施,他在庐山给人看病不收钱;由于他酷爱杏树,每当他治好的病人来感谢时,只让重病治愈者种杏五株,轻病愈者种杏一株,若干年后,董奉的房前屋后及连片的山地植满了杏树,蔚然成林,当地人誉称"董仙杏林"。初夏杏熟时,董奉将卖杏的钱,除了买药材之外,还换来米面等接济贫苦人。因此,当地的病人和穷人都很感激他,送他"杏林春暖"的匾额,以表心意。所以,后人常以"杏林"作为医生的吉祥颂词。

1. 杏仁的营养价值

现代营养测定分析,杏的果实含柠檬酸、苹果酸、β-胡萝卜素,少量 γ-胡萝卜素和番茄烃;果实的挥发油成分有月桂烯、柠檬烯、异松油烯、α-松油醇、牻牛儿醛、牻牛儿醇、乙酸、芒樟醇、橙花醛,未熟果实含绿原酸类、黄酮类、焦性儿茶酚类等成分。杏及杏仁还含有蛋白质和氨基酸,经脱脂后的杏仁粉中含有 15 种氨基酸,总含量占 13.03%,其中谷氨酸的含量最高。杏仁含油量为 50.1%,经鉴定含有 8 种脂肪酸,其中油酸、亚油酸含量最高;还含有维生素 A、维生素 B_1、维生素 B_2、维生素 C,以及钙、磷、铁、锌等多种人体必需的矿物质。经研究证实,杏所含的成分不仅营养丰富,还有很高的药用价值,尽管杏有北杏、甜杏的区别,却都有生津止咳,润肺通便的功效。北杏(包括苦杏仁)偏于润肺定喘;甜杏(包括甜杏仁)则偏于补虚润肺,临床运用中也常可替代或互补配伍。20 世纪以来,在动物实验中发现并证明了杏仁具有防癌作用以后,对于杏的认识和应用打开了新的局面。

2. 杏仁的防癌抗癌作用

到目前为止,所知道的世界上少发癌症的地区有不少,但完全无癌症的地区却只有1个。据报道,在1922年,美国著名医学家罗伯特、麦卡利桑等人探察到了喜马拉雅山麓一个遍布杏林的仅有5万人的芬乍王国,当地人寿命很长,平均在90~100岁之间,他们几乎与癌绝缘。分析研究认为,这与芬乍人用杏干和大杏仁为主食有关,他们常年以杏子和杏仁充饥,因而不得癌症。有人用该地区含有杏仁的山区杂食和欧美的细粮分别长期饲养两组白鼠,结果发现,含杏仁的山区杂食组动物无癌症,也无其他疾病,而饲喂欧美细粮组的动物却出现癌症和各种相关病症。后来,又研究该山区民族所用的含有杏仁的抗流感药,比较中发现了杏仁抗癌的因素。药学博士库勒普斯等致力于杏仁的研究,于1950年提取到有效成分的结晶粉末,到1965年确定了它的结构,并命名为维生素 B_{17}。维生素 B_{17}(或称苦杏仁苷)的抗癌作用非常复杂,它并不直接作用于癌细胞,而是间接地通过改变其代谢过程,或通过增强白细胞吞噬功能,进而达到破坏癌细胞的目的。维生素 B_{17} 与一般抗癌药不同,它在杀伤甚至杀灭癌细胞的同时,并不损伤正常细胞。库勒普斯通过动物基础实验、毒性实验和自身静脉注射的人体试验,证实了其理论和实验是正确的之后,逐渐广泛应用于对癌症病人的治疗。

杏仁(包括杏)具有抗癌功效,引起医学界的极大重视,不但在实验研究,而且在临床研究等方面,都有较大的进展。

(1)据报道,美国的一个科研机构用维生素 B_{17} 对250名癌症病人进行治疗,竟有 248 人获愈。这一奇迹曾引起世界各国人士的关注。

(2)日本学者认为,苦杏仁对小鼠肉瘤 S_{180} 有抑制作用。

(3)体外实验证明,杏仁热水提取物粗制剂对人子宫颈 JTC26 株的抑制率为 $50\%\sim70\%$。

(4)杏仁的干燥粉末能 100% 地抑制强致癌性真菌——黄曲霉菌和杂色曲霉菌的生长。经分离发现其有效成分为苯甲醛。杏所含的氢氰酸、苯甲醛、苦杏仁苷体外实验证明,均有微弱的抗癌作用;若氢氰酸加苯甲醛、苦杏仁苷加 β-葡萄糖苷酶均能明显提高抗癌效力。

(5)大鼠接种 W256 癌肉瘤 5 天后,用苦杏仁苷等进行治疗。结果:对照组平均生存期为 23 天,苦杏仁苷组为 33 天,苦杏仁苷 β-葡萄糖苷酶组为 41 天。

(6)给小鼠自由摄食苦杏仁,可抑制艾氏腹水癌的生长,并使生存期延长。

(7)苦杏仁苷也具有预防、治疗二甲基亚硝胺诱导的肝癌,可使肿瘤病灶缩小。

(8)美国芝加哥洛约拉大学生物系主任 H·曼纳用 105 只自然患上乳癌的鼠做实验,其中 21 只不给任何药物,84 只使用苦杏仁苷混合维生素 A 和酵素饲喂。结果,没吃药的实验鼠乳房肿瘤继续增大,而给药治疗的 84 只实验鼠中有 75 只症状(包括肿瘤)完全消失,另外 9 只也有所改善,肿瘤局部消散。美国学者认为:"尽管杏仁制剂不能为这个世界荡涤全部癌症,但至少可以帮助一些人免遭这种恶疾的蹂躏。"

（9）我国几家医院对苦杏仁苷进行了临床研究，结果表明该药具有较好的疗效，不失为值得推广的新的抗肿瘤药物。

把杏仁作为癌症的对症治疗药物，在中医学中早有记载和研究。清代的鲍相王敖以杏仁、粳米、乳饼各适量煮粥，日食 3 次的食疗方治蛟龙症（即腹腔肿瘤）。近代七世祖传的上海中医王佑民以杏仁霜（去油后的杏仁，研成末）和蜂蜜调成糊状用于放疗期的食管癌患者，20 例中有 16 例疼痛明显改善。《本草纲目拾遗》中有一寒食粥，即用杏仁酥（即杏仁霜）、玫瑰花调入粥内。近来，有人用于缓解食管癌放疗期的梗阻痛和肺癌咳嗽。

有报道说，浙江中医药大学肿瘤研究室把杏仁作为治疗肺癌或绒毛膜上皮癌转移、乳腺癌转移的一味主药，收效良好。

日本 80 年代出版的《现代中国的癌治疗》称，不但杏仁，而且杏的果肉在日本民间也一直是治疗各种肿瘤的食物之一。

需要特别指出的是，杏一次不宜食之过多，俗话说，"桃饱人，杏伤人"，鲜果吃得过多会伤脾胃。中医学认为，大便溏薄者忌服杏仁；还有，苦杏仁中含有 2%～3% 的苦杏仁苷，内服后被酶水解产生氢氰酸（有毒），因而应用不可不慎，不可生吃或一次不宜大量煎服食。据测定，小孩一次吃 20 粒苦杏仁，成人吃 40～50 粒，即可中毒。中医临床应用杏仁，是将干品用沸水浸泡，剥去皮尖，用麸子炒黄使用。而且认为，只要适量（一般每次用量 15 克以下）且加热处理，毒性会大大减低,在食疗药膳中使用苦杏仁必须充分重视这一点。

杏仁对人体具有各种直接或间接的防癌抗癌功能,经常适量吃点杏、杏干或杏仁,对正常人,特别是对癌症患者是大有好处的。目前,在欧美、日本等国家,杏及杏仁膳食和饮料已成为数以百万计的肿瘤病人的抗癌武器之一了。

3. 杏仁防癌抗癌食疗验方

(1)杏仁粥:杏仁 30 克,粳米 100 克,红枣 15 枚。将杏仁沸水中浸泡,剥去皮尖,晒干或烘干,炒黄,研末。粳米淘净后入锅,加水适量及红枣后煮沸,调入杏仁粉末,小火煨煮至稠粥即成。每日早晚 2 次温服。本方有镇咳平喘,补虚抗癌功效。适用于各种癌症,对肠癌病人出现便血、腹痛者尤为适宜。

(2)杏仁蜜奶茶:杏仁 30 克,蜂蜜 30 克,牛奶 250 毫升。将杏仁用沸水浸泡,剥去皮尖,晒干或烘干,炒黄,研成细末。锅中加水适量,煮沸时调入杏仁粉末,小火煨煮 30 分钟,兑入牛奶,搅拌均匀,继续煮至沸腾即离火,趁热调入蜂蜜即成。早晚 2 次分服。本方有补虚润肺,解毒抗癌功效。适用于各类癌症患者。

(3)天冬杏仁猪肺汤:天冬 15 克,杏仁 20 克,猪肺 500克。将杏仁用沸水浸泡,剥去皮尖;天冬洗净,晾干。猪肺放入清水中漂洗 1 小时,除杂后切成块状,与天冬、杏仁同入砂锅,加清水适量,加料酒、葱末、姜丝、食盐等调料,大火煮沸后,改小火煨炖 1～2 小时,加入味精、五香粉拌匀即成。佐餐当汤,吃猪肺,喝汤,缓缓嚼食天冬、杏仁,徐徐咽下。

本方有养阴清火,止咳抗癌功效。适用于肺癌患者的食疗,对肺癌出现咳嗽气喘,痰液难以咳出者尤为适宜。

(4)糖醋杏仁蒜:紫皮大蒜头 250 克,甜杏仁 50 克,白糖 50 克,红糖 50 克,米醋 250 毫升,食盐 15 克。先将大蒜头洗净,用食盐腌渍 1 天;甜杏仁用沸水浸泡,剥去皮尖,打碎研磨成泥糊状。将盐腌过的大蒜头滤去渍水,与杏仁糊一起浸入米醋中,加白糖、红糖拌匀。每日振摇 1 次,浸泡 15 天即可开始食用。每日 2 次,每次吃 5 瓣蒜,坚持服食之。本方有补虚润肺,健脾开胃,顺气抗癌功效。适用于胃癌、食管癌、大肠癌、宫颈癌、前列腺癌患者。

(5)蜜饯双仁:炒甜杏仁 250 克,核桃仁 250 克,蜂蜜 300 克,红糖 150 克,白糖 50 克。先将炒甜杏仁放入铝锅中,加水适量,煎煮 1 小时,再加核桃仁同煎,煮至汁将干时,兑入蜂蜜、红糖、白糖,搅拌均匀,煮至沸即成。当蜜饯点心,经常适量服食。本方有止咳平喘,补肾益肺,润燥抗癌功效。适用于肺癌咳喘患者;对食管癌梗阻疼痛,以及食管癌、鼻咽癌放疗后引起肺肾两虚等毒性反应有缓解作用。

(6)杏仁银耳:甜杏仁 50 克,银耳 30 克,冰糖 50 克,糯米浆 50 毫升。先将甜杏仁洗净后放入沸水内略泡,捞出去皮,用刀切碎,加清水磨成浆,过滤去渣;银耳放入温水中泡软,摘去根蒂洗净,放入汤碗内;糯米浆加清水调稀。炒锅上火,倒入清水,加入冰糖,煮至冰糖溶化后,过滤去渣,倒入银耳碗内;将银耳上笼蒸约 20 分钟后取出。取汤锅上火,加入蒸银耳的原汤,再将杏仁浆、糯米浆慢慢倒入,并不断用手勺搅动,待煮成糊时,倒入银耳稍煮片刻,起锅装入大汤碗内即成。当甜点,随意食用。本方有防癌抗癌,润肺养阴,养胃生津,润肠通便等功效。适用于肺癌、胃癌等多种癌症放化疗后出现咳嗽、口干、食少等不良反应的调养。

五十四、池塘中的抗癌佳品——菱

菱,俗称水栗,古称"芰"等,为菱科一年生浮水草本植物菱的果实。菱原产于我国,大约在1万年以前,长江流域就有野生种,人工栽培也有3 000多年的历史。我国各地河沼池塘中均多有种植,但以长江中下游,特别是华东、华南一带出产为多。

菱是果、粮、蔬兼用的水生作物,历来受到重视,传说春秋楚康王时屈爱吃菱角,临终时嘱咐家人将来用菱角来祭他,以后逐渐形成了以菱祭祀的风俗。我国菱的品种相当多,其中著名的有嘉兴的南湖菱、苏州的白早菱、温州的三角菱、杭州的大弯菱等。独具特色的要数苏州的馄饨青了,四角退化,果大壳薄,一咬即可吃到肉,熟食味道醇美,是菱中上品。民间流传有这样的故事,乾隆皇帝多次下江南,吃到菱角总十分开心,回宫后,念着什么事了总要嚼食点菱角。有一次,他想出一个花样,吃菱角也要换换口味,不愿吃尖尖长角的菱角,于是下旨,命人到江南水乡找没有角的菱角。有人还真找到了苏州的馄饨青进献朝廷,乾隆皇帝见到了喜形于色,吃得很满意,并口谕地方官把它视为珍品栽培。

1. 菱的营养价值

菱的营养价值很高。据现代营养学测定,菱角含蛋白质、脂肪、碳水化合物及多种维生素(A、B_1、B_2、烟酸、C 等)、多种人体必需的矿物质(如钙、磷、铁、铜、锌)等营养素,所含直链淀粉达 15% 以上,还有葡萄糖、多糖类物质。菱的药用保健价值也早为先人所重视,中医学认为,菱味甘、性平,功专健脾止泻。《齐民要术》说,菱的功用为"安神补脏,养神强志,除百病,益精气,耳目聪明,轻身耐老"。

2. 菱的防癌抗癌作用

近代医学研究发现并证明,菱还具有一定的防癌抗癌作用。

(1)在以艾氏腹水癌做体内抗癌的筛选试验中发现,菱种子(即菱角)的醇浸出液有抗癌作用。

(2)据现代药理实验报道,菱对抑制癌细胞的变性及组织增生均有效果,菱所含活性抗癌物质对小鼠腹水型肝癌有明显的抑制作用。

(3)日本东京药科大学的一项实验指出,两角菱和四角菱的抗癌活性有很大差异。有报道说,四角菱的热水浸出物对小鼠肉瘤 S_{180} 抑制率为 60%;50% 乙醇浸出物对小鼠肉瘤的抑制率为 38.8%。但两角菱的热水浸出物和乙醇浸出物在同样条件下,似乎未见有任何作用。

以菱角为主治疗癌症在日本应用很广泛。WTTC 疗法是 20 世纪 50 年代在日本推行的,至今已流传至欧美形成抗癌食疗方。有报道,该方组成为菱角 30 克,薏苡仁、紫藤瘤、诃子各 10 克,水煎服用。由于该方所列成分含淀粉高,故可在充饥中得以同时发挥抗癌、防癌作用。

据《汉方研究》报告,近藤繁子治疗某女,59 岁,肝癌转移为宫颈癌,以菱角 15 克,日本莴苣 12 克,紫藤瘤 5 克,决明子 20 克。水煎代茶,配含桂枝茯苓丸,连服 6 年,肿瘤病灶消失,精神状态极佳。

江苏省名中医叶橘泉老先生在生前曾用带壳的菱,切碎,放砂锅内,加水,小火久煎,煎成藕粉糊状,频频饮服此食疗方治疗慢性胃溃疡并有胃癌嫌疑的病例,服后饮食增进,症状改善。另有一年逾七旬的老妇患幽门癌,食物不能通过,朝食暮吐,骨瘦如柴,大便燥如羊屎,卧床不起,近乎奄奄一息。叶老先生以菱角、薏苡仁加入覆复代赭汤中煎服,竟获得意外效果。患者饮食渐进,能起床行动,继续存活将近 1 年。

有临床观察,以菱粥来辅助治疗胃癌、食管癌、直肠癌和膀胱癌等,使部分病人临床症状减轻,病情明显改善的效果。菱角、菱制品用于防癌保健已日益为愈来愈多的癌症患者所接受,而且许多家庭都乐于用以防癌、保健于日常之中。

3. 菱角防癌抗癌食疗验方

(1)菱角茶:新鲜菱角 20 枚。将采收的新鲜菱角洗净,用沸水浸泡片刻,清水冲洗后,连外壳切碎,入锅,加水适量,煎煮 2 次,每次 40 分钟,过滤取汁,浓缩至 300 毫升,过滤的菱角去壳备用。每日 2 次,每次 150 毫升菱角汁,当茶饮用,菱角可同时嚼食。本方有安神补脏,益精抗癌功效。适用于胃癌、子宫癌等癌症患者。

（2）菱角藕粉：菱角 20 枚，藕粉 50 克，红糖 20 克。将采收的菱角洗净，剖开，去壳，取菱角果实晒干或烘干，研成细粉。菱角壳入锅，加水适量，煎煮 30 分钟，去渣取汁，趁热调入菱角粉、藕粉，呈黏稠糊状，兑入红糖，调匀即成。当点心，随意服食。本方有健脾益气，强体抗癌功效。适用于宫颈癌、胃癌、乳腺癌等癌症患者。

（3）菱粥：菱角 50 克，粳米 100 克，红糖 20 克，蜂蜜 20 克。将采收的菱角洗净，剖开，分离壳、肉，将菱角切碎，加适量水研成糊状。菱壳入锅，加水煎煮 40 分钟，去渣留汁，与淘净的粳米同煨煮至稠黏粥，粥将成时调入菱肉糊、红糖、拌匀，继续煨煮 15 分钟即成。早晚 2 次分服，趁热饮用。本方有健脾止泻，益气抗癌功效。适用于食管癌、胃癌、大肠癌、直肠癌和宫颈癌患者。

（4）菱蜜红枣饮：老菱外壳 20 克，红枣 15 枚，蜂蜜 30 克。将老菱外壳洗净，入锅，加水适量，煎煮 2 次，每次 20 分钟，合并 2 次煎液，去渣后与洗净的红枣共煮 30 分钟即成，趁热调入蜂蜜拌匀即成。早晚 2 次分服，温热时饮用，同时嚼食红枣。本方有健胃和胃，养血抗癌功效。适用于胃癌、食管癌等癌症患者。

（5）菱粉二豆糊：老菱粉 50 克，赤小豆 50 克，绿豆 30 克，红糖 20 克。先将赤小豆、绿豆淘洗净，同入锅中，加水适量，先以大火煮沸，改用小火煨煮 1～2 小时，煨至赤小豆、绿豆呈烂花稀糊状，调入老菱粉、红糖，搅拌均匀，继续煨煮 30 分钟即成。早晚 2 次分服，温热时饮用。本方有清热养胃，健脾益气，解毒抗癌功效。适用于消化道癌症和宫颈癌的食疗。

(6)鲜菱荸荠藕汁：新鲜菱角去壳 50 克，荸荠 100 克，藕 50 克。将荸荠、鲜菱、藕洗净，放入淡盐开水中浸泡片刻，取出用凉开水冲泡，均连皮切碎并捣烂，放入家用果汁机内绞榨取汁。取汁后加清水至 500 毫升，入锅煮沸即离火，晾凉即可。当饮料，早晚 2 次分服。本方有生津止渴，清热解毒，消积防癌功效。适用于各类癌症患者饮用。

五十五、茶余饭后的抗癌"零食"——向日葵

向日葵，又称向阳花、葵花，为菊科一年生植物，其茎髓（向日葵秆芯）、花序托（向日葵花盘）、花（向日葵花）、子（向日葵的种子）均可入药，其中葵子直接炒食，因其香脆诱人，而且嚼食舒心，是男女老幼都十分喜欢吃的"零食"妙品。我国各地广为栽培，而且许多家庭常备有晒存贮丰的葵子。

向日葵的种子葵花子及秆芯，不仅营养价值较高，连同其葵花和葵花盘，经研究发现都具有防癌抗癌作用，已日益受到各国医药学界的高度重视。但是，霉变的向日葵子有致癌作用，不可食用。

1. 向日葵的营养价值

现代营养学成分测定表明，向日葵子含脂肪油达 50%，其中主要成分为亚油酸，占 2/3 以上，其他为磷脂、希小-谷甾醇等；同时含有优质蛋白质及钾、磷、铁、钙、镁等元素，维生素 E、维生素 A、维生素 B_1、维生素 B_2、维生素 P 的含量也相当丰富。每 100 克向日葵子含钾 920 毫克，维生素 E 207

毫克;种仁含糖,且大部分是可溶性的单糖、双糖和多糖,不含淀粉。

向日葵秆芯主含多糖,约占53%,尚含绿原酸、新绿原酸、4-O-咖啡奎宁酸、东莨菪苷。向日葵花含槲皮黄苷、三萜皂苷A、三萜皂苷B、三萜皂苷C等,其苷元是齐墩果酸和刺囊酸。花粉所含巢醇,主要为希小-谷甾醇。葵花盘含挥发油、生物碱、黄酮、香豆精、多糖等成分。

2. 向日葵的防癌抗癌作用

向日葵的防癌抗癌作用与其所含成分密切相关,这已为许多实验研究和临床应用所证实。

(1)英国科学家在研究癌症病变时发现,癌变与维生素A之间有着一定关系。在对1 600名男性测检时发现,维生素A最低者的患癌率是高者的2倍。葵花子油中含有丰富的胡萝卜素,可转化为维生素A。当维生素A充足时,细胞膜上黏多糖的合成增加,细胞膜外壁增厚,从而封闭了能与促癌物结合的受体,使其无法发挥致癌物增加细胞癌变的作用,从而防止癌症的发生。

(2)葵花子油中含有的维生素E也具有较好的防癌作用。维生素E具有阻断致癌性亚硝基化合物的能力,而且维生素E还优于维生素C,因为它在脂溶液和水溶液中都有这种阻断作用,从而可抑制细胞的癌变。

(3)近年来,专家们研究发现,向日葵子仁、向日葵秆芯含有绿原酸。动物实验表明,该活性成分对亚硝胺诱发的大鼠肝癌癌前病变有良好的预防作用。因而向日葵子也是一种品质优良的防癌抗癌食品。向日葵秆芯性淡、味平,有学者验证,其无毒,可食,可用于药膳食疗防癌抗癌。

(4)向日葵秆芯煎液能破坏与消化系统肿瘤有密切关系的亚硝胺;体外实验表明,其秆芯煎液能增强白细胞的吞噬能力。

(5)抗癌药理也证明,葵花盘中提取的半纤维素,对小鼠肉瘤 S_{180} 和艾氏腹水癌实体型有抑制作用;从葵花颈髓中提取的半纤维素对上 2 种癌瘤细胞均有抑制作用。

(6)向日葵子油含有丰富的亚油酸,约占 55%,寒冷地区出产的向日葵油,其亚油酸的含量竟高达 70%。现代研究表明,亚油酸是人体内不能自行合成的必需不饱和脂肪酸,它参与和修补细胞膜,对细胞具有特殊的保护功能。如果体内缺乏亚油酸,则细胞膜容易遭到破坏,若不能得到及时修补,某些化学致癌物就会侵入细胞内,使其致癌作用增强,导致细胞发生质的突变而形成癌细胞。经常适量摄入富含亚油酸的食物,有益于增强预防癌症的功能。

健康者和肿瘤病人常嗑向日葵子和常食向日葵子油,对增进营养、健身防病、防癌抗癌是大有裨益的。动物实验还表明,饲料中加入向日葵油可增加免疫功效,这对其所具有的强身抗癌作用是有力的佐证。

向日葵治疗癌症,主要适用于胃癌、食管癌、恶性葡萄胎、绒毛膜上皮癌等。治疗胃癌用向日葵秆芯配野艾、猴头菌等;治疗食管癌可用冬凌草、黄药子;治疗恶性葡萄胎、绒毛膜上皮癌用向日葵花盘配凤尾草、水杨梅等。临床应用的抗癌实例报告已有不少,概要介绍以下数则。

杭州市第二人民医院用向日葵秆芯治疗胃癌 10 例(其

中单用者 4 例,复合其他药用者 4 例),均有效。缓解 4 年以上者 5 例。

有临床报道,用向日葵秆芯,每日 6 克,煎汤当茶饮,治 1 例晚期胃癌伴转移,连续饮服此方剂,6 年后临床获痊愈。

北京协和医院曾宪九医师曾调查记录有以下病例,彭某,男,48 岁,农民。1972 年 7 月因幽门梗阻伴有腹水,在江西宜春地区医院手术,发现胃癌广泛转移,肝脏也有转移,未切除。病理切片检查,胃小弯腺癌已侵入肌层。术后服用向日葵秆芯汤,每日 60 克,连续服用,获得缓解。至调查时已存活 4 年余,能正常劳动。

据报道,程某,女,48 岁,农民。1963 年患病,住院剖腹探查,发现胃癌已广泛转移,未能切除。大网膜转移病灶病理检查为腺癌转移。后服向日葵秆芯汤 1 年,诸症缓解,1970、1975 年钡餐透视随访复查均未见明显器质性病变,10 多年后仍健在。

浙江省文成县南田区卫生院曾用向日葵秆芯、藤梨根、凤尾蕨、半边莲等配伍,每日煎汁饮服,连续服用一段时间,共治 2 例子宫癌,观察 2~3 年,均愈。并报道以下病例,游某,女,21 岁,1970 年 9 月初自感乏力,停经 60 天,阴道出血,并有葡萄样组织流出,经文成县医院诊断为葡萄胎,做刮宫术。3 个月后左下腹有碗大肿块,并见形瘦、神疲、乏力等症状,妇科检查确诊子宫癌,又送温州某医院做剖腹切除术,术中发现肿瘤已向直肠及膀胱转移,大片粘连,无法切除,关腹,出院,病情急剧恶化。经用向日葵秆芯复方治疗,3 天即见有瘦肉样组织从阴道排出,患者精神及全身状况也大有好转,二便通畅,食欲日增。连续服用 1 个月后,经妇科及 X 线检查均未见异常,观察将近 2 年,健康状况良好,月经正常,且可参加重体力劳动。

中医学认为,葵茎性甘、寒、滑,无毒。除了用量过大可能会出现便秘、腹胀,间有便溏之外,几乎没有不良反应。临床验证,对胃癌等消化道肿瘤有一定疗效,考虑到部分患者伴幽门梗阻或胃张力减退,因此宜多次少量、当茶饮用较好。

3. 向日葵防癌抗癌食疗验方

(1)向日葵子生嚼方:生向日葵子 50 克。去壳生嚼,当零食,随意食用。本方有防癌抗癌,润肠通便等功效。适用于消化道癌症及习惯性便秘的防治。

(2)葵子冰糖饮:向日葵子 50 克,冰糖 20 克。将向日葵子去壳,冰糖敲碎,一同入锅,加水适量,炖 15 分钟即成。本方有防癌抗癌,补脾润肠功效。适用于消化道癌症及习惯性便秘患者饮用。

(3)葵秆芯绿茶饮:向日葵秆芯 30 克,绿茶 10 克。将向日葵秆外皮剥去,取秆芯(色白者)切碎,与绿茶同入锅中,加水适量浓煎 2 次,每次 30 分钟,去渣取汁。早晚 2 次温服,或可分早晚 2 次,每次以沸水兑淡,当茶频饮。经常饮用。本方有和胃利湿,消积抗癌功效。适用于胃癌、贲门癌、消化道癌症的患者饮用。

(4)葵秆芯冬瓜仁饮:向日葵秆芯 30 克,冬瓜仁 5 克。将向日葵秆外皮剥去,取白色秆芯,切碎;冬瓜子去果壳,留仁,与葵秆芯同入锅中,加水适量浓煎 45 分钟,去渣取汁。

早晚 2 次温服。本方有补益脾胃,消痈抗癌功效。适用于消化道癌症,对晚期胰腺癌、膀胱癌出现腹水严重患者有明显的逐水消肿作用。

(5)葵花盘凤尾草粥:向日葵花盘 60 克,凤尾草 60 克,粳米 100 克。将葵花盘洗净,与拣去杂质的凤尾草同入锅中,加水适量,煎煮 45 分钟,去渣留汁,加入淘净的粳米和清水适量,用小火煨煮成稠粥即可。早晚 2 次温服,连续服食,2 个月为 1 个疗程。本方有利水通淋,益气抗癌功效。适用于辅助治疗滋养叶肿瘤,对绒毛膜上皮癌、恶性葡萄胎等病尤为适宜。

(6)葵子芝麻苡仁糊:葵花子 1 000 克,芝麻(黑、白均可)500 克,薏苡仁 1 000 克。将葵花子、芝麻分别拣净、炒香,葵子去壳后与芝麻一起趁热研成细末。薏苡仁洗净后晒干,或烘干,研成细粉,与葵子芝麻粉搅拌均匀。每日 2 次,每次 30 克,用沸水调成糊状食用。本方有清热利湿,健脾抗癌功效。适用于胃癌、食管癌、宫颈癌的食疗。

五十六、亦食亦药的抗癌佳品——薏苡仁

薏苡仁,又称苡仁、薏仁、苡米、米仁,为禾本科一年或多年生草本植物薏苡的粒仁。全国大部分地区均产,主产福建、河北、辽宁等地。每年秋季果实成熟时采割全株,脱粒,晒干,除去果壳及种皮,扬净,生用或炒用。

薏苡仁功专利湿健脾,清热排脓,舒筋除痹。我国古代《神农本草经》中将其列为上品,其性微寒而不伤胃,益脾而

不滋腻,是一味清补利湿之佳品,对久病体虚者更为适宜,因其药性平和,效力缓发,需多服久服方显其防病治病的功效。

1. 薏苡仁的营养价值

薏苡仁含蛋白蛋 16.2%,脂肪 4.65%,蛋白质、脂肪含量为大米的 2～3 倍。碳水化合物 79.17%,其含量略低于大米。还含有 B 族维生素,钙、磷、铁等矿物质,以及薏苡素、薏苡酯、三萜类化合物等。现代实验研究证实,本品含脂肪油,油中含薏苡仁酯和薏苡内酯。薏仁油能抑制青蛙骨骼肌之收缩,并认为与其中所含的饱和脂肪酸有关;对离体兔肠,低浓度呈兴奋,高浓度则先兴奋而后抑制;对离体子宫也有兴奋作用。薏仁油还有轻度降低血糖及血钙作用。历代医家有以本品与粳米煮粥者,或配合作羹,常食以健脾益胃,用于脾虚水肿,或风湿久痹以利湿除痹。因此,薏苡仁又为食疗之佳品。薏苡仁是传统的食药两用品,1988 年我国卫生部、国家中医药管理局等单位联合发文,把薏苡仁正式列入既是食品又是药品的品种之中,从而使薏苡仁系列食品的开发向保健方面发展。

2. 薏苡仁的防癌抗癌作用

近代对薏苡仁的研究有了新的突破和发展,十分引人注目的是,研究中发现并证明薏苡仁有明显的防癌抗癌功效,薏苡仁醇提取物在动物实验中有抗癌作用,薏苡脂被认为是抗癌的有效成分。

(1)薏苡仁有抗癌作用,薏苡仁醇提取物腹腔注射对艾氏腹水癌有抑制作用;薏苡仁提取物对艾氏腹水癌小鼠每日腹腔给药 10.3 毫克,连续 7 天,可明显延长小鼠生存期。若在皮下注射,24 小时内小鼠腹水变透明,肿瘤细胞几乎完全消失。

（2）薏苡仁浸膏对吉田肉瘤具有杀灭作用,并能使瘤细胞核分裂停止于中期。

（3）动物实验证实,薏苡仁煎剂对癌细胞有抑制作用,对小鼠肉瘤 S_{180} 也有抑制作用,其中某些成分使肿瘤细胞胞质产生变性。

（4）薏苡仁丙酮提取物也有抗癌作用,据日本《现代东洋医学》报告,薏苡仁脂对小鼠宫颈癌-14 及小鼠艾氏腹水癌（ECA）均有明显抑制效果。

（5）对癌性腹膜炎患者使用薏苡仁浸膏制剂（腹腔注入）,24 小时后抽取腹水检查发现,癌细胞的原生质显著变性,病人症状逐渐改善。

（6）薏苡仁的丙酮提取液对致癌剂 AFB_1（黄曲霉毒素 B_1）诱导 TA_{98} 移位型,TA_{100} 碱基置换型突变株回复突变抑制作用的实验证明,对 AFB_1 致突变作用有显著的抑制效果,提示其有预防肝癌的意义。

有临床报道,日本千叶大学医学部第二外科中山恒明先生,取薏苡仁、菱角、诃子、紫藤瘤各 20 克,每日 1 剂,水煎服,治疗胃癌、食管癌、直肠癌、膀胱癌,疗程 1～2 个月,有一定疗效。572 例食管癌与胃癌患者中,230 例用本方,另 342 例作对照。结果用本方的 230 例中,显效者 49 例（占 21.3%）,食欲增进者 35 例,体重增加者 23 例,腹痛消失者 12 例,全部病例未出现不良反应。病例观察中发现,食管癌服本方者 16 例；胃癌服本方者 119 例中，复发率 20％；不服本方者 154 例中，复发率为 37％。说明本方对防治食管癌、胃癌及其复发均有一定效果。

江苏著名老中医叶橘泉对一例曾拒绝手术治疗的喉癌患者，施以服食薏苡仁煎剂 6 个月而愈。

日本伊藤尚贤博士报告说："吃薏米能使子宫癌痊愈。"日本东京医科大学药学博士石馆守三也说："薏米的本质，能抑制癌细胞，对肿疡也有效。"日本人本村康一报道，薏苡仁可治癌症。据报道，薏苡仁浸膏对吉田肉瘤有效，治疗宫颈癌有获得治愈的病例。

有学者在长期的中医肿瘤防治临床实践中，常以薏苡仁 60 克，糯米 60 克，或以薏苡仁 60 克，大枣 10 枚，共煮稀饭作癌症患者的早晚餐服食，收到一定的抑制肿瘤生长，缓解放疗、化疗的不良反应，升高白细胞，减少癌症胸、腹水，改善消化吸收功能等疗效。

薏苡仁为广谱防癌抗癌药食两用佳品，主要适用于肺癌、食管癌、胃癌、肝癌、胰腺癌、结肠癌、宫颈癌、绒毛膜上皮癌、膀胱癌、血管肉瘤、横纹肌肉瘤、恶性网状细胞增多症等。本品也可用于癌症手术后，以防止转移，或可与放疗、化疗并用，即可补充营养，又有预防之功。薏苡仁作为防治癌症的食物或药物可以单用，也可以和其他药物联合应用。薏苡仁是一种平稳可靠的治癌中药，在治疗癌性胸腹水时，方中薏苡仁一般用 30 克，适当多加也可以，能提高利水功效；同时，本品又是一种营养丰富、滋补性强的防治癌症的妙品，还具有利尿、消炎、镇痛等作用。薏苡仁的最大功效是抑制细胞的异常性繁殖,通过新陈代谢来改善体质,它能抑制癌和治疗疣就是这个道理。

3. 薏苡仁防癌抗癌食疗验方

(1)防癌薏仁煎:薏苡仁 300 克,杵碎,加水 3 000 毫升,煎煮至 1 000 毫升。每日 3 次,每次 50 毫升,温服之。本方有清热排毒,防癌治癌等功效。适用于肺癌、肠癌等癌症患者饮服。

(2)薏仁莲枣羹:生薏苡仁 50 克,莲子 20 克,红枣 15 枚,白糖 15 克。将生薏苡仁洗净,晒干或烘干,研成细末。莲子、红枣洗净,放入锅内,加水适量,小火煨煮 1 小时,加生薏苡仁粉,续煨煮 15 分钟,边煨边搅至稠黏状,加入白糖调制成羹。当点心,随意服食。本方有益气养血,健脾利湿,强体抗癌等功效。适用于宫颈癌、大肠癌、食管癌、肝癌等癌症的食疗。

(3)薏仁菱诃煎:薏苡仁 10 克,菱角 10 克,诃子 10 克。上 3 味同入砂锅,加水煎汤服用。每日 1 剂,分 2 次当日服完。本方有清热解毒,防癌治癌等功效。适用于肠癌、食管癌等消化道癌症的患者。

(4)薏仁皮糠粥:薏苡仁 50 克,米皮糠 15 克。先将薏苡仁置于锅中,加水适量,先以大火煮沸至八成熟,兑入米皮糠搅匀,转小火煨煮成粥。每日 1 小剂,分 2 次当日服完。本方经常服用,可以防癌抗癌,加快肠内废物排泄,增强免疫功能,预防大肠癌等肿瘤。适用于呼吸道、消化道、妇科等肿瘤患者的食疗。

(5)薏仁菱角粉:生薏苡仁 200 克,生菱角 300 克。2 味

(其中菱角去壳)晒干或烘干,研成极细粉末。每次50克,每日1～2次,用沸水冲泡后,放小火上炖3～5分钟,加糖适量即可服食。本方有益气健脾,防癌抗癌等功效。适用于多种恶性肿瘤的食疗,对食管癌、胃癌、宫颈癌、乳腺癌尤为适合。

(6)薏仁白花蛇舌草汤:薏苡仁50克,白花蛇舌草60克。上2味入锅,加水煎30分钟,取汁分2次服用。本方有健脾利湿,清热解毒,防癌抗癌等功效。适用于多种癌症,对胃癌、食管癌、直肠癌尤为适合。

五十七、被忽视的防癌物——米皮糠

米皮糠,俗称米糖、杵头糠,为禾本科一年生草本植物稻的种皮,有谷白皮的称谓,主产于我国长江以南地区,世界许多国家也都有出产。对于米皮糠的营养和药用价值,在中医学中早有记载,认为米皮糠性平、味甘辛,无毒。功专通肠,开胃,下气,磨积块,主卒噎,治噎膈、脚气。

1. 米皮糠的营养价值

由于近代人们生活条件的改善,对膳食的要求已过细过精,把自然界所赋予的极富营养价值的成分无谓地丢弃了。这样日积月累,丢弃的营养素又得不到及时的补足,久而久之,造成了营养缺乏而出现许多本可避免的病症,如肥胖症、脚气病、心脑血管综合征等。以米皮糠为例,就可以充分说明此类问题的严重程度和现实意义,人们都知道米皮糠是稻米加工时扬筛下来的米皮和胚芽混合物,稻米加工越精细（或者说加工后的米粒越白、越纯），米皮糠丢失就越多。20世纪50年代，稻米加工过程中出米率高，米粒较粗偏黄且多以糙米相称。米粒保留的米皮多，胚芽多附着在米粒上；到了90年代，一般居民所食用的米粒，有相当一部分胚芽因加工精细而作为米糠遗弃了，多被归入牲畜的饲料处理，从营养价值来说真是太可惜了。营养成分分析表明，米皮糠中含有油脂、蛋白质、碳水化合物、膳食纤维、胆碱及多量的维生素（A、B_1、B_2、B_3、B_6、E）等，还含有人体必需的铬、锰、铁、钴、铜、锌、钼、硒等微量元素，以及钙、磷、镁等矿物质。这种无谓的损失带来的严重后果就是人们营养失衡，导致相当一部分隐患疾病的发生。有学者报道，由于膳食过于精细，动物脂肪摄入过多，长期缺乏食物纤维，因而人群中大肠癌发病率逐年增高。为了防止消化道肿瘤的发生，人们需要摄入一定量的膳食纤维，促使人们对米皮糠的价值及米皮糠含有的大量膳食纤维的现实意义进行深入的研究和再认识。

2. 米皮糠的防癌抗癌作用

近些年来，国内外大量的调查及实验研究成果表明，米皮糠具有良好的防癌抗癌功效。

（1）据有关报道，联合国卫生组织（WHO）对23个国家进行了广泛性国际调查结果证明，食物纤维的摄入量与大肠癌的患病率呈负相关，而米皮糠所含的食物纤维，对预防大肠癌、胃癌等消化道癌症有作用。

（2）日本有关专家进行了令人惊喜的研究工作，他们把含有有害物质的溶液与几种精制食物混合在一起，在37℃

温度下静置 30 分钟,然后再测定溶液中有害物质的含量,以调查各种食物吸收有害物质的效果。结果表明,米皮糠纤维吸收有害物质的效果比已知的吸收毒物较强的牛蒡、羊栖菜等 8 种食物好,并且吸附在米皮糠上的有害物质,不容易脱落重新进入溶液中。而人体缺乏消化米皮糠纤维的酵素,不可能将米皮糠消化吸收,由此米皮糠只能以粪便的形式排出体外。所以,被吸附在米皮糠纤维上的有害物质也就随粪便而排出,避免了有害物质对消化道(包括结肠、直肠等)的致癌作用。据日本《油脂》杂志报道,日本发表的这一研究成果认为,米皮糠中所含的膳食纤维是吸附致癌物的主要成分;日本科学家预计米皮糠纤维可望成为一种从消化道排除致癌物,减少癌症发生的保健食品。

(3)实验研究表明,米皮糠中含有一种系多糖类化合物,能溶于水,不溶于一般有机溶剂,其含量为每千克米皮糠含该活性成分 23.6 克,对移植小鼠艾氏腹水癌及肉瘤 S_{180} 有效,具有明显的抗癌作用。

(4)米皮糠中所含有的 B 族维生素,以及维生素 A、维生素 E 和镁、钼、硒、锌等元素,在人体生理代谢过程中具有一定的防癌抗癌作用。

中医典籍、医案中就有用杵头糠治疗噎膈症(包括食管癌、贲门癌、胃癌)的记载,"启膈散"是中医治噎证的名方,所用药味中第一位要药就是杵头糠。宋代医书《太平圣惠方》有载:"治噎气,咽喉噎塞,饮食不下,碓咀上细糠,蜜丸如弹子大,不计时候,含一丸,细细咽津。"《圣济总录》亦载:"治咽喉妨碍如有物,吞吐不下:杵头糠、人参、炒石莲肉各一钱（3 克），水煎服，日三次。"清代《验方新编》中有一治疗"蛟龙症"方，以"糯米糠时时服之"。

清代著名书法家郑燮（字板桥），享年 72 岁，这在当时称得上是长寿者了，他对吃"糙米饭"养生是喜爱由衷的。"扬州八怪"之一郑板桥在自家的厨房门上自撰自书了一幅门联："青菜萝卜糙米饭，瓦壶天水菊花茶。"他认为饮食清淡才有益于健康，因而常吃粗粮，常饮自然水。

糙米就是稻谷只除去稻壳留下的部分，精米、白米是除去稻壳和胚芽后只留下的胚乳部分。如果通过特殊的碾制方法，只除去稻壳及部分糠层而留下部分米皮糠胚芽、胚乳部分就成为带胚芽、带皮糠的大米。研究人员发现，稻米含有一种天然物质能够抑制癌细胞繁殖并缩小肿瘤。尤其是糙米中不但含有较全的普通营养成分，而且还含有较多的抗癌物质。糙米及米皮糠之所以能抗癌，是因为它含有植酸、酚硒、维生素 E 等抗癌物质。植酸的抗癌作用是通过与铁或铅的结合而使细胞免受氧化，进而对癌具有抑制作用。糙米及米皮糠中含有的酚、硒等成分能防止细胞发生氧化，从而抑制癌变。其中，硒与具有相同的抗氧化作用的维生素 E 共同作用，其效果会成倍增加。糙米中就含有丰富的维生素 E，所以抗癌效果更明显。

据报道，台湾省医学专家也倡导每日摄入 1 汤匙的米皮糠，以预防大肠癌的发生。

国内有学者建议，为防治消化道肿瘤，肿瘤患者及正常人都以吃糙米及粗粮为好；食品加工部门最好将米糠制成食品投放市场，以供群众购食；稻谷在碾米加工时，不宜过于精白,以保存一定的米糠;淘米时也不宜反复搓揉,以免损失过多的食物纤维和 B 族维生素。

3. 米皮糠防癌抗癌食疗验方

米皮糠尽管味不出众,而且已被相当一部分人所遗忘了。但是,由于它所具有的实实在在的防癌抗癌功效,不仅中老年人十分青睐于它,就是广大青少年也开始重视和喜欢食用米皮糠制品了。在这里,我们向大家推荐米皮糠点心、药膳和防癌保健食疗经验方 6 款,供家庭日常餐饮中选用。

(1)米皮糠人参茶:米皮糠 20 克,生晒参 5 克。将生晒参洗净后切成薄片,与米皮糠同入锅中,加水适量,煎煮 2 次,每次 45 分钟,合并 2 次煎液,小火浓缩至 200 毫升即可。早晚 2 次分服。本方有补虚益气,和胃抗癌功效。适用于食管癌、胃癌、大肠癌患者。

(2)米糠粥:米皮糠 30 克,粳米 100 克,糯米 50 克,红糖 20 克。将米皮糠晒干或烘干,研成极细粉末。粳米、糯米淘净后入锅,加水适量,大火煮沸后改用小火煨煮,粥呈黏稠状时调入米皮糠粉,加红糖并搅拌均匀即成。早晚用餐时趁热温服。本方有健脾养血,补中防癌功效。适用于各类癌症,对食管癌、结肠癌、直肠癌等消化道癌症病人尤为适宜。

(3)米糠芝麻藕粉羹:米皮糠 30 克,黑芝麻 30 克,藕粉 60 克,白糖 30 克。将米皮糠与拣净的黑芝麻同入锅中,微火翻炒至香,趁热研成极细末,放入较大碗中,加藕粉,先用适量凉开水调匀,加白糖及清水拌匀,再置于凉水锅中,隔水加热至水沸腾过程中将其调成亮糊状稠羹即成。早晚 2

次分服。本方有补肾益气,和胃养血,强体抗癌功效。适用于消化道癌症,对老年人食管癌、贲门癌、胃癌、大肠癌及其术后放疗、化疗患者尤为适宜。

(4)米糠肉馅汤圆:米皮糠 20 克,新鲜猪瘦肉 150 克,面粉 10 克,糯米粉 200 克。将米皮糠烘干后研成极细末;猪瘦肉洗净后切片,剁成肉糜,加葱末、姜末、料酒、味精、食盐和适量水,调和均匀,调入米皮糠粉、面粉拌匀,做成 20 个馅团。将糯米粉边加沸水边揉,做成 20 个汤圆团,将米皮糠肉馅逐个包入汤圆内即成。每日 2~3 次,每次 6 个,沸水锅中煮透,待汤圆熟软浮于汤面即可装碗服食。本方有补益气血,健脾防癌功效。适用于各类癌症患者作防癌补益点心,对消化道肿瘤(如食管癌、大肠癌)患者尤为适宜。

(5)糙米饭:糙米 250 克。将糙米稍加淘洗后入锅,加水适量,煮成熟饭。吃时需咀嚼充分,随量食用。本方有防癌抗癌,补充食物纤维等功效。适用于大肠癌等消化道癌症食疗,以及习惯性便秘、维生素 B_1 缺乏症的调养。

(6)糙米浆:糙米 250 克。将糙米稍加淘洗后入锅,加水 3 000 毫升,大火煮沸,改小火煮成糊状稀米汤取浆汁。每日 2 次,随量饮服。经常食用本方可防癌抗癌,补充维生素 B_1 及膳食纤维。适用于大肠癌等消化道癌症及维生素 B_1 缺乏症患者。

五十八、大众化防癌食物——小麦

小麦,为禾本科一年生或越年生草本植物小麦的颖果,又称麦来、淮小麦。小麦适应性强,分布广,用途多,是世界上最重要的粮食作物。我国南北各地均产。2000多年前的中国已开始种植小麦,并由黄河中游逐渐扩展到长江以南各地,后传入朝鲜、日本。

1. 小麦的营养价值

小麦营养丰富,其种子含淀粉 53%~70%,蛋白质 10.7%,碳水化合物 2%~7%,糊精 2%~10%,脂肪约 1.6%,粗纤维约 2%。脂肪油主要为油酸、亚油酸、棕榈酸、硬脂酸和甘油酯,还含有维生素(B_1、B_2、E)、谷甾醇、卵磷脂、尿囊素、精氨酸、淀粉酶、蛋白分解酶、麦芽糖酶,以及微量元素铬、锰、铁、钴、铜、锌、钼、镁等矿物质。如以每人每天 500 克粮食计算,吃大米者可获得蛋白质 36.5 克,而吃小麦面粉者可得蛋白质 53.5 克。正如古人所说:“小麦秋种冬长,春秀夏实,具四时中和之气,故为五谷之贵。”籽粒主要用于制面粉,做成各种面食;还可以制成饼干、糕点、面包等;面粉经细菌发酵转化为麸酸钠后,可提炼味精。小麦精华还可以制成葡萄酒糖、白酒、酒精、酱、酱油等食品。小麦给人以热能和多种营养素,成为人们日常生活中“须臾不可离”的食物。小麦中有一种未成熟的颖果,干瘪轻浮,入水中淘麦时漂于水面,群众称为“麦鱼”,中医学称之为“浮小麦”,最初为宋代京城名医王怀隐所发现,与小麦一样具有很好的药用价值,后载入《太平圣惠方》,为历代医家所沿用。小麦和浮小麦及加工后的面粉、淀粉、麦麸等,都可药用,有养心益肾,除热止渴,健脾和胃,补虚强身等功效。

2. 小麦的防癌抗癌作用

近代实验研究证实,小麦、浮小麦及其制品麦麸具有防癌抗癌功效。

(1)据《美国新闻与世界报道》评述,每日吞服麦麸 15 克,可以有效地预防结肠癌的发生。

(2)实验研究发现,麦秸中的多糖物质(β-半纤维素),以每千克体重给以 $100\sim200$ 毫克剂量,对小鼠肉瘤 S_{180} 抑制率可达 $85\%\sim100\%$。

(3)麦麸中提取的麦麸多糖,以每千克体重 250 毫克的剂量注射小白鼠腹腔内,连续 10 天,结果对小白鼠肉瘤 S_{180} 抑制率为 61.9%。

(4)小麦叶和根的水提取物在 Ames 实验中,通用选择性抑制致癌物的致突变性。

(5)从麦芽中提取的植物性血细胞凝集素(PHA),可使淋巴瘤细胞直接凝集,对艾氏腹水癌细胞可直接凝集,提示有直接杀伤癌细胞的作用。

(6)实验研究证实,麦麸、麦秸中提取的多糖体能非特异性的刺激网状内皮系统,从而提高了宿主对癌细胞特异性抗原的免疫反应能力而发挥机体的抗癌效能。

(7)意大利研究人员对实验鼠喂面食后所产生的影响进行了研究。他们将注入致癌物质后的小鼠分为 4 个喂以不同食物的对照组。其结果是:喂面食的小鼠中肠道肿瘤发病率为 30.8%,喂蔗糖类食物的肠道肿瘤发病率为 63.2%,喂药丸的发病率为 45.8%,喂葡萄糖的发病率为 36.8%。以第一组喂面食者发病率最低。

（8）美国科学家施罗德在科学报告中大声疾呼，少吃精白面粉，多吃粗面粉。与全麦相比较，精白面粉丢失了大量生命必需的微量元素和维生素；以百分率计，精白面粉丢失了87％的铬、91％的锰、81％的铁、70％的钴、68％的铜、83％的锌、50％的钼及83％的镁；还丢失了许多具有抗癌活性的维生素，维生素 B_1 仅为全麦中原含量的23％，维生素 B_2 只有20％，烟酸为19％，维生素 B_6 为29％，泛酸为50％，叶酸为33％，维生素 E 为14％。这些丢失的成分多在麦麸中，经加工后麦麸糠又多作饲料喂牲畜。据澳大利亚一位医学教授研究，适量食用麦麸糠不但可以防治痔疮，还可防治直肠癌。

（9）在1983—1996年期间，科学家对意大利北部的1.8万名住院患者进行了调查，其中1万人是癌症患者，8 000人是非癌症患者。调查结果显示，不吃或少吃面麦的人，比多吃这类食品的人患癌症的比例高出许多。研究表明，多吃全谷物食品不但可以降低消化系统癌症，如胃癌、结肠癌、直肠癌、肝癌、胰腺癌和胆囊癌，而且可以降低其他大多数癌症的发病率。

（10）日本山口县古矶面粉加工公司最近将向广大消费者销售从小麦中提炼出来的膳食纤维。这种用独特的方法加工而成的膳食纤维中含纤维素达40％以上，若放入各种菜肴中，可以充分地补充某些蔬菜中可溶性和非可溶性纤维不足的缺陷，是一种新型保健食品。

在以面食为主的地区，特别是以食用粗面粉为主的人群中，由于小麦的功劳，使千百万人免遭癌症的折磨。

近年来的医学研究还表明,麦麸对防止大肠癌的发生有重要作用。

有资料报道,美国亚利桑那大学的科学家发现,食用麦麸含量丰富的食品可使结肠癌、直肠癌的癌细胞生长变缓,从而降低结肠癌、直肠癌的发病率。据美国国家癌症研究所报道,研究人员对 17 位病人做了试验,在 2 个月内,让他们每天食用半杯麦麸含量丰富的谷物。这些病人或患过结肠癌或患过直肠癌,手术后仍有复发的潜在危险。研究人员以直肠黏膜的活组织病理检查,在食物疗法前后观察结肠癌、直肠癌细胞的繁殖速度。试验结果表明,随着麦麸的逐日食用,这种细胞的生长受到了明显的抑制,其生长速率下降了 22%。

不久前的研究结果表明,经常食用麦麸能降低大肠息肉的发生率,而大肠息肉往往是罹患结肠癌、直肠癌的癌前病变的信号之一。科奈尔大学的研究者杰罗姆将 58 名良性大肠癌息肉病例分为高食物纤维组和低食物纤维组,经过 4 年的比较观察,结果显示在每天给予 22.4 克含有高食物纤维食品的病例组获得了良好的效果。其中,在试验的 4 年间连续 2 年都服食麦麸纤维的病例疗效最好。这一结果提示了小麦麸具有抑制腺瘤样息肉癌变的作用。

3. 小麦防癌抗癌食疗验方

小麦麸价廉物美,家庭易得,作为食疗食品的制作方法也极简单,现将经常应用的防癌抗癌的食疗经验方 6 款介绍给大家。

(1)麦麸粥:麦麸 30 克,粳米 100 克,红糖 20 克。将麦麸放入炒锅内,微火反复炒香,研成极细末。粳米淘净后入锅,加水适量,小火熬煮成稠粥,粥成时调入麦麸面、红糖,拌匀即成。早晚 2 次温服。本方有健脾和胃,解毒降脂,补虚抗癌功效。适用于结肠癌、直肠癌等癌症的食疗。

(2)麦麸红枣茶:麦麸 50 克,红枣 15 枚。将红枣洗净,与麦麸同入锅,加水适量浓煎 2 次,每次 30 分钟,合并 2 次煎汁,过滤即成。早晚 2 次温服,当日吃完。本方有解毒除热,补虚防癌功效。适用于大肠癌、直肠癌患者作为抗癌强身饮品,可长期服食;对大肠癌、直肠癌术后恢复期也有辅助治疗作用。

(3)麦麸薏仁莲枣羹:麦麸 50 克,薏苡仁 50 克,莲子 20 克,红枣 15 枚。将麦麸放入炒锅内,微火反复炒香,研成极细末。将薏苡仁、莲子、红枣用冷开水浸泡片刻,红枣去核后,3 味同入锅,加水适量,先以大火煮沸,再以小火煨煮至莲子熟烂,薏苡仁、红枣呈羹糊状,调入麦麸面,搅拌均匀即成。早晚 2 次温服,当日服完。本方有健脾利湿,养心益血,补虚抗癌功效。适用于各类癌症患者当汤羹点心服食。长期饮用,对结肠癌、直肠癌患者尤为适宜,有较好的辅助治疗效果。

(4)麦麸蜂蜜糊:麦麸 50 克,粗制面粉 50 克,蜂蜜 30 克。将麦麸、粗制面粉放入炒锅内,微火反复炒香,研成极细末,盛入碗内,用沸水冲泡,边冲边搅呈糊状,兑入蜂蜜,拌匀即成。当点心,随意食用。本方有补血和胃,强身抗癌功效。适用于消化道癌症,对大肠癌、直肠癌患者及其术后恢复期尤为适宜。

(5)绿豆芽全麦饼：全麦面粉 500 克，绿豆芽 500 克，水粉条、净竹笋、菠菜各 150 克，麻油 50 克，味精 2 克，食盐 4 克，面肥 50 克，食碱 5 克。将豆芽去根须和豆皮，用沸水烫一下，放在凉水中过凉，捞出切 2～3 刀，挤去水分；水粉条剁碎；菠菜择洗干净，用沸水焯过，剁碎；净竹笋切碎。把绿豆芽、水粉条、菠菜和竹笋放入盆内，加入食盐、味精和麻油拌匀成馅。将面粉(350 克)加面肥及水和成面团发酵，将余下的 150 克面粉加碱水和成面团，然后将两种面团揉在一起，稍饧；面团揉匀后，搓成条，揪成 60 个剂子，一一擀成薄片，每两片中间包上馅，周围捏上花边，逐个做好后，上屉蒸 15 分钟即熟。当主食，随意食用。本方有防癌抗癌，清热健脾等功效。适用于消化道癌症等多种癌症的患者。

(6)全麦发糕：全麦面粉 500 克，白糖 15 克，桂花 10 克，饴糖 20 克，面肥 60 克，小苏打 5 克，猪油 50 克，米汤 250 毫升。将米汤、饴糖和面肥放盆内搅匀，倒入面粉，和成面团发酵。将发酵好的面团放在案板上，加入小苏打和猪油(20 克)、白糖、桂花揉匀，擀平，再涂上 30 克猪油，将面片卷起来，切成 5 厘米宽、10 厘米长的段，上屉蒸 25 分钟即熟。当主食，随意食用。本方有防癌抗癌，清热健脾等功效。适用于消化道癌症等多种癌症患者食用。

五十九、防癌"黄金食物"——玉米

玉米，又名玉蜀黍，还有苞谷、棒子、珍珠米等俗称，为禾本科一年生草本植物玉蜀黍的种子。古今中外玉米的名称多达 50 余个,这在植物界是少有的。玉米原产于中南美洲的墨西哥和秘鲁,当地人在 5 000 年前以种植玉米为食。约在 16 世纪初传入我国,当时外国人把玉米棒作为晋见皇帝的礼物,因此有御麦之称。据考证研究,我国玉米栽培历史,最先见于明正德《颍州志》(1511 年),至今已有 480 多年历史。目前,我国北自黑龙江,南至海南岛,由东及西遍布各省区,成为重要的粮食,一种说法将其与稻、麦、稷、黍、菽并列,合称"六谷"。

在国外,玉米的名气十分大,根据考古学家考证,玉米的祖先野生玉米,在中南美洲生长已有 8 万多年的历史。在阿茨契克人和印加人居住过的地方,发掘到大量的"玉米神"的神像,这种神像是用黄金、泥土和玉米穗做成的。原来,过去玉米是这些民族最基本的主食,玉米收成的好坏直接关系到他们的生存。在墨西哥,就有一个女神名"玉蜀黍神",直到今天,在墨西哥南部,印第安族人每年都隆重祭祀玉蜀黍女神,印第安人中还流传有许多关于玉米神的故事。在尼加拉瓜,把每年 9 月 26~28 日定为"玉米节",庆祝玉米对人类做出的贡献,并且有 100 多种以玉米为原料的食品供节日食用。

玉米粒不但是重要的粮食作物,而且还是多种轻工业产品的原料。玉米淀粉既可直接食用,还可经深加工成各种糖类(如葡萄糖、高粱糖酱等)、醋酸、丙酮等多种医药、化工产品,还可用于纺织、造纸等工业。玉米的茎、叶、穗和籽粒又是农副畜牧水产业不可缺少的优质饲、原料。玉米在世界上被誉为"黄金食品",近年来,欧美国家的人们尝到了食物过分精细的苦头后,玉米已成为一种热门的保健食品了。

1. 玉米的营养价值

玉米营养十分丰富,它含蛋白质、淀粉、葡萄糖、烟酸、泛酸、生物素、胡萝卜素、维生素 E、维生素 B_1、维生素 B_2,以及钙、镁、铁等矿物质,还含有硒、锌、铬等微量元素。玉米胚中的脂肪含量约占 52%,在粮食作物中是名列前茅的。玉米的麸质含量占 40%,玉米所特有的胶蛋白占 30%。墨西哥科学家成功培育出"高蛋白玉米",这种玉米比一般玉米的赖氨酸含量高 70%。目前,我国已开始推广引种。玉米所含蛋白质主要为玉米醇溶蛋白,所含脂肪主要为不饱和脂肪酸,其营养价值相当高。有人通过实验发现,我们日常食用的大米蛋白质的利用率仅为 58% 左右,如果以 2/3 大米,加进 1/3 玉米,其蛋白质利用率可提高到 71%。还有人在研究中发现,将玉米粉、大豆粉、小麦面各以 1/3 比例配制成混合食品,其营养价值可提高 8 倍。玉米中还含硫脂,主要为 6-硫酸奎诺糖酰甘油二酯,分离得到的玉蜀黍嘌呤,有促进植物细胞分裂的作用。

2. 玉米的防癌抗癌的作用

在深入的研究中,大量调查资料和实验研究表明,玉米具有抗癌活性因子,有防癌抗癌作用。

(1)近代医学研究发现,玉米中含有丰富的赖氨酸,对治疗癌症有明显的作用。随着当今高赖氨酸玉米新品种的推广,玉米缺乏赖氨酸的观点应重新认识。通过动物实验证明,赖氨酸和抗癌的药物同时使用,可减少肠胃不适反应,避免白细胞、红细胞明显下降。赖氨酸可阻碍细胞摄取其他营养物质,从而限制了肿瘤细胞的繁殖。据报道,匈牙利一位叫林彼期的医生用植入肿瘤的实验鼠进行研究,将患癌症的白鼠分为两组,均进行化学疗法,其中,一组加赖氨酸作为辅助治疗,另一组仅做化疗用以对照,经观察,加用赖氨酸治疗的一组实验鼠存活时间比对照组长,而且其中一部分竟活了下来。实验结果表明,赖氨酸不但能抑制和减轻抗癌药物的不良反应,同时还有抑制癌细胞生长的作用。

(2)据药理研究表明,玉米中含有丰富的维生素C和胡萝卜素,对化学致癌物有抑制作用。

(3)在非洲、意大利、巴西等以玉米为主食的国家,癌症的发病率明显低于其他国家。人们研究发现,玉米中含有一种抗癌因子——谷胱甘肽,这种物质中含有抗氧化作用的微量元素硒,其抗氧化能力要比维生素E大500倍。因而,玉米可以防止致癌物质在体内的形成。它能用自身的化学"手铐"铐住致癌物质,使致癌物失去毒性,然后再通过消化道把它排出体外。

(4)玉米的麸质中含有大量的纤维素,它可以在肠中吸收水分,使自身体积膨胀,粪便量增加;同时,它还能刺激肠壁蠕动,加速粪便的排泄,使粪便中的致癌物和其他毒物及时排出体外,从而减少大肠癌发生的可能性。

(5)玉米中含有大量的镁元素,近代抗癌药理研究表明,镁可以抑制癌细胞的形成和发展,还能促使体内废物排出体外,这对防治癌症具有重要意义。加拿大博士伊斯报告说,大鼠的饮食若2个月不含镁,可使这些大鼠罹患肿瘤。体内缺镁会导致染色体突变,而这种突变是诱发肿瘤的基础。

(6)玉米中含有多种B族维生素活性成分,包括维生素B_2、维生素B_3、维生素B_6、烟酰胺、泛酸、生物素等,均显示有抗癌作用。

长期食用玉米,有着良好的补益身体,延年益寿,防癌抗癌的明显功效。例如,对我国长寿之乡——广西巴马县的老年人调查结果发现,他们的主粮就是玉米。许多世界闻名的长寿地区,人们都把玉米作为日常的主要食品之一。在非洲的一些癌症发病率比较低的国家,其主要原因之一是他们都以玉米为主食。

对于多种癌症患者来说,也可以用玉米粥食疗,以期得到一定的控制。国外报道,美国前总统里根在任期内就患有癌症,除了手术、化疗等现代医疗措施外,作为抗癌药膳食疗之一,他每天早餐都要进食玉米片粥,一直维持较好的健康状态。有资料记载,清朝慈禧出于养生的目的,在吃遍了山珍海味之后,每天必喝一碗玉米粥。如今,人们愈来愈多地发现玉米对人体健康的重大作用,从而受到世界医学界的极大关注。目前,欧美许多国家正在兴起发展玉米食品的热潮。玉米不宜长期单独食用,因本品缺少一些人体必需的氨基酸。玉米可与其他谷物、豆类混合食物。但必须同时进食,若隔一段时间再进食,则会影响食物营养的互补作用。玉米花性味偏温,不宜大量服用。爆玉米花含铅量大,成人与儿童均不宜食用。

应用玉米及玉米食品强身抗癌时,必须强调的是,玉米受潮后容易发霉,霉变的玉米中感染有黄曲霉菌,它能产生黄曲霉毒素,具有很强的致癌活性。因此,必须注意勿食霉坏变质的玉米或玉米粉。

3. 玉米防癌抗癌食疗验方

以下食疗经验方均是临床常用的,家庭防癌抗癌也十分方便,可在日常生活中参考运用。

(1)煮食玉米黍:鲜嫩玉蜀黍(留芯)250克,洗净后入锅,加水适量,大火煮沸后,改以小火煨煮1小时,煮至玉米粒呈花烂状即成。早晚2次,吃玉米粒,喝玉米黍汁。本方有健脾利湿,益胃防癌功效。适用于食管癌、胃癌、大肠癌等食疗。

(2)玉米红枣粥:玉米50克,红枣15枚,粳米100克。将玉米拣净,用凉开水泡发,研成玉米浆粉。粳米淘净后入锅,先以大火煮沸,加洗净的红枣,改用小火煨煮成稠粥,粥将成时,边煨边调入玉米浆粉,拌匀后再煮片刻即成。早晚2次,温热服食,当日吃完。本方有调中开胃,解毒防癌等功效。适用于各类癌症的食疗。

(3)玉米奶茶:鲜玉米100克,牛奶250毫升,红糖20克。取上市的鲜嫩玉米,洗净后剥粒,捣烂呈泥糊状,入锅中,加水适量,煨煮30分钟,过滤取汁,兑入牛奶、红糖,再煮至将沸时离火即成。早晚2次温服。本方有补脾健胃,强体抗癌功效。适用于各类癌症患者作防癌抗癌饮料,对消化道癌症及其术后放疗、化疗时用于滋补调养尤为适宜。

(4)玉米粉糕:玉米200克,粳米粉200克,糯米粉100

克,红枣 30 克。将玉米拣净后放入温开水中浸泡片刻,研成玉米浆粉,和入粳米粉、糯米粉调匀,做成 20 个粉团,嵌入洗净的红枣,放入模具制成糕,排入蒸屉内,入笼,大火蒸 40 分钟即可。早晚用餐时当糕点,随意服食。本方有补虚益脾、和胃抗癌功效。适用于各类癌症的食疗。

(5)玉米甜羹:玉米 50 克,赤小豆 30 克,薏苡仁 50 克,蜂蜜 40 克。将玉米洗净后,用凉开水泡发 30 分钟,研成玉米糊,与洗净的赤小豆、薏苡仁同入锅中,加水适量,先用大火煮沸,再改以小火煨煮至赤小豆、薏苡仁呈花烂状,调入蜂蜜,拌匀即成。做甜羹点心,随意服食,当天吃完。本方有健脾祛湿,养血抗癌功效。适用于胃癌、肠癌等消化道癌症的食疗。

(6)玉米什锦色拉:新鲜嫩玉米 600 克,粳米 250 克,新鲜红、青椒各 25 克,新鲜西红柿、香蕉各 100 克,熟花生仁、核桃仁各 150 克,芹菜叶 50 克,橄榄油、柠檬汁、食盐、胡椒粉各适量。将玉米、粳米洗净,用淡盐水煮熟,冷却;红、青椒洗净,用沸水烫后剥去皮,切成丁;香蕉剥皮,切丁;熟花生仁、核桃仁捣碎;芹菜叶洗净,切末;把橄榄油、柠檬汁放在一起拌匀成色拉液。将玉米、粳米、红椒丁、青椒丁、西红柿丁、香蕉丁、核桃仁、花生仁、食盐、胡椒粉放入盘内,浇上色拉液拌匀,撒上芹菜末,放入冰箱中冷藏 1~2 小时即可。当点心,佐餐食用,本方有防癌抗癌,调和胃肠等功效。适用于胃癌、肠癌等多种癌症的食疗防治及习惯性便秘等患者食用。

六十、长寿抗癌食物——红薯

红薯,植物学名叫甘薯,俗称山芋、地瓜、番薯、白薯、红苕等,为旋花科一年生或多年生草本植物甘薯的块根。红薯起源于美洲中部和南美洲西北部的热带地区。据考古学家鉴定,在美洲发现的野生红薯的化石,距今已有8万多年的历史。16世纪后才由海、陆两路引入中国。明代末年,著名农学家徐光启摸索了一套红薯栽培技术,并写出了有关科学专著。从此,红薯在长江下游得到广泛栽培,经过人们长期的选择和培育,红薯具备了适应性强,耐旱耐瘠,抗风抗雹,高产稳产等优点,在不到200年的时间里,红薯竟遍及我国南北东西。它不但在我国种植和食用很广泛,而且在世界上也被公认为价廉味美、粮菜兼用、老少皆宜的健身长寿食品。

将红薯引入中国在当时真不容易,其中最富传奇色彩的要数陈振龙了。明朝万历年间,福建长县华侨陈振龙在菲律宾经商,发现当地红薯产量很高,又很好吃,萌生要带回乡里的念头。可是,统治菲律宾的西班牙当局禁止红薯外传,违者杀头。陈振龙认真向当地农民学习红薯的种植方法,之后又用重金购买了几尺薯藤,巧妙地藏在航船上缠绕着的湿润缆绳里,躲过了关卡盘查,终于在万历二十一年由菲律宾带回国内,并在福州近郊引种红薯,获得很大收成。数年后,适值福建大旱欠收,其子陈经纶向当时的福建总督上书,建议并推广了红薯的大量种植,使福建顺利度过了荒年,至今在福建,红薯有"金薯"的雅称。

1. 红薯的营养价值

江、浙、沪一带城乡居民,大多爱吃山芋。红薯确实是我国人民十分喜爱的食物,它生吃脆嫩可口,熟食软甜宜人,还可制成粉面、粉条、饴糖、食醋、白酒等。红薯的营养很丰富,据科学分析,红薯含有人体必需的 8 种氨基酸,所含蛋白质超过大米、面粉、小米等;红薯所含的维生素(A、B_1、B_2、C 和烟酸)等均比其他粮食作物高,甚至高出 4～7 倍,还含有钙、磷、铁等矿物质和微量元素。经测试证实,每 500 克红薯含糖 145 克,蛋白质 10 克,脂肪 1 克,所含的纤维素高达 7%～8%。红薯内还含有一种胶原和黏液多糖的物质,这种多糖蛋白质复合物具有特殊的保健功能。

对于红薯的保健药用价值,《本草纲目》中就提到,它具有"补虚乏、益气力、健脾胃、强肾阴"功效,"蒸、切、晒、收,充作粮食,使人长寿"。著名医学家李时珍将红薯列为长寿食品。近年来,人们在深入研究中惊奇地发现,红薯有防癌的功效。在国外,红薯被当作保健食品,认为它能抗癌延年,减肥益寿,所以愈来愈受青睐。而且,在美国、日本、西欧等国相继出现了吃红薯热。美国和日本的科学家还联合研究,拟将红薯作为未来的太空作物,引种在航天器中,供太空人员食用。

2. 红薯的防癌抗癌作用

有许多研究报告证实了红薯(也称甘薯)的防癌抗癌作用。

(1)据报道,法国科学家阿瑟·施瓦茨研究发现,甘薯中含有一种可以防止癌症和使人长寿的物质。这种被提取的甾类化合物,拟名为脱氢表雄甾酮,它存在于人体内,且随着人的年龄增长而减少。实验研究表明,该活性物质可延缓衰老,而且进一步证实,脱氢表雄甾酮能抑制腺癌的发生,它是一种与哺乳动物体内的肾上腺分泌的激素相类似的类固醇。当移植癌细胞实验动物注射了该活性物质后,均未患癌症,且其寿命由 24 个月延长至 36 个月,这对防治癌症将产生积极的影响。

(2)另据《科学报》转载美国《癌》杂志的研究报道,美国费城医学院生物化学家柯塞维兹教授,从甘薯中分离出一种被称为 DHEA 的活性物质,也提到这种物质与肾上腺素和类固醇的化学结构相类似。动物实验表明,给正常小白鼠注射 DHEA,可使其寿命延长 1/3;对接种了癌细胞的小白鼠,在注射 DHEA 后,小白鼠不再患乳腺癌和结肠癌。

(3)红薯为高纤维素食物,且含有较多的淀粉,吃了以后,能在肠内大量吸收水分、增加粪便体积,刺激肠管蠕动,缩短大便在肠道里的停留时间,对大肠癌(结肠癌、直肠癌等)的防治有显著功效。

(4)实验研究证实,维生素 A 可以有效地防止化学致癌物的致癌作用,对大肠癌也具有阻断作用。在红薯中能转化为维生素 A 的胡萝卜素,其含量在块根类食物中名列前茅,除稍低于胡萝卜外,比马铃薯、山药、芋头要高 50～100 倍,β-胡萝卜素可抑制癌细胞的繁殖,推迟癌细胞的恶化。红薯的黄色越浓,β-胡萝卜素的含量越大,红皮红薯的含量是其他品种的 5 倍。由此表明,红薯具有较好的防癌抗癌作用。

（5）据《文汇报》报道，我国农林科学院作物研究所和中国军事医学科学院动物中心的研究工作者，在国内首次研制出红薯的抑癌活性提取物，并成功地进行了动物实验研究，结果证明该活性物质对癌症、白血病等均有抑制作用。有关专家认为，这项研究表明了红薯将成为防治癌症的食药兼用的保健食品。

（6）人体中所产生的活性氧是通过侵害（氧化）正常细胞进而生成癌细胞的，而红薯中所含的维生素C具有防止细胞受活性氧氧化的作用，能抑制细胞发生癌变。维生素C及微量的维生素E通过自身承受活性氧的攻击而使细胞免受侵害。

日本医学家调查表明，日本长寿区的农村，红薯也是常年不缺的食品。日本癌症预防研究所曾对26万人的饮食习惯进行过调查统计，结果表明红薯是一种有效的防癌抗癌食品，经常吃红薯的人很少患癌症。

巴西科学家还专门培育出一种用来治病的甘薯，称为"西蒙2号"，具有止血功效，对鼻出血、眼底出血、牙龈出血、胃肠出血、外伤出血等，均有明显的止血作用。我国江苏省徐州市人民医院用"西蒙2号"红薯对数例白血病和原发性血小板紫癜症患者进行治疗观察，获得较好的效果。

有一点要特别引起注意的是，红薯里含有一种叫"气化酶"的成分，常常在生吃或一次食入较多时会感到胃内嘈杂、发胀，甚至出现嗳酸水、放屁多等现象。通常应采用蒸熟煮透的方法，将气化酶尽量地破坏；或者将洗净的红薯切片、切块后放在淡盐水中,浸泡 15～30 分钟,捞出洗净后再蒸煮食用。

患有消化道溃疡、胃酸过多和消化不良的人,应少食红薯。生了黑斑病的红薯或腐坏的红薯有毒,不可食用。

3. 红薯防癌抗癌食疗验方

红薯藤、红薯茎叶与红薯有同样的功效,也可在抗癌强身的药膳食疗中配合使用。现将临床和家庭食疗应用中的防癌抗癌经验方介绍 6 款如下,以供选择参考。

(1)红薯粥:红薯 200 克,粳米 100 克,红糖 20 克。将红薯洗净,切成小块,放在淡盐水中浸泡 30 分钟。将淘净的粳米入锅,加水适量,先以大火煮沸,加入洗净的红薯块,再改小火继续煨煮至红薯烂熟,粥呈黏稠状,调入红糖拌匀即成。早晚 2 次,温热服食。本方有补虚健脾,强肾抗癌功效。适用于结肠癌、直肠癌、乳腺癌等癌症患者食疗。

(2)笼蒸红薯片:红薯 300 克。将红薯洗净后,切成 0.5 厘米厚的薄片,浸泡于淡盐水中,30 分钟后取出,清水中漂滤后排入蒸屉,上笼,大火蒸 30 分钟即成。当点心,随量温热服食。本方有补虚益气,健脾防癌功效。适用于消化道癌症患者,对乳腺癌、大肠癌、直肠癌有辅助治疗作用。

(3)红薯山药大枣羹:红薯 200 克,山药 150 克,红枣 15 枚,红糖 20 克。将红薯洗净,切片,浸入淡盐水中 30 分钟,捞出后漂洗 1 次,切碎,研磨成红薯粉糊。将山药洗净,去皮,切片,与冷水泡发的红枣(去核)一同入锅,加水适量,小火煨煮至黏稠状,调入红薯粉糊,边搅边调,加红糖后继续煨煮片刻成羹即可。早晚 2 次,当餐饮点心,趁热服食。本方有养阴补虚,益气抗癌功效。适用于乳腺癌、结肠癌、直肠癌患者。

(4)薯粉羹:红薯粉200克,蜂蜜适量。红薯粉中酌加适量冷开水,调匀后用沸水冲煮,至熟时装入碗中,加蜂蜜调服。随量食用,本方有防癌抗癌,健脾消积,宽肠解毒等功效。适用于消化道癌症的防治及小儿营养不良等病症。

(5)红薯藕粉糊:红薯200克,藕粉50克,白糖30克。红薯洗净后切片,浸泡于淡盐水中,30分钟后捞出,切碎,研磨成红薯粉糊。藕粉用冷开水调化,放入碗内,隔水加热煨煮,将沸时徐徐调入红薯粉糊,边调入边搅拌,加白糖拌匀,调至呈稠亮色泽即成。当点心,随量服食或早晚2次分服。本方有补虚益气,强身防癌功效。适用于胃癌、大肠癌患者及其术后、放疗、化疗的食补调养。

(6)红薯薄饼:红薯粉500克,香葱20克,植物油25克,食盐、味精各适量。将红薯粉放入盆内,加入食盐、味精及适量清水调匀成稀糊状;香葱洗净,切成细末,备用。将平底锅烧热,滴上植物油抹光滑,倒入红薯糊,立即晃锅,使面糊摊满锅底,撒上葱花,用小火慢慢烙至两面香脆起壳后,铲起装盆即成。当点心食用。本方有防癌抗癌,健脾开胃等功效。适用于消化道癌症的食疗及甲亢患者的调养。